Franz Kehl
Hans-Joachim Wilke

Anästhesie
Fragen und Antworten

1655 Fakten für die Facharztprüfung
und das Europäische Diplom für Anästhesiologie
und Intensivmedizin (DESA)

5., aktualisierte und überarbeitete Auflage

unter Mitarbeit von
Doris E. Kehl und Mathias J. Schreiner

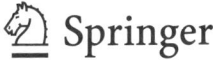

Prof. Dr. Franz Kehl
Klinik für Anästhesie und Intensivmedizin
Städtisches Klinikum Karlsruhe
Moltkestraße 90
76133 Karlsruhe

Dr. Hans-Joachim Wilke
Klinik für Anästhesiologie, Intensivmedizin
und Schmerztherapie
Johann-Wolfgang-Goethe-Universität
Theodor-Stern-Kai 7
60590 Frankfurt am Main

ISBN-13 978-3-642-35034-4   ISBN 978-3-642-35035-1 (eBook)
DOI 10.1007/ 978-3-642-35035-1

Die Deutsche Nationalbibliothek verzeichnet diese Publikation in der Deutschen National-
bibliografie; detaillierte bibliografische Daten sind im Internet über http://dnb.d-nb.de abrufbar.

Springer Medizin
© Springer-Verlag Berlin Heidelberg 2001, 2004, 2007, 2011, 2013

Planung: Ulrike Hartmann, Heidelberg
Projektmanagement: Gisela Schmitt, Heidelberg
Copy-Editing: Dr. Frauke Bahle, Merzhausen
Projektkoordination: Barbara Karg, Heidelberg
Umschlaggestaltung: deblik, Berlin
Satz: Fotosatz-Service Köhler GmbH – Reinhold Schöberl, Würzburg

Gedruckt auf säurefreiem und chlorfrei gebleichtem Papier

Springer Medizin ist Teil der Fachverlagsgruppe Springer Science+Business Media
www.springer.com

Vorwort zur 5. Auflage

Das Erscheinen der 5. Auflage unseres Arbeitsbuches »Anästhesie: Fragen und Antworten« bietet den Autoren erneut die willkommene Gelegenheit, allen Lesern für die erfreulich positive Aufnahme und die wertvollen Hinweise und Anregungen Dank zu sagen. Das Konzept, eine Lernhilfe anzubieten, die das Repetieren und Erarbeiten des komplexen Wissensgebiets der Anästhesiologie ermöglicht, ist offensichtlich gut angenommen worden.

Das Buch wurde gründlich überarbeitet und durch neue Fragen ergänzt. Dem vielfachen Wunsch, Tabellen und Lerntexte hinzuzufügen, haben wir aufgrund des Gesamtkonzepts und des notwendig werdenden Gesamtumfangs nicht entsprechen können. Stattdessen wird ein eigenes Buch erscheinen, in dem die Anästhesiologie in Tabellen dargestellt wird. Das vorliegende Buch kann somit weiter seinem Erfolgsrezept treu bleiben und dem Rekapitulieren und leichten Aufgreifen des Wissens dienen.

Wir wünschen den Lesern einen relevanten Wissensgewinn und viel Erfolg und Freude beim Durcharbeiten des Buches, und hoffen auf eine weiterhin konstruktiv-kritische Resonanz.

Franz Kehl
Hans-Joachim Wilke
Karlsruhe und Frankfurt am Main
im Januar 2013

Hinweise zum Umgang mit diesem Buch

Diese prüfungsrelevante und praxisnahe Fragensammlung behandelt die Schwerpunkte der Fachgebiete Anästhesie und Intensivmedizin und soll Sie bei Ihrer Prüfungsvorbereitung gezielt unterstützen. Die Fragen sind auf die schriftliche Prüfung des Europäischen Examens abgestimmt, so dass ein effektives Rekapitulieren und Lernen für die Prüfungsvorbereitung möglich ist.

Die Belegung einzelner Fakten durch Literatur ist bewusst auf ein Minimum reduziert worden. Der Leser hat Zugang zu den umfangreichen Lehrbüchern, um sich in ein Gebiet einzulesen und dort das entsprechende Wissen in einem größeren Zusammenhang anzueignen. Zum anderen sind die Autoren davon überzeugt, dass eine ausführliche Literaturangabe bei diesem Fragenkatalog nicht von Nutzen ist. Im Anhang findet sich eine Auflistung von wegweisenden Studien in der Anästhesie.

Ohne eine solide Prüfungsvorbereitung mit Hilfe von Lehrbüchern, die orientierend im Anhang aufgeführt sind, ist es unwahrscheinlich, erfolgreich am Examen für das Europäische Diplom oder der Facharztprüfung teilzunehmen. Es gibt zwei Möglichkeiten dieses Buch effektiv zu nutzen:

- Zu Beginn seiner Prüfungsvorbereitung kann man sukzessive die Fragen bearbeiten, um seine individuellen schwachen Wissensbereiche zu erkennen und entsprechend diese Lücken aufzuarbeiten. Die Fragen sind nach Fachgebieten geordnet, sodass spezielle Themengebiete gezielt durchgearbeitet werden können.
- Am Ende seiner Prüfungsvorbereitung kann man noch vorhandene Schwachstellen einem erneuten Lernzyklus unterziehen und sich die in diesem Buch wiedergegebenen Fakten einprägen.

Der Fragenaufbau zeigt einen konsequenten Aufbau: Jede Frage gibt fünf Antworten zur Auswahl. Es folgen die fünf Antworten jeweils mit ausführlichem Kommentar. Am besten deckt man die Antworten mit einer Karte ab und notiert sich seine Antwortauswahl.

Bei der Examensvorbereitung sollte man der Neigung widerstehen, in einem starken Wissensgebiet noch mehr Detailwissen anzuhäufen. In dem Bestreben eine hohe Punktzahl zu erreichen, ist es besser, die Schwächen auszugleichen und in einem Gebiet dazuzulernen, das noch nicht beherrscht wird.

Wir wünschen viel Erfolg bei der Prüfung!

Inhaltsverzeichnis

II   Wegweisende Studien in der Anästhesie

Fragen und Antworten

Allgemeines

1.1 Klinische Chemie

? 1 Der pO$_2$ einer Blutprobe:

a. fällt mit Zunahme der Zeit zwischen Entnahme und Messung ab.

b. wird in der klinischen Praxis am häufigsten mit der Clark-Elektrode gemessen.

c. wird durch die Pulsoximetrie erfasst.

d. kann mittels Massenspektrometrie ermittelt werden.

e. kann durch Fluoreszenzlöschung (»fluorescence quenching«) ermittelt werden.

✓ Antworten   T1A S. 78/79

a. **Richtig.** Da die Erythrozyten in der Blutprobe weiterhin einen Stoffwechsel haben, werden die Werte für pO$_2$ und pCO$_2$ gegensinnig verändert. Der pO$_2$ fällt mit der Zeit ab, während der pCO$_2$ ansteigt. Eine schnelle Probenverarbeitung (10 min) ist daher eine Voraussetzung für die exakte Partialdruckbestimmung.

b. **Richtig.** Die Clark-Elektrode ist die Grundlage für die Messung des pO$_2$ in den gebräuchlichen Blutgasanalysatoren. Sie besteht aus einer Platinkathode und einer Silberanode, die in eine Elektrolytlösung eingetaucht sind. Umschlossen wird diese Vorrichtung von einer O$_2$-permeablen Membran. Wird eine Spannung angeschlossen, fließt ein Strom in Abhängigkeit vom pO$_2$.

c. **Falsch.** Die Pulsoximetrie erfasst die O$_2$-Sättigung des Hämoglobins, nicht den pO$_2$.

d. **Richtig.** Die Massenspektrometrie ist ein Verfahren zur Messung des pO$_2$ in der Gasphase.

e. **Richtig.** Das Phänomen der Fluoreszenzlöschung kann als sog. Optode auch zur Messung des pO$_2$ herangezogen werden.

TIA S. 356 ff   M&M S. 514

2 Für die O_2-Bindungskurve treffen folgende Aussagen zu:

a. Der Halbsättigungsdruck beträgt für arterielles Blut unter Normal-bedingungen 50 mmHg.

b. Eine Rechtsverschiebung der O_2-Bindungskurve bedeutet eine Zunahme des Halbsättigungsdrucks.

c. Eine Azidose führt zu einer Linksverschiebung der O_2-Bindungskurve.

d. Eine pCO_2-Erhöhung führt zu einer Rechtsverschiebung der O_2-Bindungs-kurve.

e. Eine Temperaturzunahme führt zu einer Linksverschiebung der O_2-Bindungskurve.

Antworten

a. **Falsch.** Der Halbsättigungsdruck unter normalen Bedingungen (Temperatur = 37 °C, pH-Wert = 7,4) beträgt 26 mmHg.

b. **Richtig.** Eine Rechts- oder Linksverschiebung bezieht sich auf die Ver-änderung der sigmoidalen O_2-Bindungskuve, gemessen an ihrem je-weiligen Halbsättigungsdruck in Relation zu dem Halbsättigungsdruck unter Normalbedingungen. Eine Rechtsverschiebung bedeutet eine Zunahme des Halbsättigungsdrucks und eine Linksverschiebung eine Abnahme des Halbsättigungsdrucks. Eine Zunahme des Halbsättigungs-drucks bedeutet vereinfacht ausgedrückt eine erschwerte O_2-Aufnahme in der Lunge und eine erleichterte O_2-Abgabe im peripheren Gewebe. Eine Linksverschiebung hat genau umgekehrte Folgen.

c. **Falsch.** Eine Azidose führt zu einer Rechtsverschiebung der O_2-Bindungskurve.

d. **Richtig.** Dies ist auch als sog. Bohr-Effekt bekannt und erleichtert den O_2-Austausch in der Lunge und dem peripheren Gewebe durch die gegensinnigen Verschiebungen bei der CO_2-Aufnahme und O_2-Abgabe.

e. **Falsch.** Eine Temperaturzunahme führt zu einer Rechtsverschiebung der O_2-Bindungskurve.

3 Bezüglich des Säure-Basen-Haushaltes (SBH) treffen folgende Aussagen zu:

a. Das Hauptpuffersystem des Blutes ist das Bikarbonatsystem.

b. Sind Bikarbonatkonzentration und pCO_2 bekannt, kann man den pH-Wert des Blutes berechnen.

c. Bikarbonat fungiert als Säure und H_2CO_3 als Base.

d. Eine Azidose resultiert, wenn der pCO_2 erniedrigt oder das HCO_3 erhöht ist.

e. Eine Alkalose resultiert, wenn der pCO_2 erhöht oder das HCO_3 erniedrigt ist.

✅ **Antworten**

a. **Richtig.** Unter den verschiedenen Puffersystemen des Blutes spielt das Bikarbonatpuffersystem die Hauptrolle, da sowohl die Säuren- als auch Basenkomponente durch Lunge und Niere eingestellt bzw. geregelt werden können. Neben Bikarbonat können auch noch im Plasma vorhandenes Phosphat und Protein eine Pufferwirkung haben.

b. **Richtig.** Nach der Henderson-Hasselbalch-Gleichung kann man den pH-Wert berechnen, wenn die Konzentrationen von Säure- und Base-anteilen bekannt sind. Die Formel für die Berechnung des pH-Wertes für das Bikarbonatsystem lautet:

c. $pH = 6{,}1 + \log [HCO_3 \, [mmol/l]/(0{,}03 \times pCO_2 \, [mmHg])]$.

d. **Falsch.** Bikarbonat fungiert dabei als Base und H_2CO_3 als Säure.

e. **Falsch.** Es ist genau umgekehrt. Eine Azidose (pH <7,38) resultiert, wenn der pCO_2 erhöht oder das HCO_3 erniedrigt ist.

f. **Falsch.** Es ist genau umgekehrt. Eine Alkalose (pH >7,42) resultiert, wenn der pCO_2 erniedrigt oder das HCO_3 erhöht ist.

❓ **4 Die Anionenlücke wird größer bei folgenden Azidoseformen:**

a. bei Diarrhoe

b. bei Salicylatvergiftung

c. bei akutem oder chronischem Nierenversagen

d. bei der diabetischen Ketoazidose

e. bei renal tubulärer Azidose

✅ **Antworten**

a. **Falsch.** Die Anionenlücke ist die Differenz aus Natrium und der Summe aus Chlorid und Bikarbonat und beträgt 8–16 mmol/l. Sie wird herange-zogen, um Azidoseformen mit und ohne Veränderung der Anionenlücke zu differenzieren. Alle Azidoseformen, die auf eine Veränderung des Anions Chlorid (HCl = Salzsäure) zurückzuführen sind, haben eine normale Anionenlücke, weil ein Abfall der Bikarbonatkonzentration durch einen Anstieg der Chloridkonzentration ausgeglichen wird. Bei einer Diarrhoe entstehen Bikarbonatverluste, die durch einen Anstieg der Chloridionen ausgeglichen werden, sodass die Anionenlücke normal bleibt.

b. **Richtig.** Sowohl eine Salicylat- als auch Methanol- und Glykolvergiftung führen zu einer Vergrößerung der Anionenlücke.

c. **Richtig.** Durch eine Azotämie entsteht eine Vergrößerung der Anionenlücke.

d. **Richtig.** Die Anreicherung von Ketonköpern führt zu einer Vergrößerung der Anionenlücke.

e. **Falsch.** Die renal tubuläre Azidose geht nicht mit einer Vergrößerung der Anionenlücke einher.

5 Die α-stat-Säure-Basen-Haushalt-Regulierung:

a. bedeutet die Einstellung des pCO_2 so, dass ein pH-Wert von 7,4 bei auf Körpertemperatur korrigierten Blutgaswerten resultiert.

b. bedeutet die Einstellung des pCO_2 so, dass ein pH-Wert von 7,4 bei auf 37°C bezogenen Blutgaswerten resultiert (ungeachtet der aktuellen Körpertemperatur).

c. ist mit einem Verlust der zerebralen Autoregulation des Blutflusses während Hypothermie und hohem pCO_2 assoziiert.

d. ist typisch für Säugetiere, die einen Winterschlaf haben.

e. führt zu alkalotischen und hypokarbischen Blutgaswerten während eines kardiopulmonalen Bypasses in Hypothermie.

Antworten

a. **Falsch.** Dies ist die Definition der pH-stat-Säure-Basen-Haushalt-Regulierung.

b. **Richtig.** Dies ist die Definition der α-stat-Säure-Basen-Haushalt-Methode.

c. **Falsch.** Dies wird der pH-stat-Methode angelastet. Gerade dieser Umstand ist der Hintergrund für die Befürwortung der α-stat-Methode für Patienten im kardiopulmonalen Bypass in Hypothermie, obwohl bisherige Studien über das neurologische Outcome nach kardiopulmonalem Bypass keinen eindeutigen Vorteil nachweisen konnten (Miller, S. 1396).

d. **Falsch.** Säugetiere, die einen Winterschlaf haben, nutzen die pH-stat-Methode. Wechselwarme Tiere regulieren ihren Säure-Basen-Haushalt nach der α-stat-Methode.

e. **Richtig.** Der pH-Wert von hypothermem Blut ist im Vergleich zu normothermem Blut (37°C) tatsächlich 0,015 pH-Einheiten/°C alkalischer.

6 Eine Hypokaliämie:

a. kann durch chronische Einnahme von Laxanzien hervorgerufen werden.
b. kann durch einen Hypoaldosteronismus hervorgerufen sein.
c. wird bei der parenteralen Zufuhr von β-Agonisten beobachtet.
d. kann sich im EKG durch eine U-Welle manifestieren.
e. verlängert das QT-Intervall.

Antworten

a. **Richtig.** Eine Hypokaliämie kann durch gastrointestinale oder renale Verluste entstehen, d. h. die chronische Einnahme von Laxanzien oder Diuretika prädisponiert zu einer Hypokaliämie.
b. **Falsch.** Ein Hyperaldosteronismus führt zu einer Hypokaliämie.
c. **Richtig.** Die Aktivierung von β-Rezeptoren führt zu einer Hypokaliämie. Umgekehrt kann die medikamentöse β-Rezeptorenblockade zu einem Anstieg des Serumkaliums führen (Berne, S. 745).
d. **Richtig.** EKG-Veränderungen bei Hypokaliämie zeigen sich in einer Abflachung der T-Welle, dem Auftreten einer U-Welle und einem Absenken der ST-Strecke.
e. **Richtig.** Siehe Antwort d. Zusätzlich kann eine QT-Verlängerung beobachtet werden.

7 Eine Hyperkaliämie:

a. kann bei einem Nierenversagen auftreten.
b. kann durch eine Azidose verstärkt werden.
c. zeigt sich im EKG durch eine Vergrößerung der P-Welle.
d. zeigt sich im EKG durch eine vergrößerte und spitze T-Welle.
e. ist lebensbedrohlich, wenn im EKG eine Verbreiterung des QRS-Komplexes zu sehen ist.

Antworten

a. **Richtig.** Dies ist eine typische Begleiterscheinung des Nierenversagens und erfordert u. U. eine invasive Therapie. Andere Ursachen für eine Hyperkaliämie sind die Gabe von Mineralokortikoiden, Spironolacton, Succinylcholin und alten Erythrozytenkonzentraten.
b. **Richtig.** Eine Azidose verstärkt eine bestehende Hyperkaliämie, umgekehrt kann man durch Alkalisierung mittels Bikarbonatzufuhr eine symptomatische Therapie durchführen.

c. **Falsch.** Eine Hyperkaliämie führt zu einer Abflachung bzw. zu einem Verschwinden der P-Welle.

d. **Richtig.** Typisches Zeichen einer Hyperkaliämie ist die vergrößerte und spitz zulaufende T-Welle im EKG.

e. **Richtig.** Kommt es unter Hyperkaliämie zu einer intraventrikulären Blockierung der Erregungsausbreitung, droht Asystolie oder Kammerflimmern. Maßnahmen zur raschen Therapie der Hyperkaliämie beinhalten in der Reihenfolge der Schnelligkeit des Wirkungseintritts: die Gabe von Kalziumgluconat, Natriumbikarbonat, Glukose/Insulin und Diuretika.

❓ 8   Eine Hypermagnesiämie:

a. ist fast immer iatrogen bedingt.

b. ist manifest, wenn eine Hyperreflexie besteht und epileptische Anfälle auftreten.

c. potenziert die Wirkung von Anästhetika.

d. vermindert die Wirkung von nichtdepolarisierenden Muskelrelaxanzien.

e. kann durch Gabe von Kalziumglukonat antagonisiert werden.

✅ Antworten

a. **Richtig.** Der häufigste Grund für eine Hypermagnesiämie ist die parenterale Zufuhr von Magnesium zur Behandlung einer EPH-Gestose. Insbesondere bei Patienten mit einer Niereninsuffizienz besteht die Gefahr der Hypermagnesiämie.

b. **Falsch.** Eine Hypermagnesiämie führt zu einer Abschwächung der Reflexe und ist in der Lage, epileptischen Anfällen vorzubeugen, weswegen es gerade zur Therapie einer EPH-Gestose eingesetzt wird. Die Nebenwirkungen korrelieren dabei eng mit dem Serumspiegel für Magnesium. Das Erlöschen von Muskeleigenreflexen tritt bei 10 mmol/l auf, eine Lähmung der Atemmuskulatur oder ein Herzstillstand bei 12 mmol/l.

c. **Falsch.** Es ist bisher keine Interaktion von Magnesium und Anästhetika beschrieben worden.

d. **Falsch.** Erhöhte Magnesiumspiegel potenzieren die Wirkung von nichtdepolarisierenden Muskelrelaxanzien.

e. **Richtig.** Kalzium ist ein antagonistisches Kation für Magnesium.

? **9 Eine Hyponatriämie:**

a. wird häufig durch mentale Störungen manifest.

b. sollte möglichst schnell normalisiert werden, um eine ZNS-Dysfunktion zu verhindern.

c. sollte durch Flüssigkeitsrestriktion behandelt werden.

d. kann Ausdruck eines paraneoplastischen Syndroms sein.

e. kann auf ein TUR-Syndrom hinweisen.

✓ **Antworten**

a. **Richtig.** Desorientiertheit, Verwirrung und Sedierung können mentale Störungen sein, die eine Hyponatriämie begleiten.

b. **Falsch.** In der Regel sollten Hyponatriämien langsam ausgeglichen werden, da schnelle Natriumserumspiegelanstiege in Zusammenhang mit dem Entstehen einer zentralen pontinen Myelinolyse gebracht wurden.

c. **Richtig.** Eine Hyponatriämie ist meist Ausdruck einer Hyperhydratation. Daher sollte als Therapie eine Flüssigkeitsrestriktion im Mittelpunkt stehen.

d. **Richtig.** Das Syndrom der inadäquaten ADH-Sekretion (SIADH) kann als paraneoplastisches Syndrom zu einer Hyponatriämie führen. Hierbei kommt es durch eine überschießende Ausschüttung von ADH zu einer »euvolämischen« Hyponatriämie, da der Flüssigkeitsüberschuss dabei im Mittel nur ca. 5 l beträgt.

e. **Richtig.** Eine mentale Störung in Verbindung mit einer Hyponatriämie weist auf das Bestehen eines TUR-Syndroms hin.

? **10 Die Laktatkonzentration im Plasma kann bei den folgenden Zuständen erhöht sein:**

a. Hypoxämie

b. Thiaminmangel

c. Status epilepticus

d. Hypothermie

e. Hypermetabolismus

✓ **Antworten**

a. **Richtig.** Bei O_2-Mangel bauen die Zellen Glukose anaerob zu Laktat- und Wasserstoffionen ab. Wenn diese Ionen nicht weiter verstoffwechselt bzw. abgepuffert werden, erhöht sich die Serumlaktatkonzentration, und der pH-Wert fällt ab. Beim anaeroben Abbau von 1 mol Glukose zu Milchsäure beträgt der Nettoenergiegewinn nur 2 mol ATP im Gegensatz zu 38 mol ATP beim aeroben Abbau.

b. **Richtig.** Auch bei Thiaminmangel kann es (ohne gleichzeitige Hypoxie) zu vermehrter Produktion von Milchsäure kommen. Thiamin (Vitamin B_1) ist ein Kofaktor bei der Umwandlung von Pyruvat zu Acetyl-CoA, welches dann in den Zitratzyklus eingeschleust wird. Bei Vitamin-B_1-Mangel kann Pyruvat nur vermindert zu Acetyl-CoA umgebaut werden, und das Pyruvatmolekül wird zu Milchsäure verstoffwechselt. Die Verwendung von Laktationen zur Glukoneogenese ist bei Thiaminmangel nicht behindert.

c. **Richtig.** Bei epileptischen Krampfanfällen, insbesondere im Status epilepticus, kann es zu einer Laktatazidose im Plasma kommen.

d. **Falsch.** Bei Hypothermie kommt es generell zu einer Stoffwechselverlangsamung (RGT-Regel) und zu einem reduzierten O_2-Bedarf und daher per se nicht zu einer vermehrten Bildung von Laktat- und Wasserstoffionen.

e. **Richtig.** Bei einem Hypermetabolismus (MH) kann gleichzeitig ein relativer O_2-Mangel bestehen, sodass Zellen die anaerobe Glykolyse zur Energiegewinnung einsetzen.

? 11 Folgende Aussagen zum Laktatmetabolismus treffen zu:

a. Pyruvat ist das Endprodukt der anaeroben Glykolyse.

b. Beim Gesunden sind Serumlaktatwerte bis zu 4 mmol/l normal.

c. Ein normaler Serumlaktatspiegel schließt eine Gewebeischämie/Hypoxie aus.

d. Der Serumlaktatspiegel sollte nur im arteriellen Blut bestimmt werden.

e. Eine mittelschwere Leberfunktionsstörung führt als alleinige Ursache nicht zu einem Anstieg des Serumlaktatspiegels.

✓ Antworten

a. **Falsch.** Laktat- und Wasserstoffionen sind die Endprodukte der anaeroben Glykolyse. Laktat wird anaerob abgebaut oder zu Pyruvat mittels Laktatdehydrogenase metabolisiert. Pyruvat kann zur Glukoneogenese verwandt oder in den Zitratzyklus eingeschleust werden. Auch beim Gesunden entstehen immer gewisse Mengen an Laktat als Ausdruck einer parallel laufenden anaeroben Glykolyse. Dabei gilt ein Laktatspiegel <2,2 mmol/l als normal.

b. **Falsch.** Bei kritisch kranken Patienten gelten leicht erhöhte Laktatwerte bis ca. 4,0 mmol/l als normal.

c. **Falsch.** Gerade beim Vorliegen einer regionalen Gewebeischämie/Hypoxie kann es zu einer Verdünnung der gebildeten Laktat- und Wasserstoffionen im venösen Blutstrom kommen. Normale Laktatwerte schließen daher das Vorliegen von regionalen Einzelorganischämien/Hypoxien grundsätzlich nicht aus. Umgekehrt sind Serumlaktaterhöhungen für globale Ischämien/Hypoxien typisch, aber nicht beweisend, da z. B. ein Thiaminmangel ohne Hypoxie zu einer Laktaterhöhung führt.

d. **Falsch.** Der Laktatspiegel kann ohne gravierende Differenzen im gemischtvenösen, zentralvenösen oder arteriellen Blut bestimmt werden.

e. **Richtig.** Auch eine stark geschädigte Leber kann aufgrund der hohen Organreserven die anfallenden Laktationen zur Glukoneogenese heranziehen. Erst bei schwerster Schädigung der Leberfunktion (>90 % Funktionsverlust) kann die Laktatverstoffwechslung nicht mehr stattfinden, und die Leber kann selbst zu einem laktatproduzierenden Organ werden.

? **12 Erhöhte Serumlaktatwerte:**
a. sind für eine Gewebeischämie/-hypoxie spezifisch.
b. korrelieren bei längerfristiger Erhöhung bei kritisch Kranken mit einem negativen Outcome.
c. können die Folge einer Gabe großer Mengen laktathaltiger Infusionslösungen sein.
d. sollten Anlass geben, serielle Laktatkontrollen durchzuführen.
e. können die Folge einer bakteriellen Besiedlung des Darms sein.

✓ **Antworten**
a. **Falsch.** Erhöhte Serumlaktatwerte sind für eine Gewebeischämie/-hypoxie weder spezifisch noch sensitiv. Einerseits kommt es bei einem Vitamin-B$_1$-Mangel zu einer Laktatazidose, obwohl kein inadäquates O$_2$-Angebot vorliegt, und andererseits kommt es trotz bestehender Einzelorganhypoxie nicht zu erhöhten Laktatwerten.

b. **Richtig.** Trotz geringer Sensitivität und Spezifität sind konstant erhöhte Serumlaktatwerte prädiktiv für eine erhöhte Mortalität bei septischen Patienten.

c. **Richtig.** Laktat kann von der Leber zur Glukoneogenese verwandt werden. Die Laktatverwertungskapazität auch der vorgeschädigten Leber ist sehr hoch. Erst eine >90 %ige Schädigung der Leberfunktion kann wie bei exogener Laktatzufuhr eine Laktatämie hervorrufen.

d. **Richtig.** Aufgrund der geringen Sensitivität und Spezifität eines einzelnen erhöhten Laktatwertes sind serielle Untersuchungen notwendig.

e. **Richtig.** Bei Überwucherung des Darms mit Milchsäure produzierenden Bakterien kann es zur Laktatazidose kommen. Häufig jedoch verbirgt sich hinter erhöhten Laktatwerten eine Darmischämie. Sie sollte deshalb gezielt ausgeschlossen werden.

? **13 Folgende Aussagen zum Säure-Basen-Haushalt treffen zu:**

a. Bei Korrektur einer metabolischen Azidose mit Natriumbikarbonat kann es zu einer Verstärkung der Azidose kommen.

b. Auch metabolische Azidosen mit einem pH-Wert von 7,20–7,34 sollten grundsätzlich durch Gabe von Puffersubstanzen therapiert werden.

c. Eine schwere metabolische Azidose geht häufig mit einer Hypokaliämie einher.

d. Eine metabolische Azidose führt zu einer Verschlechterung der O_2-Abgabe an das Gewebe.

e. Eine metabolische Azidose ist mit einem Abfall des ionisierten Kalziums im Plasma verbunden.

✓ **Antworten**

a. **Richtig.** Bei Korrektur einer metabolischen Azidose mit Natriumbikarbonat kann es zu einer Hypernatriämie und einem Anstieg des p_aCO_2 kommen. 100 ml 8,4 %iges Natriumbikarbonat enthalten 100 mmol Natriumionen. Bei Abpufferung der Wasserstoffionen entsteht Kohlensäure, welche zu Wasser und Kohlendioxid zerfällt. Liegt ein ARDS mit schwierigen Beatmungsverhältnissen vor, kann das durch die Pufferung entstehende Kohlendioxid über die Lunge nicht mehr eliminiert werden und damit eine Azidose verstärken (kombinierte metabolische und respiratorische Azidose).

b. **Falsch.** Mäßige Azidosen werden i. allg. gut toleriert, weil sie zu verschiedenen positiven Wirkungen beitragen. Eine Azidose erhöht über eine Freisetzung aus der Albuminbindung das freie ionisierte Kalzium, was zu einem Anstieg der Inotropie des Herzens und des Blutdrucks, durch eine Tonisierung des Gefäßsystems, führen kann. Gleichsinnig wirkt die unter mäßiger Azidose erhöhte endogene Katecholaminproduktion. Weiterhin tritt eine Verschiebung der O_2-Bindungskurve nach rechts auf, was die O_2-Abgabe an das Gewebe erleichtert. Erst bei schweren metabolischen Azidosen – pH-Wert <7,2 – dominieren die negativen Auswirkungen: Die Ansprechbarkeit des Herzens auf endo- und exogene Katecholamine ist reduziert, es kommt zu generalisierter zerebraler und kardiovaskulärer Depression, und der Kaliumanstieg kann lebensbedrohliche Ausmaße annehmen.

c. **Falsch.** Eine Azidose führt zu einer Hyperkaliämie. Zur Normalisierung des pH-Werts werden im Austausch mit Kaliumionen verstärkt Wasserstoffionen nach intrazellulär transportiert. Es kommt daher zu einer Erhöhung des Plasmakaliumspiegels, was bei mäßigen Azidosen in der Regel ohne negative Auswirkungen bleibt.

d. **Falsch.** Im Gegenteil: Eine Azidose führt zu einer erleichterten O_2-Abgabe an das Gewebe.

e. **Falsch.** Bei azidotischer Stoffwechsellage wird freies Kalzium im Plasma erhöht, weil an Albumin gebundenes Kalzium freigesetzt wird.

? 14 Eine metabolische Azidose kann verursacht werden durch:

a. Durchfall

b. Erbrechen

c. Diabetes mellitus

d. Pankreasfistel

e. Implantation der Ureter in das Kolon

✔ Antworten

a. **Richtig.** Bei Durchfall kommt es zu einem Verlust von alkalischem, bikarbonathaltigem Dünndarmsekret und damit zur Entwicklung einer metabolischen Azidose.

b. **Falsch.** Erbrechen geht mit dem Verlust von saurem Magensaft einher, es entsteht eine metabolische Alkalose.

c. **Richtig.** Im Rahmen eines Diabetes mellitus kommt es zur Bildung von Ketonkörpern, also fixen Säuren, die eine ausgeprägte metabolische Azidose verursachen können.

d. **Richtig.** Es kommt zum Verlust von alkalischem Pankreassekret.

e. **Richtig.** Es kommt zur Ausbildung einer hyperchlorämischen, metabolischen Azidose.

? 15 Überprüfen Sie die folgenden Zuordnungen:

a. Katecholamintherapie: Hypoglykämie

b. Alkalose: Hyperkaliämie

c. Morbus Addison: Hyponatriämie

1

   d. Morbus Cushing: ACTH-Erhöhung

   e. Pankreatitis: Hyperkalzämie

✔ **Antworten**

   a. **Falsch.** Im Rahmen der Gabe von Katecholaminen kommt es zu einer gesteigerten Glukoneogenese, dies führt zu einer Hyperglykämie.

   b. **Falsch.** Im Rahmen einer metabolischen oder respiratorischen Alkalose nehmen die Zellen Kalium auf und geben Wasserstoffionen in den Extrazellulärraum ab, es kommt also zu einer Hypokaliämie.

   c. **Richtig.** Beim Morbus Addison kommt es durch den Ausfall der Nebennierenrinden zur verminderten Produktion von Kortison und Aldosteron. Aldosteron vermittelt die Resorption von Natrium im distalen Tubulus der Niere. Es kommt zu einer Hyponatriämie mit Hyperkaliämie.

   d. **Richtig.** ACTH-produzierende Tumore der Hirnanhangdrüse sind die häufigste Ursache des endogenen Morbus Cushing.

   e. **Falsch.** Kalzium bindet sich an das nekrotische Pankreasgewebe bzw. das peripankreatitische Fettgewebe; es kommt zu einer Hypokalzämie.

❓ **16 Eine Hypercarbämie geht einher mit:**

   a. Diaphorese

   b. Erweiterung der Lungenstrombahn

   c. Erhöhung der Hirndurchblutung

   d. Miosis

   e. Hypotension

✔ **Antworten**

   a. **Richtig.** Eine mäßige Hypercarbämie führt zur Stimulation des Nebennierenmarks mit einer erhöhten Katecholaminausschüttung. Es kommt zu einer Steigerung des Blutdrucks und der Herzfrequenz sowie einer Diaphorese und Mydriasis.

   b. **Falsch.** Eine Hypercarbämie erhöht den Widerstand in der pulmonalen Strombahn; im Systemkreislauf kommt es dagegen zu einer Widerstandsverminderung mit einer Durchblutungssteigerung, u. a. des Hirns.

   c. **Richtig.** Eine Hypercarbämie führt zu einer zerebralen arteriellen Vasodilatatioin.

   d. **Falsch.** Siehe Antwort a.

   e. **Falsch.** Siehe Antwort a.

? **17 Bei einem Blut-pH-Wert >7,45:**

a. kann es zu einer Hypokaliämie kommen.

b. ist die O_2-Affinität des Hämoglobins erhöht.

c. kann sich die O_2-Abgabe von Hämoglobin an das Gewebe verschlechtern.

d. kann es zu einer gesteigerten zerebralen Erregbarkeit kommen.

e. kann es zu einem Blutdruckabfall und einer Herabsetzung der Herzleistung kommen.

✓ **Antworten**

a. **Richtig.** Bei alkalischem pH-Wert geben die Zellen intrazelluläre Wasserstoffionen kompensatorisch ab und nehmen extrazelluläre Kaliumionen auf. Ein pH-Anstieg um 0,1 ist mit einem Kaliumabfall von ca. 0,5 mmol/l verbunden.

b. **Richtig.** Im alkalischen Milieu ist die O_2-Affinität des Hämoglobins erhöht, die O_2-Aufnahme in der Lunge ist erleichtert; im Bereich der peripheren Gewebe dagegen ist die O_2-Abgabe verschlechtert (Linksverschiebung der O_2-Bindungskurve).

c. **Richtig.** Siehe Antwort b.

d. **Richtig.** Bei Alkalose kann es zu einer gesteigerten motorischen, kardialen und zerebralen Erregbarkeit kommen. Durch den Abfall des ionisierten Kalziums (Albuminbindung) wird die membranstabilisierende Wirkung abgeschwächt und das Auftreten von Karpopedalspasmen, Herzarrhythmien und zerebralen Krämpfen begünstigt. Die bei der Alkalose gleichzeitig bestehende Hypokaliämie kann die kardiale Arrhythmiebereitschaft zusätzlich erhöhen.

e. **Richtig.** Durch den mit der Alkalose verbundenen Abfall des freien Kalziums kann die kardiale Kontraktilität und der Gefäßtonus (RR-Abfall) abfallen.

? **18 Ein Serumkaliumanstieg findet sich bei:**

a. metabolischer Azidose.

b. Niereninsuffizienz.

c. ausgedehnten Gewebeschäden.

d. intravasaler Hämolyse.

e. hypovolämischem Schock.

1

✅ Antworten

a. **Richtig.** Bei metabolischer Azidose werden kompensatorisch intrazelluläre Kaliumionen gegen extrazelluläre Wasserstoffionen ausgetauscht, um den pH-Wert zu normalisieren.

b. **Richtig.** Bei der Niereninsuffizienz ist die renale Kaliumexkretion vermindert.

c. **Richtig.** Bei jedem Zelluntergang wird Kalium aus den zerstörten Zellen freigesetzt (Crush-Syndrom).

d. **Richtig.** Auch eine Hämolyse setzt intrazelluläres Kalium frei.

e. **Richtig.** Beim hypovolämischen Schock kommt es aufgrund der Minderperfusion der Gewebe zu einer metabolischen Laktatazidose, welche zu einem Kaliumanstieg führt (s. Antwort a).

❓ 19 Eine Hypophosphatämie kann:

a. mit einer Zwerchfellschwäche einhergehen.

b. zu einer Verschlechterung der O_2-Abgabe ans Gewebe führen.

c. durch eine Alkalose verursacht werden.

d. bei Sepsis auftreten.

e. durch aluminiumhaltige Antazida verursacht werden.

✅ Antworten

a. **Richtig.** Phosphat wird zur Bildung von ATP benötigt. Besteht eine Hypophosphatämie, kann es zu verschiedenen Organdysfunktionen kommen. Die Muskulatur ist hiervon auch in Form einer Myopathie betroffen, die zu einer muskulären Ateminsuffizienz führen kann.

b. **Richtig.** Wenn der 2,3-Diphosphoglyzeratspiegel im Erythrozyten abfällt, ist die O_2-Affinität des Hämoglobins erhöht; als Folge wird Sauerstoff im Gewebe schlechter abgegeben (Linksverschiebung der O_2-Bindungskurve).

c. **Richtig.** Bei einer Alkalose kommt es zu einem erhöhten intrazellulären Phosphatverbrauch.

d. **Richtig.** Aufgrund der gesteigerten Stoffwechsellage in der Sepsis (s. Antwort 303d) nehmen die Zellen mehr Phosphat auf, und es kommt zu einem Phosphatabfall im Serum.

e. **Richtig.** Aluminium bindet Phosphat und verhindert seine Resorption im Darm, sodass es zu einem Phosphatmangel kommen kann.

? **20 Methämoglobin (Met-Hb):**

a. entsteht vermehrt bei der Behandlung mit nitrathaltigen Medikamenten.

b. verursacht eine Linksverschiebung der O_2-Bindungskurve.

c. führt bei Vorliegen von etwa 5 g/dl zur Zyanose.

d. im Methämoglobinmolekül liegt Eisen als 3-wertiges Eisen vor.

e. wird durch Gabe von Methylen-Blau behandelt.

✓ **Antworten**

a. **Richtig.** Besonders Patienten, die nur über subnormale Mengen von Met-Hb-Reduktase verfügen, können bei Behandlung mit Nitroglyzerin oder Nitroprussid mit einer verstärkten Met-Hb-Bildung reagieren.

b. **Richtig.** Die O_2-Bindungskurve ist nach links verschoben, d. h. Sauerstoff wird erschwert an das Gewebe abgegeben.

c. **Falsch.** Eine sichtbare Zyanose besteht schon bei Vorliegen von ca. 15 % Met-Hb (=2,1 g/dl). Die Pulsoximetrie erfasst Met-Hb und zeigt erniedrigte Werte an, die allerdings keinen Rückschluss mehr auf die S_aO_2 zulassen. Ein Met-Hb von ca. 1 % gilt als normal.

d. **Richtig.** Normales Hämoglobin enthält 2-wertiges Eisen. 3-wertiges Eisen bindet O_2 irreversibel, sodass Met-Hb für den O_2-Transport ausfällt. Methämoglobin hat eine auffällige braune Farbe und entsteht in geringen Mengen auch physiologischerweise. Es wird durch das im Erythrozyten vorliegende Enzym Met-Hb-Reduktase zu 2-wertigem Eisen reduziert.

e. **Richtig.** Es wird die Gabe von 1–2 mg/kgKG i.v. empfohlen. Methylenblau vermittelt den Transfer von Elektronen des NADPH auf Met-Hb.

? **21 Methämoglobinämie wird verursacht durch:**

a. Atropin

b. Prilokain

c. Blausäure

d. NO-Inhalation

e. Ascorbinsäure

✓ **Antworten**

a. **Falsch.** Auch hohe Dosen Atropin, z. B. 3 mg intravenös bei Asystolie, führen zu keiner relevanten Bildung von Methämoglobin.

b. **Richtig.** Bei Gabe von mehr als 600 mg Prilokain kann es zu einer relevanten Bildung von Methämoglobin kommen. Prilokain wird in der

Leber zu Ortho-Toluidin verstoffwechselt, welches die Methämoglobinämie verursacht.

c. **Falsch.** Blausäure führt zur Unterbrechung der Atmungskette in den
Mitochondrien.

d. **Richtig.** Die Inhalation von Stickstoffmonoxid im Rahmen der Behandlung eines ARDS kann zu klinisch relevanter Methämoglobinämie
führen.

e. **Falsch.** Ascorbinsäure (Vitamin C) kann ebenfalls zur Behandlung der
Methämoglobinämie eingesetzt werden, die Dosierung ist hier 2 mg/
kgKG.

? 22 Überprüfen Sie folgende Aussagen:

a. Der perioperative Einsatz der viskoelastischen Point-of-care-(POC-)
Gerinnungsdiagnostik reduziert sowohl den Blutverlust als auch die
Exposition des Patienten gegenüber allogenen Blutprodukten.

b. Der perioperative Einsatz der viskoelastischen Point-of-care-Gerin-
nungsdiagnostik senkt die Morbidität und Mortalität.

c. Schon eine leichte Hypothermie führt zu einem erhöhten perioperativen Transfusionsbedarf.

d. Die perioperative Gabe allogener Erythrozytenkonzentrate ist ein unabhängiger Risikofaktor für Morbidität und Mortalität.

e. Die Exposition gegenüber einer einzigen Einheit »fresh frozen plasma«
(FFP) kann zu einem transfusionsassoziierten Lungenschaden (TRALI)
führen.

✓ Antworten

a. **Richtig.** Prospektive, randomisierte Studien im Bereich der Kardio-
chirurgie konnten nachweisen, dass durch den Einsatz viskoelastischer
POC-Verfahren zur Gerinnungsdiagnostik sowohl der perioperative
Blutverlust als auch der Transfusionsbedarf (Erythrozyten, Thrombo-
zyten, Plasma) gesenkt wird; dessen ungeachtet ergab sich aber keine
Senkung der Mortalität und Morbidität.

b. **Falsch.** Siehe Antwort a.

c. **Richtig.** Fällt die Körperkerntemperatur von ca. 36,5 °C auf 35,5 °C, also
um nur ein Grad, sind der perioperative Blutverlust und der Transfusionsbedarf signifikant erhöht. Unter Hypothermie kommt es zu einer
(unspezifischen) Hemmung der plasmatischen Gerinnung sowie der
Thrombozytenfunktion.

d. **Richtig.** Der Grund für diese Tatsache ist weiterhin unklar: Sind Patienten, die viele Einheiten eines Erythrozytenkonzentrats erhalten, per se kränker oder führt die Gabe der Erythrozytenkonzentrate selbst zu einer Verschlechterung des Zustands dieser Patienten? Es könnte auch ein Einfluss durch das Alter der Erythrozytenkonzentrate bestehen, da junge Konserven besser sind als ältere.

e. **Richtig.** Beim TRALI handelt es sich um ein immunologisches Phänomen. Es wird postuliert, dass Antikörper im Spenderplasma in der Lunge des Empfängers Komplement aktivieren, was zu Leukozytensequestration mit (massiver) Entzündungsreaktion in der Empfängerlunge führt. Für die Auslösung eines TRALI genügt auch schon die Transfusion nur einer Einheit FFP. Es gibt Plasmapräparate, die so gereinigt sind, dass keine Spenderantikörper mehr enthalten sind und somit kein TRALI ausgelöst wird.

1.2   Physik

❓ **23 In der Anästhesie häufig benutzte Systeme der arteriellen Druckmessung bestehen aus einem flüssigkeitsgefüllten Schlauchsystem, das an einen elektromechanischen Druckwandler angeschlossen ist. Für diese Systeme gilt:**

a. Die Resonanzfrequenz ist die Eigenfrequenz, mit der das System oszilliert, wenn es von außen nicht angeregt wird.

b. Das Ausmaß der Dämpfung ist indirekt proportional der Zeit, in der das System Gleichgewichtsbedingungen erreicht.

c. Je näher die Resonanzfrequenz des Systems an der Frequenz des Messsignals liegt, desto genauer ist die Messung.

d. Je länger die Schlauchverbindung, desto größer die Resonanzfrequenz.

e. Luftblasen im Schlauchsystem vermindern die Resonanzfrequenz und erhöhen die Dämpfung.

✅ **Antworten**

a. **Richtig.** Die Resonanzfrequenz ist die eine Determinante, mit der man ein Schlauch-/Druckwandler-Messsystem beschreiben kann.

b. **Richtig.** Die Dämpfung ist die zweite Determinante, mit der man ein Schlauch-Druckwandler-Messsystem beschreiben kann.

c. **Falsch.** Je näher die Resonanzfrequenz an der Frequenz des Messsignals liegt, desto ungenauer wird die Messung, da es zu einer Überhöhung der Schwingungsamplitude kommt. Daraus resultiert eine falsch-hohe Messung des systolischen Blutdrucks. Die Frequenz der arteriellen Blutdruckschwankungen liegt in Ruhe bei 60/min, d. h. bei 1 Hz. Weil Schwingungen 2. und 3. Ordnung durch Reflexion und Oberschwingungen auftreten ist das resultierende Frequenzspektrum etwa 10-fach höher als die Frequenz der Grundschwingung. Das Messsignal (Blutdruckschwankung) hat demnach eine Frequenz von rund 10 Hz, und das Messsystem sollte eine Resonanzfrequenz >10 Hz haben.

d. **Falsch.** Je länger und weicher ein Schlauchsystem ist, desto geringer ist seine Resonanzfrequenz.

e. **Richtig.** Luftblasen erhöhen die Compliance des Systems (weicher) und vermindern damit die Resonanzfrequenz. Zum anderen erhöht sich die Reibung (Luft ist kompressibel) und damit die Dämpfung. Hierbei gilt: Je mehr Masse dazwischengeschaltet wird, d. h. je dicker der Schlauch ist (mehr Flüssigkeit mehr Masse), desto größer wird die Dämpfung.

Im klinischen Alltag kann man die Resonanzeigenschaften einer gegebenen Messanordnung leicht überprüfen. Man betätigt die Spülvorrichtung der arteriellen Kanüle für einige Sekunden und zeichnet den Kurvenverlauf nach Beendigung der Spülung mit. Es treten dann Schwingungen auf, die innerhalb von maximal 2 Perioden abgeklungen sein sollten. Schwingt das System länger, ist die Eigenfrequenz zu nah an der Messsignalfrequenz. Aus der Anzahl der Schwingungen pro Sekunde lässt sich dann die Resonanzfrequenz bestimmen und aus der Abnahme der Schwingungsamplitude der aufeinanderfolgenden Schwingungen die Dämpfung.

? **24 Für ein zur Messung des arteriellen Drucks benutztes Schlauch-Druckwandler-Messsystem gilt:**

a. Die Resonanzfrequenz ist am höchsten, wenn der Schlauch möglichst steif ist und ein großes Lumen aufweist.

b. Kritische Dämpfung ist dann gegeben, wenn nach einer plötzlichen Druckänderung keine Schwingung auftritt.

c. Die Vergrößerung der Dämpfung vermindert den Messwert des mittleren arteriellen Drucks.

d. Typische klinische Schlauch-/Druckwandler-Messsysteme haben eine Dämpfung von 0,2–0,3.

e. Eine Verminderung der Dämpfung führt zu einer Vergrößerung des systolischen Druckwerts.

✓ Antworten

a. **Falsch.** Die Resonanzfrequenz ist am höchsten, wenn der benutzte Schlauch möglichst steifwandig und mit einem möglichst geringen Lumen versehen ist. Dies vermindert die Masse der bewegten Flüssigkeitssäule.

b. **Richtig.** Tritt eine kritische Dämpfung auf, wird die Kurvenform zu flach, d. h. die Amplitude wird zu klein. Für eine möglichst genaue Messung des Kurvenverlaufs des arteriellen Drucks soll eine Dämpfung resultieren, die die Amplitude nicht verändert. Dies ist theoretisch bei einem Wert von rund 60 % der kritischen Dämpfung gegeben und entspricht ungefähr einer Dämpfung von 0,5.

c. **Falsch.** Eine Vergrößerung der Dämpfung vermindert die Amplitude der arteriellen Druckschwankung (systolische und diastolische Werte), nicht aber den mittleren arteriellen Druck.

d. **Richtig.** Dies sind empirisch ermittelte Dämpfungswerte.

e. **Richtig.** Siehe Antwort c. Eine Verminderung der Dämpfung führt zu einer Vergrößerung der Blutdruckamplitude.

❓ 25 Die Wheatstone-Brücke

a. dient der Messung von Spannungsdifferenzen.

b. dient der Messung von Widerständen.

c. ist ein Potentiometer.

d. wird in Druckmesssystemen eingesetzt.

e. wird zur Impulsmessung eingesetzt.

✓ Antworten

a. **Falsch.** Die Wheatstone-Brücke ist eine Zusammenschaltung von 4 Widerständen mit einem Spannungsmessgerät und einer Spannungsquelle. Sie misst über Spannungsdifferenzen ohmsche Widerstände oder Widerstandsänderungen.

b. **Richtig.** Die Wheatstone-Brücke dient der Messung von ohmschen Widerständen und kann z. B. in temperaturabhängigen Widerständen die Grundlage für ein Thermometer sein.

c. **Richtig.** Ein Potentiometer ist ein elektrisches Widerstandsbauelement, es gehört als Spannungsabgleichsregler zur Wheatstone-Brücke.

d. **Richtig.** Der Druckwandler, auch Transducer genannt, realisiert die Umwandlung des Drucksignals in ein auswertbares elektrisches Signal. Die Signalumwandlung kann je nach Ausführung und Bauart des Transducers auch als Wheatstone-Brücke erfolgen, als sog. Widerstandsmanometer. Andere Bautypen sind:

1. Induktionsmanometer: Durch Auslenkung einer Membran wird innerhalb einer Spule ein Eisenkern verschoben; die induzierte Spannung dient als Messsignal.

2. Kapazitätsmanometer: Hierbei ändert die durch den anliegenden Druck hervorgerufene Durchbiegung einer Druckmembran, welche eine Platte eines Plattenkondensators bildet, die Kapazität des Kondensators.

3. Manometer nach dem Piezoeffekt: Bei bestimmten Quarzkristallen entsteht bei Zug- oder Druckbelastung zwischen gegenüberliegenden Flächen eine elektrische Spannung. Diese Spannung wird gemessen; sie ist proportional zur jeweiligen Belastung.

4. Halbleiterdruckelemente: Halbleiterelemente erfahren bei Längenänderung eine Widerstandsänderung. Sie erlauben wesentlich kleinere Bauformen und haben sich insbesondere durch ihre Verwendung in Einmalprodukten durchgesetzt

e. **Falsch.** Es findet keine Impulsmessung statt. In der Physik beschreibt Impuls die Bewegung eines massereichen Körpers. Anschaulich entspricht der Impuls ungefähr der »Wucht« zweier aufeinanderprallender Gegenstände. Jeder bewegliche Körper kann seinen Impuls bei einem Stoßvorgang ganz oder teilweise auf andere Körper übertragen bzw. von anderen Körpern übernehmen.

? 26 Hinsichtlich der physikalischen Größe Druck gilt:

a. Die SI-Einheit ist Pascal (Pa) und bedeutet $1 N/m^2$.

b. Der Atmosphärendruck auf Seehöhe beträgt 101,3 kPa.

c. Der Druck, der von einer Quecksilbersäule mit einer Höhe von 1 cm ausgeübt wird, entspricht dem Druck, den eine Wassersäule von 13,6 cm Höhe ausübt.

d. Der Druck, der von einer 1 mm hohen Quecksilbersäule ausgeübt wird, wird Torr genannt.

e. Ein Sphygmomanometer misst den intrapleuralen Druck.

Antworten

a. **Richtig.** Gebräuchlicher ist die Einheit kPa = 1 000 Pa.

b. **Richtig.** Der Druck, der auf Seehöhe auf 1 m^2 lastet, beträgt 101 300 N = 10 130 kg = 10,13 t/m^2 = 1,013 kg/cm^2. Dieser Druck heißt auch 1 atm = bar. Es gilt: 760 Torr = 760 mmHg = 1,013 bar = 1013 mbar = 101,3 kPa.

c. **Richtig.** Quecksilber hat eine Dichte, die 13,6-mal größer als die von Wasser ist. Die Dichte hat die Einheit kg/m^3.

d. **Richtig.** Zu Ehren des italienischen Forschers Evangelista Torricelli (1608–1647).

e. **Falsch.** Ein Sphygmomanometer ist ein Gerät zur Blutdruckmessung, im einfachsten Fall also ein Quecksilbermanometer.

27 Eine laminare Strömung wird beeinflusst von:

a. Dichte

b. Viskosität

c. Radius in 4. Potenz

d. Druckdifferenz

e. Reynolds-Zahl

Antworten

a. **Richtig.** Ob sich eine laminare oder turbulente Strömung durch Röhren ausbildet, hängt von den spezifischen Gegebenheiten ab. Turbulente Strömung ist proportional zu Strömungsgeschwindigkeit, Länge der Röhre, Geschwindigkeit und Dichte und umgekehrt proportional zur Viskosität.

b. **Richtig.** Siehe Antwort a.

c. **Richtig.** Bei laminaren Strömungen gilt das Gesetz nach Hagen-Poiseuille.

d. **Richtig.** Die Druckdifferenz bestimmt die Strömungsgeschwindigkeit.

e. **Richtig.** Die Reynolds-Zahl gibt an, wann eine laminare in eine turbulente Strömung umschlägt. Unterhalb der kritischen Reynolds-Zahl bleibt die Strömung laminar.

28 Für die Strömung von Flüssigkeiten durch eine Röhre gilt:

a. Laminarer Fluss tritt nur dann auf, wenn die Röhrenwände parallel verlaufen, glatt sind und keine Verzweigungen auftreten.

b. Bei laminarer Strömung ist der Fluss proportional dem Druckgradienten entlang der Röhre.

c. Bei laminarer Strömung ist der Fluss direkt proportional dem Quadrat des Radius der Röhre.

d. Bei laminarer Strömung ist der Fluss umgekehrt proportional der Viskosität der Flüssigkeit.

e. Bei Erreichen einer Reynolds-Zahl von >2 100 tritt eine turbulente Strömung auf.

✓ **Antworten**

a. **Richtig.** Dies sind die Voraussetzungen, unter denen das Gesetz von Hagen-Poiseuille gilt. Das Gesetz beschreibt laminare Strömungen durch parallelwandige glatte Röhren.

b. **Richtig.** Dies ist die erste Kernaussage.

c. **Falsch.** Richtig heißt es, dass der Fluss proportional dem Radius in der 4. Potenz ist. Deshalb heißt dieses Gesetz auch im angloamerikanischen Sprachraum »R to the fourth law«, das Gesetz vom Radius in der 4. Potenz.

d. **Richtig.** Dies ist die 3. Kernaussage. Je visköser eine Flüssigkeit, desto geringer der Fluss. Das Hagen-Poiseuille-Gesetz lautet demnach:

e. **Richtig.** Jede laminare Strömung geht mit Erreichen der Reynolds-Zahl in eine turbulente Strömung über. Die Reynolds-Zahl Re ist gleich Dichte mal Geschwindigkeit mal Länge geteilt durch Viskosität, sie ist dimensionslos. Wenn eine laminare Strömung die Reynolds-Zahl erreicht hat, gilt das Hagen-Poiseuille-Gesetz nicht mehr.

❓ **29 Für den Gasfluss durch Rotametereinrichtungen mit variabler Öffnung gilt:**

a. Der Fluss in dieser Röhre ist meist turbulent.

b. Es entsteht für jeden gegebenen Fluss ein Gleichgewicht zwischen aufwärtstreibender Kraft und dem Gewicht des Schwimmers.

c. Je geringer der Fluss, desto größer wird die Abhängigkeit der Kalibrierung von der Dichte des durchströmenden Gases.

d. Mit Erhöhung des Gasflusses nimmt die Abhängigkeit der Kalibrierung von der Viskosität des Gases zu.

e. Ein Rotameter, das für Cyclopropan kalibriert ist, zeigt für die Messung des Gasflusses von CO_2 bei einem Flussbereich von 1 000 ml/min einen Fehler von rund 18 % und bei einem Flussbereich von 100 ml/min einen Fehler von 100 % an (Cyclopropan hat die gleiche Dichte, aber nur 60 % der Viskosität von CO_2).

✓ **Antworten**

a. **Richtig.** Der Fluss in einer Röhre mit variablem Querschnitt, wie er in Rotameterblöcken zu finden ist, ist meist turbulent. Diese Geometrie bedingt ein viel schnelleres Erreichen des Übergangspunktes zur turbulenten Strömung.

b. **Richtig.** Dies ist die Grundlage der Kalibrierung der Rotameterblöcke.

c. **Falsch.** Je niedriger der Gasfluss ist, desto größer ist die Abhängigkeit von der Viskosität. Der Gasfluss ist aber auch von der Dichte abhängig.

d. **Falsch.** Je höher der Gasfluss ist, desto größer ist die Abhängigkeit von der Dichte.

e. **Richtig.** Dies ist die Veranschaulichung des oben Gesagten. Da bei niedrigem Flussbereich die Viskosität eine große Rolle spielt und die in diesem Beispiel genannten Gase eine unterschiedliche Viskosität aufweisen, zeigt der Rotameter anstelle von 100 ml/min 200 ml/min an, da ein deutlicher Viskositätsunterschied zwischen den Gasen besteht. Im hohen Flussbereich kommt hingegen mehr die Abhängigkeit von der Dichte zum Tragen (gleiche Dichte der Gase), sodass das Rotameter einen geringeren Messfehler anzeigt, nämlich anstatt 1 000 ml/min »nur« 1 180 ml/min.

❓ **30 Hinsichtlich der Oberflächenspannung gilt:**

a. Der pulmonale Surfactant-Faktor vermindert die Oberlächenspannung der Alveole.

b. Mit der Abnahme des Alveolenradius sinkt die Oberflächenspannung.

c. Die Oberflächenspannung bedingt einen intraalveolären Druck.

d. Die Oberflächenspannung ist für rund $^2/_3$ der elastischen Rückstellkräfte der Lunge verantwortlich.

e. Je kleiner der Alveolenradius wird, desto stärker wirkt der Surfactant.

✓ **Antworten**

a. **Richtig.** Der Surfactant vermindert die Oberflächenspannung der Alveole (alveolären Flüssigkeit) um den Faktor 10.

b. **Falsch.** Mit der Abnahme des Alveolenradius steigt die Oberflächenspannung. Nach dem Gesetz von Laplace ist die Oberflächenspannung umgekehrt proportional zum Radius.

c. **Richtig.** Das Gesetz von Laplace beschreibt den Druck in einer Flüssigkeitsblase $p = 2\sigma s/r$, wobei σs die Oberflächenspannung bedeutet.

d. **Richtig.** Rund $^1/_3$ der elastischen Rückstellkräfte ist den elastischen Fasern zuzuschreiben. Der intrapleurale Druck, der notwendig ist, um den Lungenkollaps zu verhindern, beträgt −4 mmHg. Bei einem Fehlen des Surfactant ist hierzu ein intrapleuraler Druck von −30 mmHg notwendig.

e. **Richtig.** Durch Verkleinerung des Alveolenradius wird die Oberflächenspannung größer. Je mehr sich die Alveole verkleinert, umso mehr wird der Surfactant konzentriert. Der Surfactant vermindert die Oberflächenspannung also umso mehr, je kleiner der Alveolenradius wird, und stabilisiert so die Alveole.

? **31 Hinsichtlich des Dampfdrucks gilt:**

a. Der Dampfdruck einer Flüssigkeit nimmt mit steigender Temperatur zu.

b. Der gesättigte Dampfdruck ist unabhängig vom Umgebungsdruck.

c. Der Siedepunkt ist unabhängig vom Umgebungsdruck.

d. Liegt der Umgebungsdruck höher als der gesättigte Dampfdruck, liegt eine Flüssigkeit vor.

e. Liegt der Umgebungsdruck niedriger als der gesättigte Dampfdruck, liegt ein Gas vor.

✓ Antworten

a. **Richtig.** Eine Flüssigkeit, die in einem geschlossenen Behälter aufbewahrt wird, übt einen Dampfdruck auf den Deckel aus, indem Flüssigkeitsmoleküle ständig aus der Flüssigkeit austreten und in den gasförmigen Zustand wechseln und umgekehrt. Im Gleichgewicht dieser Phasenübergänge spricht man vom gesättigten Dampfdruck. Dieser ist temperaturabhängig. Mit steigender Temperatur steigt auch der Dampfdruck.

b. **Richtig.** Der gesättigte Dampfdruck ist eine spezifische Eigenschaft der jeweiligen Substanz und damit eine Materialeigenschaft. Er ist vom Umgebungsdruck unabhängig und damit eine charakteristische Größe.

c. **Falsch.** Der Siedepunkt ist die Temperatur, bei der der Phasenübergang von flüssig nach gasförmig stattfindet. Dieser ist vom Umgebungsdruck abhängig. Am Siedepunkt ist der Dampfdruck gleich dem Umgebungsdruck.

d. **Richtig.** Solange der Umgebungsdruck höher liegt als der Dampfdruck, liegt eine Flüssigkeit vor.

e. **Richtig.** Ist der Umgebungsdruck niedriger als der Dampfdruck einer Flüssigkeit, liegt ein Gas vor.

❓ 32 Für die Pulsoximetrie gilt:

a. Sie arbeitet mit 2 Wellenlängen zur Absorptionsmessung von Hämoglobin, nämlich mit 660 nm und mit 940 nm.

b. Am isobestischen Punkt haben reduziertes und oxigeniertes Hämoglobin die gleichen Extinktionskoeffizienten.

c. Bei Anwesenheit von CO-Hämoglobin werden falsch-hohe Werte gemessen.

d. Met-Hämoglobin hat keinen Einfluss auf die Messung.

e. Bei i.v.-Gabe von Methylenblau kann die S_aO_2 kurzfristig auf <85 % abfallen.

✓ Antworten

a. **Richtig.** Rotes und infrarotes Licht werden bei der Pulsoximetrie zur Bestimmung der O_2-Sättigung angewandt. Dadurch lässt sich das Verhältnis von oxigeniertem zu totalem Hämoglobin aufgrund **unterschiedlicher** Absorptionsmaxima von oxigeniertem und desoxigeniertem Hämoglobin ermitteln. Ein technischer Trick ermöglicht die Bestimmung der O_2-Sättigung des arteriellen Blutes: Die pulsationsbedingte Absorptions- und Reflexionsänderung wird herausgefiltert und in Beziehung mit der Hintergrundreflexion gesetzt. Daher der Name Pulsoximetrie. Ansonsten wäre der ermittelte Wert ein Mittel aus venöser, kapillärer und arterieller Blut-O_2-Sättigung.

b. **Richtig.** Der isobestische Punkt ist die Wellenlänge, an der 2 Substanzen den gleichen Extinktionskoeffizienten haben. Dies ist für oxigeniertes und nicht oxigeniertes Hämoglobin bei 805 nm gegeben. An diesem isobestischen Punkt kann man mit nur einer Wellenlänge die Summe der Absorption beider Substanzen erfassen. Theoretisch muss man eine charakteristische Wellenlänge für jede zu analysierende Substanz einsetzen, wie dies auch zur Quantifizierung der anderen Hb-Komponenten angewandt wird.

c. **Richtig.** CO-Hämoglobin wird wie O_2-Hämoglobin gemessen. Eine Vergiftung mit CO ist demnach mit der Pulsoximetrie nicht zu erfassen.

d. **Falsch.** Mit Zunahme der Methämoglobinbildung fällt die mittels Pulsoximetrie gemessene S_aO_2.

e. **Richtig.** Verschiedene parenteral applizierbare Farbstoffe können die Sättigungsmessung stören, obwohl keine wirkliche Änderung der O_2-Sättigung stattgefunden hat. Bekanntestes Beispiel ist das Methylen-

1

Blau, das wie auch Indozyaningrün und weniger Indigocarmin zu einem falschen Abfall der mittels Pulsoximetrie gemessenen S_aO_2 führt.

? 33 Für Gase gelten folgende physikalischen Beziehungen:

a. Wird ein Gas mit einem Druck p_1, der doppelt so hoch ist wie der Ausgangsdruck p_0, komprimiert, halbiert sich das Volumen des Gases.

b. Nimmt die Temperatur eines Gases um den Faktor 2 zu, vergrößert sich das Volumen um den Faktor 3.

c. Nimmt die Temperatur eines Gases um den Faktor 4 zu, verdoppelt sich der Druck.

d. Bei einem Apnoetaucher wird das totale Lungenvolumen (V_0), gemessen auf Meereshöhe, in einer Meerestiefe (V_1) von 20 m auf die Hälfte reduziert, d. h. $V_1 = V_0/2$.

e. Der relative prozentuale Gasanteil eines Gasgemisches ändert sich nicht in Abhängigkeit vom Umgebungsdruck.

✓ Antworten

a. **Richtig.** Es besteht eine direkt proportionale Beziehung zwischen dem Druck eines Gases und dem Volumen. Dies ist das Gesetz nach Boyle-Mariotte und besagt, dass bei gleicher Temperatur das Produkt aus Druck und Volumen konstant ist: $p \times V$ = konstant.

b. **Falsch.** Auch hier besteht eine direkt proportionale Beziehung, d. h. je größer die Temperatur eines Gases, desto größer wird das Volumen bei konstantem Druck. Dies ist das Gesetz von Guy-Lussac: V/T = konstant.

c. **Falsch.** Nimmt die Temperatur eines Gases um einen Faktor zu, so vergrößert sich der Druck um den gleichen Faktor. Diese 3 Gesetze sind im universalen Gasgesetz verknüpft: $V \times P = M \times R \times T$. Hierbei bedeuten M die Gasmenge in mol und R die allgemeine Gaskonstante.

d. **Falsch.** Der Umgebungsdruck nimmt pro 10 m Wassertiefe um 1 bar zu, d. h. in 20 m Wassertiefe ist der Druck doppelt so hoch wie in 10 m Wassertiefe, in 30 m Wassertiefe 3-mal so hoch usw. Der Absolutdruck beträgt aber in 20 m Wassertiefe nicht 2 bar, sondern 3 bar und zwar bedingt durch den Wasserdruck 2 bar plus 1 bar bedingt durch den Luftdruck an der Wasseroberfläche. Richtig wäre demnach die Formel $V_1 = V_0/3$, für 30 m $V_1 = V_0/4$ usw. Ein Apnoetaucher in 90 m Wassertiefe hat also rechnerisch nur noch 1/10 seines Lungenvolumens!

e. **Richtig.** Das Gesetz nach Dalton besagt, dass die Summe der prozentualen Gasanteile bei sich ändernden Umgebungsdrücken gleich bleibt.

Dies bedeutet, dass Sauerstoff 21 % des Volumenanteils der Luft ausmacht, sowohl in Meereshöhe als auch auf dem Mount Everest/ Großglockner. Dies bedeutet aber auch, dass bei fallendem Umgebungsdruck die einzelnen Partialdrücke prozentual abnehmen. Die Summe der Partialdrücke ist gleich dem Umgebungsdruck.

❓ 34 Für die hyperbare Sauerstofftherapie (HBOT) gilt:

a. Sie beruht auf dem Prinzip der Erhöhung des O_2-Angebots.

b. Die häufigsten Nebenwirkungen betreffen Barotraumen.

c. Sie ist indiziert für die akute Dekompressionskrankheit des Tauchers.

d. Sie ist indiziert für die Therapie der Kohlenmonoxidvergiftung.

e. Sie kann die O_2-Versorgung des Organismus selbst bei Hb-Werten unter 1 mg/dl aufrechterhalten.

✅ Antworten

a. **Richtig.** Das O_2-Angebot wird durch eine Erhöhung der physikalischen Lösung des Sauerstoffs im Blut erhöht. Hierbei gilt das Gesetz nach Henry, nachdem die gelöste Gasmenge in einer Flüssigkeit mit dem Gasdruck des ungelösten Gases in einer direkt proportionalen Beziehung steht. Für die physikalische Lösung von Blut bei 37 °C und 760 mmHg Umgebungsdruck wird pro mmHg pO_2 0,024 ml Sauerstoff in 1 ml Blut gelöst.

b. **Richtig.** Durch den Druckwechsel von 1 bar nach 2–6 bar wird die Luft in allen Hohlräumen komprimiert. Steht die Luft dabei nicht in Kontakt zur Umgebung, kann es zu Zerreißungen der entsprechenden Membranen kommen. Typisches Beispiel ist der Trommelfellriss bei gestörter Funktion der Tuba Eustachii. Es kann aber auch zu Barotraumen der Nasennebenhöhlen oder der Lunge kommen.

c. **Richtig.** Bei der sog. Caisson-Krankheit werden aufgrund eines zu schnellen Druckverlustes (zu schnelles Aufsteigen aus der Tiefe) Stickstoffblasen im Blut gebildet, die eine Stickstoffembolie bedingen. Durch Rekompression wird der Blasendurchmesser verkleinert und durch die Zufuhr von hyperbarem Sauerstoff der Stickstoff zusätzlich ausgewaschen.

d. **Richtig.** Die Halbwertszeit für CO-Hb hängt entscheidend von dem Partialdruck des Sauerstoffs ab. Unter Raumluft hat CO-Hb eine Halbwertszeit von 320 min, unter 100 % Sauerstoff bei normobaren Bedingungen eine Halbwertszeit von 80 min und unter 3 bar unter

1

100 % Sauerstoff eine Halbwertszeit von 23 min. Die HBOT eliminiert also schneller das CO-Hb.

e. **Richtig.** Unter Ruhebedingungen beträgt der O_2-Verbrauch eines Menschen rund 250 ml/min. Eine einfache Rechnung zeigt, dass unter HBOT allein der physikalisch gelöste Sauerstoff diesen Verbrauch decken kann und damit theoretisch kein Hämoglobin vorhanden sein muss. Bei einem Umgebungsdruck von 2,5 bar (in einer Wassertiefe von 15 m) entspricht der O_2-Partialdruck 1900 mmHg bei Atmung von reinem Sauerstoff. Im Blut entsteht unter idealen Bedingungen nach der Alveolargasgleichung dabei ein pO_2 von 1813 mmHg (abzüglich Wasserdampf- und Kohlendioxidpartialdruck). Die Menge des physikalisch gelösten Sauerstoffs pro ml Blut ergibt sich nach der Formel $0,024/760 \times pO_2 = 0,057$ ml Sauerstoff pro ml Blut. Dies entspricht bei einem HZV von 5 l/min einem O_2-Angebot von 285 ml/min und ist somit ausreichend, den Bedarf an Sauerstoff unter Ruhebedingungen zu decken.

1.3   Statistik

35 Folgende Aussagen beschäftigen sich mit Statistik:

a. Die Nullhypothese besagt, dass es keine wirkliche Differenz zwischen zwei Datensätzen gibt.

b. Die Ablehnung der Nullhypothese führt automatisch zur Annahme der alternativen Hypothese.

c. Der α-Fehler beziffert die Wahrscheinlichkeit, mit der die Nullhypothese fälschlicherweise abgelehnt wurde.

d. Der β-Fehler beziffert die Wahrscheinlichkeit, mit der die Nullhypothese fälschlicherweise angenommen wurde.

e. Die statistische Power einer Studie nimmt mit der Anzahl der Beobachtungen ab.

✅ Antworten

a. **Richtig.** Die Nullhypothese besagt, dass es keine wirkliche Differenz zwischen 2 Datensätzen gibt, und die Unterschiede auf Zufall beruhen.

b. **Richtig.** Wird die Nullhypothese abgelehnt und damit die alternative Hypothese angenommen, bedeutet dies, dass es eine wirkliche Differenz zwischen 2 Datensätzen gibt und die Unterschiede nicht auf Zufall beruhen. Dies ist allerdings nicht als absolut wahr zu bezeichnen, sondern nur mit einer gewissen Wahrscheinlichkeit, denn es können 2 Arten von Irrtümern entstehen.

c. **Richtig.** Der α-Fehler bezeichnet die Wahrscheinlichkeit, mit der die Nullhypothese abgelehnt wurde, obwohl sie richtig ist. Diese α-Fehlerwahrscheinlichkeit wird schon im Vorfeld beim Studiendesign festgelegt und bezeichnet das sog. Signifikanzniveau. Ein geläufiger Wert für α ist 0,05 oder p=0,05 (»probability«). Dies bedeutet, dass mit einer Wahrscheinlichkeit von 5 % die Nullhypothese abgelehnt wurde, obwohl sie richtig ist.

d. **Richtig.** Der umgekehrte Fall liegt vor, wenn die Nullhypothese beibehalten wird, obwohl sie falsch ist. Oder anders ausgedrückt: Eine wirkliche Differenz zwischen 2 Datensätzen wird übersehen und dem Zufall zugeschrieben, obwohl sie existiert.

e. **Falsch**. Die statistische Power einer Untersuchung ist ein Maß für die Möglichkeit, einen Unterschied zwischen 2 Datensätzen zu finden, wenn dieser tatsächlich vorhanden ist. Für ein festgesetztes α-Niveau erhöht die Anzahl der Untersuchungen die statistische Power. Die statistische Power ist definiert als $P=1-\beta$. Dabei gilt: Je kleiner α gewählt wird, desto größer ist β. Neben mehreren theoretischen Überlegungen ist die Vergrößerung der Studienpopulation die einzige Möglichkeit, in praxi die Power zu erhöhen.

? 36 Folgende Aussagen sind richtig:

a. Der arithmetische Mittelwert ist die Summe aus den Beobachtungswerten dividiert durch ihre Anzahl.

b. Der Median ist der häufigste Wert.

c. Man erhält den Standardfehler durch Division der Standardabweichung durch die Quadratwurzel der Probenanzahl.

d. Eine große Streuung der Werte um den Mittelwert führt zu einer großen Varianz

e. Die Standardabweichung ist die Quadratwurzel aus der Varianz.

✓ Antworten

a. **Richtig.** Dies ist die Definition des arithmetischen Mittelwertes.

b. **Falsch**. Dies ist die Definition des Modalwertes. Der Medianwert ist der Wert, bei dem es eine gleiche Anzahl von Werten darüber und darunter gibt.

c. **Richtig.** Dies ist die Definition des Standardfehlers.

d. **Richtig.** Je größer die Streuung der Werte um den Mittelwert, umso größer ist die Varianz und die Standardabweichung.

e. **Richtig.** Dies ist die Definition der Standardabweichung. Sowohl Varianz als auch Standardabweichung sind sog. Streuungsmaße, die angeben, wie stark Messwerte einer Serie gestreut sind.

Physiologie

② 37 Für die Anpassungsvorgänge in Berghöhen gilt:

a. Es tritt eine Hypoventilation auf.

b. Es wird vermehrt HCO_3 retiniert.

c. Eine Akklimatisation über Tage führt zu einem erhöhten Erythropoetin-spiegel.

d. Der Gehalt der Erythrozyten an 2,3-DPG nimmt ab.

e. Die MAC von Inhalationsanästhetika ändert sich nicht in Berghöhen.

✓ Antworten

a. **Falsch**. Im Gegenteil, es tritt eine kompensatorische Hyperventilation auf, um den pO_2 anzuheben. Nach dem Gesetz von Dalton ist die Summe der Partialdrücke gleich dem Gesamtdruck. Steigt der Partialdruck eines Gasanteils, wird entsprechend der Partialdruck eines anderen Gasanteils vermindert und umgekehrt. Als akute physiologische Anpassung in Berghöhen bei vermindertem pO_2 (in der Alveolarluft) wird entsprechend der pCO_2 vermindert, um damit den pO_2 anzuheben.

b. **Falsch**. Aufgrund der Hyperventilation kommt es zu einer respiratorischen Alkalose, die metabolisch durch eine erhöhte renale HCO3-Exkretion kompensiert wird.

c. **Richtig**. Zur langfristigen Akklimatisation gehört die erhöhte Erythropoese, die durch erhöhte Erythropoetinspiegel angekurbelt wird. Dies führt zu Hb-Werten von über 20 g/dl.

d. **Falsch**. Der Gehalt an 2,3-DPG nimmt zu und die O_2-Bindungskurve wird nach rechts verschoben. Dies erleichtert die O_2-Abgabe in der Peripherie.

e. **Falsch**. Der pharmakologische Effekt der Inhalationsanästhetika ist eine Funktion des Partialdrucks und nicht des Volumengehalts. Da mit steigender Berghöhe der Umgebungsdruck und damit auch der Partialdruck des Inhalationsanästhetikums fällt, muss entsprechend der Volumenanteil gesteigert werden, um die gleiche Anästhesietiefe beizubehalten. In Seehöhe beträgt der Umgebungsdruck 760 mmHg, in 3 000 m Höhe 526 mmHg. Die MAC50 für Isofluran sei 1,15 Vol.-%, also 8,74 mmHg Partialdruck. Um den Partialdruck von 8,74 mmHg in

3 000 m Höhe (Umgebungsdruck 526 mmHg) zu erreichen, muss
Isofluran einen Volumenanteil von 1,66 % haben. Dies entspricht einer
Änderung der MAC von rund 45 %.

? **38** **Hinsichtlich der Messung der Lungenvolumina gilt:**
a. Ein Spirometer misst das Tidalvolumen.
b. Für längere Messungen eignet sich ein Pneumotachygraph.
c. Ein Pneumotachygraph misst das exspiratorische Reservevolumen.
d. Ein Impedanzpneumograph misst das Residualvolumen.
e. Ein Body-Plethysmograph misst die Resistance.

✓ Antworten
a. **Richtig.** Alle direkt erfassbaren Lungenvolumina können mit dem Spirometer gemessen werden. Hierzu gehören Tidalvolumen, inspiratorisches
und exspiratorisches Reservevolumen.
b. **Richtig.** Für längere Messungen eignet sich ein sog. offenes spiromet-
risches System. Hierbei wird nicht das Volumen wie bei der einfachen
Spirometrie gemessen, sondern die Flussrate. Ein Pneumotachygraph
besteht im Wesentlichen aus einem Mundstück mit großem Querschnitt, an dessen Enden sich Druckmesser befinden. In Relation zum
Fluss entsteht dabei ein Druckgradient, der aufgezeichnet wird. Das
resultierende Pneumotachygramm zeigt den Volumenfluss abgetragen
gegen die Zeit. Durch Integration des Pneumotachygramms erhält man
ein Spirogramm (Volumen abgetragen gegen die Zeit).
c. **Richtig.** Der Pneumotachygraph erfasst auch wie der Spirograph nur die
direkt messbaren Größen (s. Antwort a).
d. **Falsch.** Das Residualvolumen kann nur durch ein indirektes Verfahren
gemessen werden. Ein Impedanzpneumograph erfasst nur die direkt
messbaren Größen (s. Antwort a). Bei der Impedanzpneumographie
wird die Brustkorbimpedanz als Messsignal elektrisch erfasst und daraus
die Volumenänderung abgeleitet. Mit In- und Exspiration ändert sich die
Brustkorbimpedanz proportional zur Volumenänderung.
e. **Richtig.** Ein Body-Plethysmograph kann sowohl die direkt als auch die
indirekt messbaren Größen erfassen. Hierzu gehören die Resistance der
Atemwege und das Residualvolumen.

❓ 39 Hinsichtlich der Muskelspindeln treffen folgende Aussagen zu:

a. Die Fasern der Muskelspindeln werden extrafusale Muskelfasern genannt.

b. Es gibt sog. Kernketten- und Kernsackfasern.

c. Die γ-Motoneurone versorgen nur die Kernsackfasern.

d. *Die* α-Motoneurone versorgen die quergestreiften Muskelfasern und die Kernkettenfasern.

e. Die primären und sekundären Muskelspindelafferenzen versorgen nur die Kernsackfasern.

✔ Antworten

a. **Falsch.** Die Muskelfasern der Muskelspindeln werden intrafusale Muskelfasern genannt. Alle anderen Muskelfasern heißen extrafusale Muskelfasern; sie sind die »normalen« Muskelfasern der Arbeitsmuskulatur.

b. **Richtig.** Die intrafusalen Muskelfasern, die zusammen die Muskelspindel bilden, werden in 2 funktional unterschiedliche Typen eingeteilt, die letztlich aber beide der Muskellängenmessung dienen: die Kernkettenfasern (die Zellkerne liegen wie in einer Kette aneinandergereiht) und die Kernsackfasern (deren Zellkerne in einem Klumpen liegen). Die ersteren dienen mehr der statischen und die letzteren der dynamischen Messung der Muskellänge.

c. **Falsch.** Die γ-Motoneurone versorgen sowohl die Kernsack- als auch Kernkettenfasern (s. Antwort d)

d. **Falsch.** Bei den Muskelefferenzen werden 2 große Gruppen unterschieden: die α-Motoneurone, die ausschließlich die extrafusalen Fasern innervieren, und die γ-Motoneurone, die ausschließlich die intrafusalen Fasern versorgen. Dabei gibt es 2 Typen von γ-Motoneuronen, nämlich dynamische, die die Kernsackfasern innervieren, und statische, die die Kernkettenfasern innervieren. α-Motoneurone haben keine Verbindungen zu den intrafusalen Muskelfasern.

e. **Falsch.** Die primären Muskelspindelafferenzen versorgen sowohl die Kernsack- als auch die Kernkettenfasern. Sie werden aufgrund ihrer Geometrie auch anulospirale Afferenzen genannt. Die sekundären Muskelspindelafferenzen versorgen nur die Kernkettenfasern. Die primären Muskelspindelafferenzen werden auch Typ-1a-Fasern genannt, die sekundären auch Typ-2-Fasern (Klassifikation nach Lloyd u. Hunt). Nach der Klassifikation der Nervenfasern nach Erlanger und Gasser gehören die primären Muskelspindelafferenzen zu den Aα-Fasern, die sekundären zu den A_β-Fasern und die Muskelspindelefferenzen zu den A_γ-Fasern

? 40 Hinsichtlich des Wärmehaushaltes des Menschen gilt:

a. Für den Wärmefluss innerhalb des Körpers sind sowohl Konduktion als auch Konvektion verantwortlich.

b. Für den Wärmefluss außerhalb des Körpers, d. h. im Austausch mit der Umwelt, spielt die Evaporation die größte Rolle.

c. Auch Neugeborene haben keine zitterfreie Thermogenese.

d. Liegt die Körperkerntemperatur in der thermoneutralen Zone, tritt keine endogene Hitzeproduktion auf.

e. Anästhetika verschieben die Zitterschwelle in Richtung höhere Temperatur.

✓ Antworten

a. **Richtig.** Konduktion und Konvektion sind die beiden Wärmetransport-mechanismen innerhalb des Körpers.

b. **Falsch.** Die Wärmetransportmechanismen außerhalb des Körpers beste-hen aus 1. Radiation, 2. Konvektion, 3. Konduktion und 4. Evaporation. In dieser Reihenfolge nimmt der relative Beitrag zum Wärmeverlust ab.

c. **Falsch.** Im Gegensatz zu Erwachsenen haben Neugeborene die Möglich-keit der zitterfreien Thermogenese im braunen Fettgewebe.

d. **Richtig.** Die thermoneutrale Zone ist die Körperkerntemperatur, bei der weder eine zusätzliche Thermogenese noch eine zusätzliche Hitze-abgabe stattfindet. Diese Zone ist eng reguliert und hat eine Spanne von nur 0,2 °C.

e. **Falsch.** Anästhetika verschieben die Zitterschwelle in Richtung niedri-gere Temperatur und die Schwelle zum Schwitzen in Richtung höhere Temperatur. Dies bedeutet, dass sich die thermoneutrale Zone nun über eine Spanne von rund 4 °C bewegt. Unter 0,9 % Isofluran wird die Zitterschwelle auf 35 °C gesenkt.

? 41 Hinsichtlich der Membranphysiologie von Zellen gilt:

a. Das Ruhemembranpotenzial ist hauptsächlich ein K^+-Diffusionspoten-zial.

b. Wird die extrazelluläre K^+-Konzentration erhöht, wird das Membran-potenzial negativer.

   c. Bei einer Inaktivierung der Na/K-Pumpe wird das Membranpotenzial negativer.

   d. Bei einer Inaktivierung der Na/K-Pumpe nimmt das Zellvolumen zu.

   e. Die Nernst-Gleichung beschreibt die Leitfähigkeit von Na-Kanälen.

✅ **Antworten**

   a. **Richtig.** Das Ruhemembranpotenzial von Zellen ist hauptsächlich ein $K+$-Diffusionspotenzial. Es besteht ein Ionengradient zwischen intra- und extrazellulär von rund 40 für Kaliumionen. Daraus ergibt sich nach der Nernst-Gleichung (s. Antwort d) ein Membranpotenzial von -97 mV. In diesem Bereich liegt das tatsächlich gemessene Ruhemembranpotenzial.

   b. **Falsch.** Eine Erhöhung der extrazellulären $K+$-Konzentration vermindert den Gradienten und damit das Membranpotenzial. Die Membran wird also weniger negativ, d. h. depolarisiert.

   c. **Falsch.** Gleiche Verhältnisse erhält man, wenn die Na-/K-Pumpe inaktiviert wird. Hierbei strömen mehr Kaliumionen aus der Zelle und vermindern somit das Membranpotenzial.

   d. **Richtig.** Bei Versagen oder Inaktivierung der Na-/K-Pumpe wird die intrazelluläre Natriumkonzentration erhöht und aufgrund der osmotischen Effekte strömt mehr Wasser nach intrazellulär. Dies ist der vermutete Mechanismus der Bildung der Sphärozyten bei der hereditären Sphärozytose (Berne, S. 25).

   e. **Falsch.** Die Nernst-Gleichung beschreibt nicht die Leitfähigkeit von Ionenkanälen. Sie erlaubt es aufgrund des Verhältnisses von intra- und extrazellulären Ionenkonzentrationen, das resultierende elektrochemische Potenzial zu berechnen. Die vereinfachte Gleichung lautet: $E = -61 \times \log(Ki+/Ka+)$ [mV].

Für Kalium entsteht so bei Einsetzen von 40 für das Verhältnis Ionen innen/außen ein Potenzial von -97 mV.

❓ **42 Für die Ionenvorgänge an den Zellmembranen erregbarer Zellen treffen folgende Aussagen zu:**

   a. Eine Zunahme der Natriumleitfähigkeit kennzeichnet das Endplattenpotenzial einer Skelettmuskelfaser.

   b. Der Aufstrich im Aktionspotenzial einer Nervenfaser ist hauptsächlich ein Kalziumdiffusionspotenzial.

   c. Für die relative Refraktärperiode ist eine Zunahme der Kaliumleitfähigkeit verantwortlich.

d. Während der absoluten Refraktärperiode können die Natriumkanäle nicht aktiviert werden.

e. Die Verlängerung des Aktionspotenzials im Herzmuskel (Plateauphase) wird hauptsächlich durch eine Abnahme der Kalziumleitfähigkeit hervorgerufen.

✅ Antworten

a. **Richtig.** Das Endplattenpotenzial (EPP) im synaptischen Spalt einer motorischen Endplatte wird durch eine Zunahme der Natriumleitfähigkeit hervorgerufen. Eine Zunahme der Leitfähigkeit bedeutet dabei »Öffnen« eines Ionenkanals.

b. **Falsch.** Der Aufstrich ist ebenso wie das EPP eine Folge der zunehmenden Natriumleitfähigkeit. Die Zunahme der Kalziumleitfähigkeit bewirkt die Plateauphase in der Herzmuskelzelle.

c. **Richtig.** Dies führt zur Repolarisation der Zelle. Außerdem sind die Natriumkanäle noch spannungsabhängig inaktiviert.

d. **Richtig.** Die Natriumkanäle sind während der absoluten Refraktärperiode nicht erneut aktivierbar. Dies wird mit einer spannungsabhängigen Inaktivierung der Natriumkanäle erklärt und tritt ab einem Membranpotenzial auf, das ca. 30 mV unter dem Ruhepotenzial liegt. Erst wenn das Membranpotenzial durch Repolarisation diese Grenze überschreitet, sind die Natriumkanäle wieder aktivierbar.

e. **Falsch.** Die Zunahme der Kalziumleitfähigkeit ist die Grundlage für die Plateauphase des Aktionspotenzials einer Herzmuskelfaser.

❓ 43 Bezüglich der Erregungsübertragung an der neuromuskulären Synapse gilt:

a. Der Transmitter für die neuromuskuläre Übertragung ist Acetylcoenzym A.

b. Die postsynaptische Membran enthält eine hohe Konzentration Acetylcholinesterase.

c. Die postsynaptischen ACh-Rezeptoren treten beim Gesunden häufig auch extrajunktional auf.

d. Die postsynaptischen ACh-Rezeptoren sind sog. m-Cholinozeptoren.

e. Die Ausschüttung von ACh geschieht kontinuierlich.

✅ **Antworten**

a. **Falsch.** Der Transmitter ist Acetylcholin. Acetylcholin wird vom Motoneuron aus Acetylcoenzym A und Cholin synthetisiert. Cholin wird aus dem synaptischen Spalt aufgenommen und kann nicht synthetisiert werden. In den Axonterminalen wird das synthetisierte ACh in Vesikeln gespeichert. Damit dieses freigegeben werden kann, muss die intrazelluläre Kalziumkonzentration durch das Aktionspotenzial des Motoneurons erhöht werden.

b. **Richtig.** Acetylcholinesterase hydrolysiert ACh in Acetat und Cholin und beendet so die Wirkung von ACh am Rezeptor innerhalb von Millisekunden. Neben der Acetylcholinesterase gibt es auch noch die Pseudocholinesterase (Butyrylcholinesterase), die aber bei der Beendigung der Wirkung von ACh am Rezeptor aufgrund ihres geringen Substratumsatzes keine Rolle spielt. Sie wird in der Leber synthetisiert und zirkuliert im Blut, wo sie beim Abbau von verschiedenen Muskelrelaxanzien beteiligt ist.

c. **Falsch.** Die ACh-Rezeptoren kommen beim Gesunden nur in unmittelbarer Nachbarschaft zu den Axonterminalen vor und liegen dort an der neuromuskulären Synapse (junktional). Extrajunktionalen ACh-Rezeptoren kommt bei verschiedenen Krankheitszuständen eine Bedeutung zu, da sie für eine Supersensitivität für ACh bzw. depolarisierende Muskelrelaxanzien verantwortlich gemacht werden.

d. **Falsch.** Die postsynaptischen ACh-Rezeptoren sind sog. n-Cholinozeptoren, d. h. nikotinische Cholinorezeptoren. Es existieren nach heutigem Kenntnisstand rund 5 m-Cholinozeptoren (m_1–m_5) und 8 nikotinische Rezeptoren.

e. **Falsch.** Die Ausschüttung von ACh geschieht nicht kontinuierlich, sondern in Form von Quanten, die dem Inhalt an ACh von einem präsynaptischen Vesikel entsprechen. Ein Vesikel enthält rund 1 000 Moleküle ACh, wobei 100 Vesikel bei einem ankommenden Aktionspotenzial eines Motoneurons entleert werden (100 000 Moleküle/ Aktionspotenzial; vgl. Stoelting, S. 187).

❓ **44 Für den Flüssigkeitshaushalt treffen folgende Aussagen zu:**

a. Die intazelluläre Flüssigkeit macht etwa 40 % des Körpergewichts aus.

b. Die extrazelluläre Flüssigkeit besteht aus interstitieller und intravasaler Flüssigkeit (Plasma) und umfasst rund 15 % des Körpergewichtes.

c. Das Gesamtkörperwasser nimmt mit zunehmendem Alter ab.

d. Der Hauptunterschied in der Zusammensetzung zwischen Plasma und interstitieller Flüssigkeit besteht im Proteingehalt.

e. Die intrazelluläre Flüssigkeit enthält ungefähr 40-mal mehr Kaliumionen als die extrazelluläre Flüssigkeit und rund 10-mal weniger Natriumionen.

✓ Antworten

a. **Richtig.** Rund 40 % des Körpergewichts fällt auf die intrazelluläre Flüssigkeit. Der Gesamtwasseranteil am Körpergewicht beläuft sich auf rund 60 %.

b. **Falsch.** Der Anteil der extrazellulären Flüssigkeit am Gesamtkörpergewicht macht rund 20 % aus. 5 % fallen dabei auf das Plasmawasser, 15 % entsprechen der interstitiellen Flüssigkeit.

c. **Richtig.** Bei Männern im Alter von 18–40 Jahren beträgt das Gesamtkörperwasser 61 % und im Alter von über 60 Jahren nur noch 52 %. Für Frauen fällt in den genannten Altersstufen das Gesamtkörperwasser von 51 % auf 46 % (Stoelting, S. 587).

d. **Richtig.** Der Proteingehalt im Plasma beträgt rund 16 mmol/l, im Interstitium nur 2 mmol/l. Die übrigen Bestandteile unterscheiden sich nicht wesentlich.

e. **Richtig.** Im Intrazellulärraum beträgt die Konzentration für Natrium 12 mmol/l und für Kalium 155 mmol/l. Im Extrazellulärraum dagegen für Natrium 145 mmol/l und für Kalium 4 mmol/l.

❓ 45 Während eines Valsalva-Manövers:

a. wird der venöse Druck in der V. jugularis erhöht.

b. nimmt der venöse Rückstrom zum rechten Herzen ab.

c. vermindert sich sowohl das HZV als auch der arterielle Blutdruck.

d. tritt gewöhnlich eine Reflextachykardie auf.

e. nimmt der intrapleurale Druck zu.

✓ Antworten

a. **Richtig.** Bei einem Valsalva-Manöver wird gegen die geschlossene Glottis eine exspiratorische Bemühung ausgeübt, dies ist nichts anderes als eine willkürliche Erhöhung des intrathorakalen Drucks, wie sie beim Husten, Pressen oder Niesen auftritt. Als Folge wird der Druck in den extrathorakalen Anteilen von V. cava inferior und superior und damit in der unteren und oberen Körperhälfte erhöht.

b. **Richtig.** Durch den erhöhten intrathorakalen Druck nimmt der Gradient von peripher venösem Druck zu zentralem Venendruck ab; es resultiert ein geringerer venöser Rückstrom zum rechten Herzen.

c. **Richtig.** Durch die Verminderung des venösen Rückstroms vermindert sich das Preload für rechtes und linkes Herz, und damit kommt es zu einem Abfall des HZV und des arteriellen Blutdrucks.

d. **Richtig.** Als Kompensation bei vermindertem arteriellem Druck kommt es bei intakten kardiovaskulären Reflexbahnen zu einer Reflextachykardie über den Barorezeptorenreflex. Umgekehrt kommt es am Ende eines Valsalva-Manövers zu einer Reflexbradykardie dann, wenn aufgrund des abrupt nachlassenden intrathorakalen Drucks ein erhöhter venöser Rückstrom entsteht, der das HZV und den arteriellen Blutdruck steigen lässt.

e. **Richtig.** Mit der Erhöhung des intrathorakalen Drucks kommt es zu einer Zunahme des intrapleuralen Drucks. Eine Abnahme des intrapleuralen Drucks tritt beim Müller-Manöver auf (Barash, S. 1011).

? **46 In Ruhe verteilt sich das HZV auf die einzelnen Organsysteme prozentual wie folgt:**

a. Gehirn 25 %

b. Koronargefäße 5 %

c. Muskulatur 20 %

d. Nieren 20 %

e. Haut 1 %

✓ Antworten

a. **Falsch.** Auf das Gehirn entfallen rund 15 % des HZV.

b. **Richtig.** 5 % des HZV strömen durch die Koronargefäße.

c. **Richtig.** Nur das Splanchnikusgebiet hat einen noch größeren prozentualen Anteil an der Ruhedurchblutung, nämlich 25 %. Unter maximaler Belastung (HZV = 25 l/min) kann die Muskulatur einen Anteil von fast 90 % erreichen, während die Splanchnikusdurchblutung und die Nierendurchblutung auf 1 % abnehmen kann. In absoluten Flussmengen bedeutet dies, dass die Durchblutung von Niere und Splanchnikusgebiet um den Faktor 4–5 abnimmt, während die Durchblutung der Muskulatur um den Faktor 20 gesteigert wird (Schmidt u. Thews, S. 406, 442).

d. **Richtig.** Siehe Antwort c.

e. **Falsch.** Die Durchblutung der Haut beträgt rund 10 % in Ruhe und rund 2 % unter maximaler Belastung (der prozentuale Anteil nimmt ab, der absolute Blutfluss bleibt in etwa gleich).

? 47 Hinsichtlich der Blutdruckregulierung durch Barorezeptoren (BR) treffen folgende Aussagen zu:

a. Die BR sind Dehnungsrezeptoren und kommen u. a. in der Arterienwand der A. carotis externa und des Aortenbogens vor.

b. Die afferente Nervenleitung für den Sinus caroticus läuft über den Karotissinusnerv und über den N. glossopharyngeus zum N. tractus solitarius.

c. Die afferente Nervenleitung für die BR des Aortenbogens laufen über den N. phrenicus ebenfalls zum N. tractus solitarius.

d. Die BR reagieren auf einen zunehmenden Dehnungsreiz bei Zunahme des mittleren arteriellen Drucks (MAP) zwischen 60–180 mmHg mit einer Erhöhung der Entladungsrate.

e. Die BR reagieren auf Blutdruckänderungen nur langsam.

✓ Antworten

a. **Falsch.** Die Barorezeptoren sind Dehnungsrezeptoren in der Arterienwand nicht der A. carotis externa, sondern beider A. carotis interna und des Aortenbogens. Sie bestehen aus sich verzweigenden Nervenendigungen. Neben diesen BR im arteriellen Hochdrucksystem gibt es auch solche im Niederdrucksystem des Vorhofs und der Pulmonalarterien, die nach dem gleichen Prinzip wie die Hochdruckrezeptoren arbeiten.

b. **Richtig.** Man sollte sich unbedingt die physiologische Anatomie und Funktionsweise der BR und der Chemorezeptoren für die DEAA-Prüfung einprägen. Die afferente Nervenleitung für das Glomus caroticum erfolgt über den Karotissinusnerv (Hering-Nerv) zum N. glossopharyngeus und endet im N. tractus solitarius in der Medulla oblongata. Von hier aus bestehen sowohl Verbindungen zu den bilateral angeordneten vasokonstriktorischen Zentren und zu dem unilateral angelegten kardioinhibitorischen Zentrum in der Medulla oblongata und der Pons. Im Rahmen der Erklärung der Funktionsweise der BR wird nur eine Verschaltung zum vasokonstriktorischen Zentrum angenommen, obwohl es auch ein vasodilatatorisches Zentrum in der Medulla oblongata gibt. Die Verschaltung des Kreislaufzentrums ist im Detail nicht bekannt; es werden auch Kerngebiete im Di- und Mesenzephalon vermutet (Guyton, S. 150).

c. **Falsch.** Die afferente Nervenleitung von den BR des Aortenbogens endet ebenfalls im Nucleus tractus solitarius, aber über den N. vagus.

d. **Richtig.** Unterhalb von 60 mmHg reagieren die Rezeptoren überhaupt nicht, und oberhalb von 180 mmHg kann die maximale Entladungsrate nicht überschritten werden. Die BR zeigen allerdings eine Adaptation an anhaltende Blutdruckverschiebungen. So sind die Barorezeptoren-reflexe an erhöhte Blutdruckwerte von Hypertonikern adaptiert.

e. **Falsch.** Im Gegenteil, die BR reagieren sehr schnell auf Blutdruckschwan-kungen, so schnell, dass sogar die Druckschwankungen der Pulsampli-tude zu einer Veränderung der Entladungsrate während Systole und Diastole führen.

48 Die Barorezeptoren (BR) des Sinus caroticus und des Aortenbogens:

a. sind für die Aufrechterhaltung des arteriellen Blutdrucks bei Lage-veränderung von der horizontalen in die senkrechte Körperposition verantwortlich.

b. führen zu einem Blutdruckanstieg bei beidseitiger Strömungsunter-brechung der Aa. carotis communis.

c. führen bei deren Erregung über den N. tractus solitarius eine Vasodila-tation und eine Bradykardie herbei.

d. haben für die Langzeitblutdruckregulierung eine wichtige Bedeutung.

e. spielen für die Kurzzeitblutdruckregulierung eine wichtige Rolle.

Antworten

a. **Richtig.** Die BR sind darauf ausgerichtet, schnelle Blutdruckschwankun-gen wahrzunehmen und durch die efferente Verschaltung mit dem Kreis-laufzentrum auszugleichen. Dem BR-Reflex kommt daher eine Puffer-wirkung zu. Bei einem Blutdruckabfall nimmt die Entladungsfrequenz der BR ab. Efferent werden die Impulse im N. tractus solitarius umge-schaltet und an das vasokonstriktorische und kardioinhibitorische Zent-rum weitergeleitet. Durch die Abnahme der Entladungsfrequenz der BR wird das vasokonstriktorische Zentrum (Sympathikus) aktiviert und das kardioinhibitorische Zentrum (Parasympathikus) gehemmt. Dies führt zu einer Zunahme des Gefäßtonus und damit des peripheren Widerstands und gleichzeitig zu einer Erhöhung der Herzfrequenz und der Inotropie.

b. **Richtig.** Bei einer Strömungsunterbrechung tritt im Prinzip der gleiche Regelkreis in Kraft wie bei einer Lageveränderung von der Horizontalen in die Vertikale. Verminderung bzw. totaler Abfall des Blutdrucks, Verminderung der Entladungsrate der BR, Verschaltung im N. tractus solitarius und Aktivierung des vasokonstriktorischen Zentrums und Hemmung des kardioinhibitorischen Zentrums.

c. **Richtig.** Die umgekehrte Beeinflussung der Kreislaufzentren findet bei einem Blutdruckanstieg statt. Steigerung des Blutdrucks, Erhöhung der Entladungsrate der BR, Hemmung des vasokonstriktorischen Zentrums (Vasodilatation) und Aktivierung des kardioinhibitorischen Zentrums und Herzfrequenzabnahme über N. vagus.

d. **Falsch.** Der BR-Reflex ist für die kurzzeitige Blutdruckregulierung von Bedeutung, nicht aber für die Langzeitblutdruckregulierung. Hierfür spielt der Wasserhaushalt und dessen Kontrolle durch die Nierenfunktion die entscheidende Rolle.

e. **Richtig.** Kurzzeitige Schwankungen des Blutdrucks auszugleichen ist die Funktion des BR-Reflexes.

❓ 49 Bezüglich der Chemorezeptoren (CHR) gelten folgende Aussagen:

a. Periphere CHR kommen ausschließlich im Glomus caroticum und dem Aortenbogen vor.

b. Zentrale CHR spielen für die Steuerung der Atmung gegenüber den peripheren CHR eine untergeordnete Rolle.

c. Periphere CHR sind in der Lage, einen verminderten Blutdruck zu detektieren.

d. Periphere CHR terminieren im N. tractus solitarius.

e. CHR reagieren auf einen erhöhten pO_2.

✅ Antworten

a. **Falsch.** Neben dem Glomus caroticum und dem Aortenbogen als Hauptlokalisationsorte für periphere CHR (pCHR) finden sich auch andere Lokalisationen. Beispielsweise vermitteln intrakardiale CHR Angina pectoris-Beschwerden (Berne, S. 454).

b. **Falsch.** Die zentralen CHR spielen bei der Steuerung der Atmung eine übergeordnete Rolle. Werden die pCHR des Glomus caroticum denerviert (z. B. bei TEA der A. carotis), fallen nur ca. 30 % der Antwort auf einen CO2 Stimulus aus.

c. **Richtig.** Die pCHR können den Blutdruckabfall detektieren und signalisieren. Dies geschieht dadurch, dass bei Unterschreiten einer Blutdruckschwelle (ca. 60 mmHg) der pO_2 in den pCHR abfällt. Dies ist der adäquate Stimulus, um die Nervenentladungsfrequenz zu erhöhen und das vasokonstriktorische Zentrum zu aktivieren. PCHR spielen gegenüber den Barorezeptoren (BR) allerdings eine untergeordnete Rolle. Die pCHR des Glomus caroticum sind bei der Steuerung der Atmung von Bedeutung, während die pCHR des Aortenbogens bei den kardiozirkulatorischen Regulationsvorgängen beteiligt sind.

d. **Richtig.** Die pCHR terminieren wie die BR im Nucleus tractus solitarius und werden von hier aus weiter verschaltet.

e. **Falsch.** Die pCHR reagieren auf eine Verminderung des pO_2, nicht auf eine Erhöhung. Im Gegensatz dazu reagieren die zentralen Chemorezeptoren überhaupt nicht auf eine Verminderung des pO_2. Dies bedeutet einen totalen Ausfall der Steuerung der Atmung als Antwort auf eine Hypoxämie bei Ausfall der pCHR.

? 50 Die peripheren Chemorezeptoren (pCHR):

a. verlaufen vom Glomus caroticum afferent mit dem N. hypoglossus.
b. verlaufen vom Aortenbogen afferent mit dem N. glossopharyngeus.
c. reagieren stärker auf eine Hypercarbämie als auf eine Hypoxämie.
d. reagieren auf eine Abnahme an H^+-Ionen.
e. erhalten den höchsten gewichtsbezogenen Blutfluss im Körper.

✓ Antworten

a. **Falsch.** Die Nervenfasern der pCHR des Glomus caroticum laufen mit dem N. glossopharyngeus zum N. tractus solitarius.

b. **Falsch.** Vom Aortenbogen laufen die Nervenfasern der pCHR mit dem N. vagus. Sie haben damit die gleichen Nervenbahnen wie die peripheren Barorezeptoren.

c. **Richtig.** Ein stärkerer Stimulus als der pO_2-Abfall ist der pCO_2-Anstieg.

d. **Richtig.** Außerdem reagieren die pCHR auf einen Abfall des pH-Wertes. Es besteht eine abgestufte Reaktion, wobei ein pCO_2-Anstieg als stärkster Stimulus wirkt, gefolgt von Hypoxämie und als schwächster Stimulus Azidose.

e. **Richtig.** Dieser außerordentlich hohe Blutfluss ermöglicht den Zellen der pCHR, ihren eigenen O_2-Bedarf aus dem physikalisch gelösten O_2 zu decken und somit als pO_2-Sensoren zu fungieren, nicht als SaO_2-Sensoren. Veränderungen der Hb-Funktion (z. B. CO-Vergiftung) werden nicht detektiert, da der physikalisch gelöste O_2-Anteil unverändert bleibt (Stoelting, S. 690).

2

? 51 Beim plötzlichen Aufstehen aus einer horizontalen in eine vertikale Position werden folgende Parameter erhöht:

a. der pulmonalvaskuläre Verschlussdruck (PCWP)
b. der renale Blutfluss
c. der koronare Blutfluss
d. der Pulsdruck (vergrößerte Pulsamplitude)
e. die venöse Compliance

✓ Antworten

a. **Falsch.** Beim plötzlichen Aufstehen wird das Blut zunächst in den abhängigen Körperpartien gesammelt, und es kommt zu einer Verminderung des venösen Rückstroms zum rechten Herzen. Durch die verminderte Vorlast fällt das Schlagvolumen des rechten und damit auch des linken Herzens. Die Drücke im rechten und linken Vorhof nehmen ab und damit auch der PCWP, der als Maß für den Druck im linken Vorhof herangezogen wird.

b. **Falsch.** Durch den Abfalls der Vorlast des Herzens kommt es zu einem Abfall des HZV und damit zu einem arteriellen Blutdruckabfall. Dies führt zu einer verminderten Dehnung der Arterienwand im Karotissinus, wodurch der Barorezeptorenreflex ausgelöst wird. Hierbei kommt es durch Aktivierung des vasokonstriktorischen Zentrums zu einer Verkleinerung der Gefäßdurchmesser und damit zu einer Abnahme des renalen Blutflusses.

c. **Richtig.** Einerseits nimmt durch die Aktivierung des Sympathikus die Kontraktilität des Herzens zu, und andererseits wird durch Hemmung des kardioinhibitorischen Zentrums die Herzfrequenz erhöht, was zusammen das HZV steigert und einen erhöhten koronaren Blutfluss bewirkt. Das Gefäßbett der verschiedenen Organsysteme reagiert nicht einheitlich auf eine Sympathikusaktivierung. So tritt eine Vasokonstriktion der Haut, der Muskulatur und des Splanchnikusgebietes auf, während der Gefäßwiderstand für das Gehirn und das Herz gleichbleibt oder sogar abnimmt. Dies bedeutet eine Blutumverteilung zugunsten von Herz und Gehirn. Die Niere zeigt erst spät eine Vasokonstriktion, da sie durch Autoregulation in der Lage ist, den vasokonstriktorischen Effekten entgegenzuwirken (Berne, S. 508).

d. **Falsch.** Trotz gegenregulatorischer Maßnahmen bleibt zunächst das HZV, das Schlagvolumen und auch der Pulsdruck vermindert.

e. **Falsch.** Die venöse Compliance wird durch einen Anstieg des Gefäßtonus aufgrund der Aktivierung des Sympathikus vermindert.

? **52 Bei einem erheblichen Blutverlust werden folgende kompensatorische Mechanismen den drohenden Blutdruckabfall abfangen:**

a.   eine Hämodilution

b.   eine arterielle Vasokonstriktion zusammen mit einer venösen Dilatation

c.   eine erhöhte Ausschüttung an Noradrenalin

d.   eine Zunahme des Schlagvolumens

e.   eine Zunahme der Ejektionsfraktion

✔ **Antworten**

a.   **Richtig.** Der Körper ist in der Lage, einen Blutverlust durch eine körpereigene Hämodilution auszugleichen, wenn der Blutverlust nicht perakut auftritt. Dies geschieht durch die Mobilisation von interstitieller Flüssigkeit. Nach der Starling-Gleichung vermindert sich bei einem Blutverlust der hydrostatische Druck in den Kapillaren, somit wird mehr Wasser im Kapillarbett reabsorbiert als filtriert. Durch diesen Mechanismus werden rund 0,25 ml/kgKG/min interstitielle Flüssigkeit nach intravasal verschoben. Für einen Erwachsenen von 70 kg bedeutet dies eine intravasale Flüssigkeitszunahme von 1050 ml/h! Zusätzlich wird über das Renin-Angiotensin-Aldosteron-System mehr Na^+ rückresorbiert und Wasser osmotisch gebunden und über eine erhöhte ADH-Ausschüttung vermehrt Wasser rückresorbiert.

b.   **Falsch.** Der erste Teil der Frage ist richtig, der zweite falsch. Der erhöhte Katecholaminspiegel bedingt sowohl eine venöse als auch arterielle Vasokonstriktion.

c.   **Richtig.** Dies ist der Effektor der Aktivierung des Sympathikus.

d.   **Falsch.** Durch den Blutverlust kommt es zu einem verminderten venösen Rückstrom und damit zu einem verminderten Schlagvolumen, zumindest wird im besten Fall das Schlagvolumen gerade einmal zum Kontrollwert zurückkehren (Berne, S. 384).

e.   **Richtig.** Aufgrund der positiven Inotropie kann es zu einer Erhöhung der Ejektionsfraktion kommen, insbesondere bei gleichzeitig vermindertem Afterload.

? **53 Der Pulsdruck (die Blutdruckamplitude) wird kleiner:**

a.   bei einer Tachykardie

b.   bei einem arteriellen Hypertonus

c.   bei einer Aorteninsuffizienz

d. je weiter peripher der Druck im arteriellen System gemessen wird
e. bei einem offenen Ductus Botalli

✅ **Antworten**

a. **Richtig.** Aufgrund der relativ geringen diastolischen Füllungszeit nimmt das Schlagvolumen bei einer Tachykardie ab. Mit geringerem Schlagvolumen nimmt auch der Pulsdruck ab.

b. **Falsch.** Bei einem arteriellen Hypertonus ist die Arterienwand der Aorta und der großen Arterien weniger elastisch, wodurch der Widerstand zunimmt. Bei gleichem Schlagvolumen des Herzens bedeutet ein erhöhter Widerstand in der Ausflussbahn eine Zunahme des Drucks und damit des Pulsdrucks.

c. **Falsch.** Bei einer Aorteninsuffizienz wird der Pulsdruck zunehmen, weil der diastolische Blutdruck sinkt. Zustände, die zu einem schnelleren Abfließen des Blutes von der arteriellen zu der venösen Seite führen, bedingen einen erhöhten Pulsdruck.

d. **Falsch.** Je weiter peripher im arteriellen System der Blutdruck gemessen wird, desto größer ist der Pulsdruck. Zum einen resultiert dies aus dem zunehmenden Widerstand der kleiner werdenden Arteriolen und zum anderen aus der Summation sich überlagernder Reflexionswellen.

e. **Falsch.** Bei einem offenen Ductus Botalli wird der Pulsdruck größer. Dies geschieht nach dem gleichen Prinzip wie bei der Aorteninsuffizienz, nämlich der Beschleunigung des Blutflusses von der arteriellen in die venöse Seite des Gefäßsystems.

❓ **54 Für die Kurvenform des ZVD treffen folgende Aussagen zu:**

a. Die a-Welle wird durch die Vorhofkontraktion ausgelöst.
b. Die c-Welle kommt durch die isovolumetrische Kontraktion des Ventrikels zustande.
c. Die v-Welle korrespondiert mit der Füllung des Vorhofs und der Ventrikelsystole.
d. Fehlende a-Wellen findet man bei Vorhofflimmern.
e. Große v-Wellen deuten auf eine Trikuspidalstenose hin.

✅ **Antworten**

a. **Richtig.** Bei der Aufzeichnung des rechten Vorhofdruckes (ZVD) gibt es im Wesentlichen 3 positive und 2 negative Wellen. Die a-Welle kennzeichnet die Vorhofkontraktion. Hohe a-Wellen findet man bei einem pulmonalen Hypertonus, einer Trikuspidalstenose und als sog. Cannon a-waves bei einem AV-Block III. Grades.

b.　**Richtig.** Die c-Welle entsteht als 2. positive Welle durch die Vorwölbung der Trikuspidalklappe in den Vorhof bei isovolumetrischer Anspannung des Ventrikels.

c.　**Richtig.** Vor der v-Welle kommt die x-Welle und nach der v-Welle die y-Welle. Die negative x-Welle entsteht durch die Vorhofdiastole und Abwärtsbewegung der Klappenebene, die negative y-Welle durch die Ventrikeldiastole. Dazwischen liegt die v-Welle als Korrelat der Ventrikel-systole (Abfolge: a–c–x–v–y).

d.　**Richtig.** Durch die fehlende Vorhofkontraktion bei Vorhofflimmern fehlt die a-Welle. a-Flatterwellen können bei Vorhofflattern beobachtet werden. Bei einer Sinustachykardie können ebenfalls die a-Wellen fehlen. Hohe a-Wellen: s. Anwort a.

e.　**Falsch.** Hohe v-Wellen deuten auf eine Trikuspidalinsuffizienz hin. Da bei einer Trikuspidalinsuffizienz die x-Wellen fehlen, kommt es zu großen Verschmelzungswellen von c und v. Diese cv-Wellen (= große v-Welle) sieht man auch bei einer konstriktiven Perikarditis.

? 55　Für die in der perioperativen Phase häufig angewandte Ringer-Laktatlösung (RL) gilt:

a.　Sie enthält 130 mmol/l Natrium.

b.　Sie enthält 3 mmol/l Kalium.

c.　Sie hat einen pH-Wert von 6,5.

d.　Sie ist isoton mit Plasma.

e.　Sie enthält 5 mmol/l Kalzium.

✓ Antworten

a.　**Richtig.** Die Zusammensetzung der wichtigsten und häufig verwende-ten Lösungen sollten bekannt sein.

b.　**Falsch.** RL enthält 5,4 mmol/l Kalium.

c.　**Richtig.** RL hat einen pH-Wert von 6,5; NaCl 0,9 % einen pH-Wert von 6,0, und 5 %ige Glukose hat einen pH-Wert von 4,5.

d.　**Falsch.** RL hat eine Osmolarität von 273 mosm/l, die Osmolarität von Plasma beträgt 300 mosmol/l. Theoretisch bedeutet dies, dass bei Therapie mit RL die Gefahr für eine Verschlimmerung eines bestehen-

den Hirnödems besteht und einer plasmaisotonen Lösung der Vorzug
gegeben werden sollte.

e. **Falsch.** RL enthält 1,8 mmol/l Kalzium.

❓ 56 Folgende Aussagen treffen auf die Physiologie der Nieren zu:

a. Die die Nieren versorgenden Schmerzfasern stammen aus den
thorakalen Segmenten Th4–Th10.

b. Der intraluminale Druck in den Ureteren kann bis zu 30 mmHg
betragen.

c. Die normale glomeruläre Filtrationsrate (GFR) beträgt ca. 125 ml/min.

d. Perioperativer Stress bedingt einen Anstieg von ADH.

e. Kontinuierliche positive Überdruckbeatmung (CPPV) erhöht die
Ausschüttung von atrialem natriuretischem Peptid (ANP).

✔️ Antworten

a. **Richtig.** Die nozizeptiven und vasomotorischen Nervenfasern entstam-
men den thorakalen Segmenten Th4–Th10 und laufen über den Plexus
coeliacus und die Nn. splanchnici.

b. **Richtig.** Die Ureteren sind beim Erwachsenen rund 30 cm lang, und der
intraluminale Druck kann bis zu 30 mmHg betragen.

c. **Richtig.** Rund 10 % des renalen Blutflusses wird gefiltert und produziert
eine glomeruläre Filtrationsrate von 125 ml/min. Dies bedeutet, dass an
einem Tag rund 180 l Primärharn gefiltert wird, wovon 1–2 l ausgeschieden und 178–179 l rückresorbiert werden.

d. **Richtig.** Perioperativer Stress ist mit einer Vielzahl neurohumoraler
Veränderungen verbunden. Bezogen auf die Nierenfunktion führt dies
zu einer verminderten Na+- und Wasserexkretion. Die Plasmaspiegel
von ADH, Katecholaminen und Aldosteron sind erhöht.

e. **Falsch.** CPPV ist mit einer Verminderung der Plasmaspiegel von ANP
assoziiert. CPPV vermindert den venösen Rückstrom und damit die Ausschüttung von ANP, dem Effektor des Volumendehnungsreflexes im
Vorhof. ANP inhibiert die Sekretion von Renin und Aldosteron.

❓ 57 Bezüglich des CO_2-Transportes gilt:

a. Die CO_2-Bindungskurve zeigt einen sigmoidalen Verlauf.

b. Die Transportkapazität für CO_2 unterscheidet sich deutlich im arteriellen
und venösen Blut.

c. Die CO_2-Bindungskurve zeigt eine Sättigungscharakteristik.

d. Rund 80 % des CO_2 wird als Bikarbonat transportiert.

e. Rund 10 % des CO_2 wird als Carbaminohämoglobin transportiert.

✅ Antworten

a. **Falsch.** Die CO_2-Bindungskurve zeigt keinen sigmoidalen Verlauf, sondern einen linearen.

b. **Richtig.** Die Transportkapazität im venösen und arteriellen Blut unterscheidet sich um rund 10 %. Dies kommt zum Ausdruck im sog. Christiansen-Douglas-Haldane-Effekt, der die Abhängigkeit der Bildung von Carbaminohämoglobin von der O_2-Sättigung des Hämoglobins beschreibt. Oxigeniertes Hämoglobin nimmt dabei weniger CO_2 in Form von Carbaminohämoglobin auf als desoxigeniertes Hämoglobin.

c. **Falsch.** Dies ist ein wesentlicher Unterschied zur O_2-Bindungskurve.

d. **Richtig.** CO_2 wird im Blut in 3 Formen transportiert: als physikalisch gelöstes CO_2, als Bikarbonat und als Carbaminohämoglobin. Den größten Anteil hat mit 80 % das Bikarbonat. Die Hydratisierung von Kohlendioxid (CO_2) zu Kohlensäure (H_2CO_3) geschieht unter physikalischen Bedingungen nur langsam und liegt auf der Seite des physikalisch gelösten CO_2. Durch die in den Erythrozyten intrazytoplasmatisch vorkommende Carboanhydrase wird die Bildung von H_2CO_3 jedoch ca. 10 000-fach beschleunigt, weswegen die Bildung von Bikarbonat innerhalb des Erythrozyten stattfindet. H_2CO_3 zerfällt dann sehr schnell spontan in HCO_3^- und H^+. HCO_3^- wird sodann im Austausch mit Cl^- (sog. Hamburger Shift) an das Plasma abgegeben.

e. **Richtig.** 10 % des Gesamt-CO_2 werden als Carbaminohämoglobin im Blut transportiert.
   Zusammengefasst: Das Gesamt-CO_2 wird zu 80 % als Bikarbonat (35 % innerhalb, 45 % außerhalb der Erythrozyten im Plasma), zu 10 % als Carbaminohämoglobin und zu 10 % als physikalisch gelöstes Gas transportiert.

❓ 58 Stickstoffmonoxid (NO):

a. wird aus der Aminosäure L-Arginin gebildet.

b. liegt unter Atmosphärendruck und 37°C Umgebungstemperatur als Flüssigkeit vor.

c. ist ein Vasodilatator.

d. ist ein Neurotransmitter.

e. wird durch die Bindung an Hämoglobin inaktiviert.

✅ **Antworten**

a. **Richtig.** Aus L-Arginin wird durch 3 verschiedene NO-Synthasen NO und Citrullin gebildet. NO führt zu einem Anstieg von cGMP, was wiederum zu einer Vasodilatation führt.

b. **Falsch.** NO ist ein frei diffusibles Gas.

c. **Richtig.** NO führt über einen cGMP-vermittelten Mechanismus zu einer Vasodilatation. Es spielt eine herausragende Rolle in der Vermittlung des basalen Gefäßtonus und der Autoregulation der Gefäße von Gehirn und Niere.

d. **Richtig.** NO ist darüber hinaus ein vermuteter Neurotransmitter und wird bei Stimulation von NMDA-Rezeptoren im Gehirn freigesetzt.

e. **Richtig.** NO hat eine HWZ unter 5 s, da es an das Fe-Atom des Hämoglobins gebunden wird. Bei inhalativer Gabe kann es zu Stickstoffdioxid oxidiert werden, was zu einer pulmonalen Schädigung führen kann. Daneben kommt es zur Methämoglobinbildung.

❓ **59 Die »Torsade de pointes« (TDP):**

a. kann eine proarrhythmische Wirkung von Antiarrhythmika sein.

b. ist eine besondere Form der supraventrikulären Tachykardie.

c. tritt gehäuft bei einer Verkürzung des QT-Intervalls auf.

d. wird durch eine Hypomagnesiämie begünstigt.

e. kann durch Phenytoin behandelt werden.

✅ **Antworten**

a. **Richtig.** Die TDP kann unter der Dauertherapie mit Antiarrhythmika als unerwünschte Nebenwirkung auftreten.

b. **Falsch.** Eine TDP ist eine Sonderform einer ventrikulären Tachykardie.

c. **Falsch.** Eine TDP ist mit einer Verlängerung des QT-Intervalls verknüpft. Alle Antiarrhythmika, die zu einer QRS-Verlängerung führen, verlängern ebenso das QT-Intervall. Daher werden TDP-Tachykardien v. a. bei der Behandlung mit Klasse-IA-, -IC-, und Klasse-III-Antiarrhythmika beobachtet.

d. **Richtig.** Eine Hypomagnesiämie, Hypokaliämie, Bradykardie und schlechte ventrikuläre Funktion begünstigen das Auftreten einer TDP.

e. **Richtig.** Die Therapie mit Magnesium i.v. und evtl. mit Phenytoin gehört zur Behandlung der 1. Wahl. Phenytoin ist außerdem geeignet, um digitalisinduzierte Tachyarrythmien zu supprimieren.

❓ 60 Die funktionelle Residualkapazität (FRC) setzt sich zusammen aus:

a. Atemhubvolumen (Tidalvolumen) und Residualvolumen.
b. Atemhubvolumen (Tidalvolumen) und exspiratorischem Reservevolumen.
c. Atemhubvolumen (Tidalvolumen) und inspiratorischem Reservevolumen.
d. Residualvolumen und exspiratorischem Reservevolumen.
e. Residualvolumen und inspiratorischem Reservevolumen.

✅ Antworten

a. **Falsch.** Atemhubvolumen und Residualvolumen (ca. 0,5 l und 1,5 l beim 70 kg schweren Mann) ergeben keine definierte Lungenkapazität.
b. **Falsch.** Atemhubvolumen und exspiratorisches Reservevolumen ergeben die exspiratorische Reservekapazität (ca. 1,0 l).
c. **Falsch.** Atemhubvolumen und inspiratorisches Reservevolumen ergeben die inspiratorische Reservekapazität (ca. 3,0 l).
d. **Richtig.** Residualvolumen und exspiratorisches Reservevolumen ergeben die funktionelle Residualkapazität (ca. 2,5 l). Da der Gasaustausch in der Lunge kontinuierlich stattfindet, ist es nötig, ein möglichst konstantes Gasgemisch in der Lunge zu behalten, um nicht zu große Schwankungen der Alveolargaskonzentrationen zwischen Inspiration und Exspiration entstehen zu lassen (Pufferfunktion der FRC).
e. **Falsch.** Residualvolumen und inspiratorisches Reservevolumen ergeben keine definierte Lungenkapazität.

❓ 61 Beatmung mit positivem endexspiratorischem Druck (PEEP) kann zur:

a. Erniedrigung der rechtsatrialen Vorlast führen.
b. Verminderung des venösen Abflusses aus Leber und Niere führen.
c. Erhöhung des intrakraniellen Drucks beitragen.
d. Überdehnung von Lungenarealen führen.
e. Erniedrigung des Herzzeitvolumens (HZV) beitragen.

✅ Antworten

a. **Richtig.** Bei Beatmung mit PEEP steigt der intrathorakale Mitteldruck an, es kommt zu einer Behinderung des Bluteinstroms in den rechten Vorhof und somit zu einer rechtsatrialen Vorlasterniedrigung.

b. **Richtig.** Durch den erhöhten intrathorakalen Mitteldruck ist der venöse Blutfluss aus der Leber und der Niere vermindert (Leber- und Nierenstauung!); dies kann zu Funktionsstörungen dieser Organe beitragen.

c. **Richtig.** Der Abfluss aus den großen zerebralen Venen ist besonders bei hohen PEEP-Werten (>10 cm Wassersäule) behindert und kann zu einer Erhöhung des intrakraniellen Drucks beitragen.

d. **Richtig.** Exzessive PEEP-Werte können zu einer Überdehnung der alveolokapillären Membran und einer Kompression der Lungenkapillaren führen. Die Folge sind eine Zunahme der Totraumventilation (= Ventilation nicht perfundierter Lungenbezirke) und eine Widerstandserhöhung im Lungenkreislauf mit erhöhter rechtsventrikulärer Nachlast.

e. **Richtig.** Durch die Verminderung der rechtsatrialen Vorlast kann es zu einer Erniedrigung des Volumenangebots an den linken Ventrikel und somit zu einer Erniedrigung des HZV kommen.

? 62 Der »Best PEEP« nach Suter liegt bei demjenigen PEEP-Niveau, bei welchem:

a. die geringste Gefahr eines Barotraumas der Lunge besteht.
b. die bestmögliche Verbesserung des arteriellen p_aO_2 realisiert wird.
c. die geringste pulmonale Shuntfraktion vorliegt.
d. die bestmögliche Compliance der Lunge erreicht ist.
e. die geringste Totraumventilation vorliegt.

✓ Antworten

a. **Falsch.** Nach Suter liegt der »best PEEP« bei demjenigen Niveau, bei welchem Vor- und Nachteile der PEEP-Beatmung in einem optimalen Verhältnis stehen, sodass die kardiopulmonale Gesamtsituation verbessert wird. Hierzu ist die Optimierung von 3(!) Einzelparametern erforderlich: es ist das maximal mögliche O_2-Angebot (DO_2 = Produkt aus Herzzeitvolumen und arterieller O_2-Transportkapazität), die geringstmögliche Totraumventilation und die größtmögliche Complianceverbesserung zu realisieren. Es geht also nicht um die isolierte Maximierung eines Einzelparameters, sondern um das Erreichen des individuell bestmöglichen Wertes bei Beachtung der drei Zielgrößen.

b. **Falsch.** Dies ist ein Best-PEEP-Kriterium nach Gallagher. Nach Gallagher liegt der »best PEEP« bei demjenigen Niveau, bei dem die Shuntfraktion auf 15 % reduziert wird oder bei dem ein Anstieg des p_aO_2-F_iO_2-Quotienten (Horowitz-Quotient) auf >300 mmHg realisiert wird. Um die

Gefahr eines Barotraumas zu minimieren, forderte Gallagher, den PEEP-Wert von 15 mmHg nicht zu überschreiten.

c. **Falsch.** Die Minimierung der Shuntfraktion ist nur eine von 3 Zielgrößen nach dem Konzept von Suter.

d. **Falsch.** Die Realisierung der bestmöglichen Compliance ist nur eine von 3 Zielgrößen nach dem Konzept von Suter.

e. **Falsch.** Die Zielgröße »kleinstmögliche Totraumventilation« ist nur eine von 3 Zielgrößen nach dem Konzept von Suter.

? **63 Bei Hyperventilation (p_aCO_2 = 20 mmHg) kommt es zu einer:**

a. Zunahme der Hirndurchblutung.

b. Zunahme des ionisierten Kalziums im Plasma.

c. Verbesserung der O_2-Abgabe an das Gewebe.

d. Erhöhung des Kaliumspiegels im Plasma.

e. Inhibition der hypoxischen pulmonalen Vasokonstriktion.

✔ Antworten

a. **Falsch.** Die Hypokapnie führt zu einer zerebralen Vasokonstriktion und damit zu einer Abnahme der Hindurchblutung.

b. **Falsch.** Hypokapnie führt zu einer vermehrten Bindung von ionisiertem Kalzium an Albumin und damit zur Abnahme des ionisierten Kalziums.

c. **Falsch.** Hypokapnie erhöht die O_2-Affinität des Hämoglobins und erschwert damit die Abgabe des Sauerstoffs im Gewebe (Linksverschiebung der O_2-Bindungskurve).

d. **Falsch.** Eine Hypokapnie führt zu einer Erniedrigung des Kaliumspiegels. Eine Hypokapnie bedingt eine Verschiebung des pH-Wertes in den alkalischen Bereich. Zur Normalisierung des pH-Werts werden nun intrazelluläre Wasserstoffionen kompensatorisch vermehrt aus der Zelle an das Blut abgegeben und kompensatorisch zur Erhaltung der Elektroneutralität Kaliumionen in die Zelle eingeschleust.

e. **Richtig.** Hypokapnie führt im Systemkreislauf zu einer Vasokonstriktion. Im Pulmonalkreislauf ist es umgekehrt, die Pulmonalgefäße werden bei Hypokapnie weiter. Dadurch wird die hypoxische pulmonale Vasokonstriktion abgeschwächt.

? 64 Bei Spontanatmung in Seitenlage:
a. ist die abhängige (unten liegende) Lunge besser belüftet als die nicht abhängige Lunge.
b. ist die nicht abhängige Lunge besser belüftet als die abhängige Lunge.
c. werden beide Lungen gleich belüftet.
d. ist die abhängige Lunge besser durchblutet.
e. ist die nicht abhängige Lunge besser durchblutet.

✓ Antworten
a. **Richtig.** Aufgrund der Schwerkraft nimmt der intrapleurale Druck von oben nach unten zu, d. h. im Stehen ist in den apikalen Lungenabschnitten der Druck negativer als in den basalen, und in Seitenlage ist der Druck in den oben liegenden (nicht abhängigen) Lungenpartien negativer als in den abhängigen (unten liegenden) Lungenabschnitten. Je negativer der intrapleurale Druck, desto größer ist die Vordehnung der Alveolen und desto geringer die Volumenzunahme bei Ventilation (geringere Compliance der nicht abhängigen Lunge).
b. **Falsch.** Siehe Antwort a.
c. **Falsch.** Siehe Antwort a.
d. **Richtig.** Die Durchblutung wird durch die Schwerkraft ebenso beeinflusst. Abhängige Lungenpartien werden besser durchblutet als nicht-abhängige Lungenpartien.
e. **Falsch.** Siehe Antwort d.

? 65 Beim anästhesierten und beatmeten Patienten in Seitenlage:
a. ist die abhängige (unten liegende) Lunge besser belüftet als die nichtabhängige Lunge.
b. ist die nicht abhängige Lunge besser belüftet als die abhängige Lunge.
c. werden beide Lungen gleich belüftet.
d. ist die abhängige Lunge besser durchblutet.
e. ist die nicht abhängige Lunge besser durchblutet.

✓ Antworten
a. **Falsch.** Unter Anästhesie kommt es zu einem Tonusverlust des Zwerchfells und damit zu einem Höhersteigen der Eingeweide und zu einer Reduktion der FRC beider Lungenhälften. Von der Abnahme der FRC ist die abhängige Lunge im Vergleich zur nicht abhängigen Lunge relativ stärker betroffen. Dadurch hat die abhängige Lunge eine geringere

Compliance und wird daher weniger ventiliert als die nicht abhängige Lunge. Gleichzeitig ist die abhängige Lunge aufgrund der Schwerkraft aber besser durchblutet. Es kommt dadurch zu einem Missverhältnis von Ventilation und Perfusion und damit zu einer Erhöhung der pulmonalen Shuntfraktion.

b. **Richtig.** Anders als unter Spontanatmung in Seitenlage ist die nicht abhängige Lunge aufgrund ihrer narkoseinduzierten Complianceverbesserung besser belüftet als die abhängige Lunge.

c. **Falsch.** Das Ausmaß der alveolären Vordehnung der beiden Lungenhälften unterscheidet sich, und somit ist die Ventilation unterschiedlich.

d. **Richtig.** Aufgrund der Schwerkraft wird die abhängige Lunge besser perfundiert und schlechter ventiliert. Es entsteht ein Missverhältnis von Ventilation und Perfusion im Sinne eines erhöhten Shunts.

e. **Falsch.** Schwerkraftbedingt wird die nicht abhängige Lunge relativ schlechter durchblutet als die abhängige Lunge; gleichzeitig ist ihre Ventilation aber besser als die der abhängigen Lunge, was zu einer höheren Totraumventilation führt (im Extremfall zur Ventilation ohne Perfusion; »wasted ventilation«).

? 66 Der Frank-Starling-Mechanismus:

a. beschreibt die lineare Abhängigkeit des Schlagvolumens (SV) von der enddiastolischen Herzfüllung (EDV).

b. beruht auf einer Abnahme des peripheren Widerstands.

c. ist nur am isolierten Herzen nachweisbar.

d. ist herzfrequenzabhängig.

e. ist nach Gabe eines β-Blockers nicht mehr wirksam.

✓ Antworten

a. **Falsch.** Der Frank-Starling-Mechanismus beschreibt die nicht lineare Zunahme des SV des Herzens bei größerer EDV. Bei Zunahme des venösen Füllungsdrucks (Anstieg der Vorlast) werden die Herzkammern diastolisch vermehrt gefüllt, und das Myokard wird stärker gedehnt. Dies führt über eine verstärkte Kontraktion zu einer Zunahme des Schlagvolumens. Diese Beziehung ist nicht linear. Trägt man verschiedene enddiastolische Volumina und die resultierenden Schlagvolumina in ein Diagramm ein, so kommt es zunächst zu einem steilen Anstieg der Kurve; dies reflektiert die große Bedeutung der Vorlast (des EDV) bei der Erhöhung des SV des gesunden Herzens. Die Kurve verläuft mit weiter ansteigenden Füllungsvolumina dann weniger steil, d. h. das SV nimmt ab und bleibt schließlich trotz weiterer Erhöhung der EDV konstant. Wird an diesem Punkt das EDV weiter erhöht, beginnt das SV abzusinken: Man spricht vom absteigenden Schenkel der Frank-Starling-Kurve.

b. **Falsch.** Der Anstieg des SV ist ausschließlich Ausdruck einer verbesserten Kontraktion bei erhöhter Vorlast (EDV). Eine direkte Beziehung zum peripheren Widerstand (Nachlast) wird nicht durch den Frank-Starling-Mechanismus beschrieben. Allerdings steigt das SV des Herzens an, wenn die Nachlast sinkt. Umgekehrt sinkt das SV bei erhöhter Nachlast, und das EDV steigt an. Dies führt wiederum zu einem erhöhten SV. Der Frank-Starling-Mechanismus dient teleologisch dazu, kleinere Schwankungen im HZV von linkem und rechtem Herzen und Schwankungen der Vor- und Nachlast auszugleichen.

c. **Falsch.** Der Frank-Starling Mechanismus funktioniert am denervierten und am intakten Herzen. Eine Sympathikusstimulation erhöht die Inotropie der Herzmuskulatur. Dies bedeutet im Sinne des Frank-Starling Mechanismus ein erhöhtes SV bei gleicher Vorlast.

d. **Falsch.** Der Frank-Starling-Mechanismus ist nicht herzfrequenzabhängig.

e. **Falsch.** Der Frank-Starling-Mechanismus funktioniert unabhängig von nervalen und humoralen Einflüssen und ist daher auch bei einer β-Blockade wirksam. Durch die Gabe von β-Blockern wird die modulierende positiv inotrope Wirkung des Sympathikus geblockt und entsprechend die Frank-Starling-Kurve nach rechts verschoben.

❓ 67 Der pulmonalkapilläre Verschlussdruck (PCWP):

a. entspricht beim Gesunden dem diastolischen Pulmonalarteriendruck.

b. ist ein Maß für die Erfassung des linksventrikulären enddiastolischen Drucks (LVEDP) und somit der Vorlast des linken Ventrikels.

c. dient als ein Maß für das linksventrikuläre enddiastolische Volumen (LVEDV).

d. ist ein Maß für den linken Vorhofdruck (LAP).

e. ist erst durch serielle PCWP-Messungen aussagefähig.

✅ Antworten

a. **Richtig.** Diese Beziehung gilt nur so lange keine pulmonale Hypertonie (z. B. COLD) vorliegt.

b. **Richtig.** Mit dem PCWP versucht man letztlich, den LVEDP zu ermitteln, um durch die Korrelation zwischen LVEDP und LVEDV auf das Maß für

die Vorlast des linken Herzens zu schließen. Dies ist nur bei normalen Gefäß-, Klappen- und Ventrikelverhältnissen zulässig. Gerade die Ventrikelcompliance ist bei kritisch kranken Patienten häufig pathologisch vermindert und damit der PCWP nicht als Maß für die LVEDV geeignet. Beim Gesunden liegen Normalwerte für den PCWP bei 6–12 mmHg mit einem Mittelwert von ca. 9 mmHg. Viele herzinsuffiziente Patienten benötigen deutliche höhere Drücke (ca. 18 mmHg), um bei verminderter Ventrikelcompliance ausreichend die Ventrikel füllen zu können. Insgesamt besteht folgende Beziehung:
PCWP > LAP > LVEDP ~ LVEDV.

c. **Richtig.** Siehe Antwort b.

d. **Richtig.** Siehe Antwort b.

e. **Richtig.** Aufgrund der Fehlermöglichkeiten und der Streuung der Werte bei der Messung des PCWP mittels Pulmonaliskatheter sind serielle Werte gegenüber Einzelwerten vorzuziehen.

❓ 68 Der pulmonalkapilläre Verschlussdruck kann falsch-hoch (PCWP > LVEDP) sein bei:

a. PEEP Beatmung

b. COPD

c. Mitralstenose

d. Mitralinsuffizienz

e. Lage außerhalb der Zone III nach West

✔️ Antworten

a. **Richtig.** Der erhöhte intrathorakale Druck wird besonders bei PEEP-Werten über 10 cm Wassersäule teilweise auf die intrathorakalen Gefäße übertragen (Faustregel: PCWP minus PEEP/2).

b. **Richtig.** Bei ausgeprägter COPD kommt es zu einer teilweisen Verlegung der pulmonalen Strombahn, und der kapilläre Verschlussdruck steigt damit an.

c. **Richtig.** Bei der Mitralstenose ist der LAP größer als der LVEDP.

d. **Richtig.** Bei der Mitralinsuffizienz ist der LAP größer als der LVEDP.

e. **Richtig.** Streng genommen ist nur in der Zone III nach West (basale Lungenabschnitte) eine kontinuierliche Übertragung der Drücke vom linken Vorhof bis zur Pulmonalarterie gegeben. Nur in der Zone III besteht ein von den Atemexkursionen nicht unterbrochener Blutfluss zwischen distaler Pulmonaliskatheteröffnung und linkem Vorhof.

❓ 69 Der pulmonalkapilläre Verschlussdruck kann unter den folgenden Bedingungen falsch-niedrig (PCWP <LVEDP) sein:

a. bei Aorteninsuffizienz
b. bei Aortenstenose
c. bei eingeschränkter Ventrikelcompliance
d. bei Gabe von Vasodilatatoren
e. bei erhöhtem intrathorakalem Druck

✅ Antworten

a. **Richtig.** Bei der Aorteninsuffizienz erfolgt die Füllung des linken Ventrikels infolge des Refluxes aus der Aorta schneller. Die Mitralklappe schließt sich, während der Druck im Ventrikel noch weiter ansteigt. Der PCWP unterschätzt also den wahren enddiastolischen Druck.

b. **Richtig.** Bei einer Aortenstenose muss der hypertrophierte linke Ventrikel hohe Drücke aufbauen, um gegen die Stenose auswerfen zu können. Dies führt schon bei geringen Füllungsvolumina zum Schluss der Mitralklappe, während der intraventrikuläre Druck noch weiter steigt. Der vor der Mitralklappe gemessene Druck am Ende der Diastole ist niedriger als der im Ventrikel.

c. **Richtig.** Wenn die Ventrikelcompliance reduziert ist und sich der Ventrikel während der Diastole nicht aussreichend dehnt, steigt der intraventrikuläre Druck bei Füllung schneller an, und die Mitralklappe schließt sich vorzeitig. Der Druck, der dann vor der Klappe bestimmt wird, ist kleiner als der enddiastolische Druck im Ventrikel.

d. **Richtig.** Die Gabe von Vasodilatatoren senkt den Druck in den Pulmonalvenen, und damit sinkt auch der PCWP. Diese Drucksenkung überträgt sich besonders bei einem Ventrikel mit verminderter Compliance nicht auf den linksventrikulären, enddiastolischen Druck, da sich die Mitralklappe schließt, der Druck im Ventrikel aber noch weiter ansteigt.

e. **Falsch.** Ein erhöhter intrathorakaler Druck überträgt sich auch teilweise auf die Pulmonalvenen und führt zu falsch-hohen PCWP-Werten.

❓ 70 Folgende Werte liegen für einen Gesunden unter Ruhebedingungen im Normbereich:

a. Herzzeitvolumen (HZV) 5 l/min
b. gemischtvenöse Sauerstoffsättigung ($S\bar{v}O_2$) 70 %
c. systemischer Gefäßwiderstand (TPR) 1 000 dyn $\times$ s $\times$ cm^{-5}

d. arterieller Sauerstoffgehalt (C_aO_2) 20 ml/100 ml
e. p_aO_2 ($F_IO_2 = 0,21$) 70 mmHg

✅ Antworten

a. **Richtig.** Normwert HZV: 4–8 l/min. Auf die Körperoberfläche bezogen wird der »cardiac index« (CI). Normwert CI: 2,8–4,2 $l/min/m^2$.

b. **Richtig.** Die $S\bar{v}O_2$ liegt zwischen 68 und 78 % im Normbereich. Dies entspricht einem gemischtvenösen Sauerstoffpartialdruck ($p\bar{v}O_2$) von 36 mmHg bei einer $S\bar{v}O_2$ von 68 % und einem $p\bar{v}O_2$ von 42 mmHg bei einer $S\bar{v}O_2$ von 78 %.

c. **Richtig.** Normwert TPR=SVR : 900–1 500 dyn $\times$ s $\times$ cm^{-5}. Auf die Körperoberfläche wird der entsprechende Index bezogen: SVRI = 1 200–2 500 dyn $\times$ s $\times$ cm^{-5} $\times$ m^{-2}. Für den pulmonalen Kreislauf gelten folgende Normwerte: pulmonal vaskuläre Resistance (PVR): 150–250 dyn $\times$ s $\times$ cm^{-5} und für den Index PVRI: 350–700 dyn $\times$ s $\times$ cm^{-5} $\times$ m^{-2}.

d. **Richtig.** Die Normwerte für den arteriellen Sauerstoffgehalt (C_aO_2) [C_aO_2 = Hb $\times$ 1,34 $\times$ S_aO_2 + 0,003 ml/p_aO_2] liegen bei 18–20 ml/100 ml Blut bzw. 18–20 Vol.-%. Die Normwerte für den gemischtvenösen Sauerstoffgehalt ($C\bar{v}O_2$) betragen 14–16 ml/100 ml Blut bzw. zwischen 14 und 16 Vol.-%. Die arteriovenöse Sauerstoffgehaltsdifferenz (AVC-O_2) gibt an, wie hoch die O_2-Aufnahme der Gewebe ist und berechnet sich aus der Differenz von arteriellem und gemischtvenösem O_2-Gehalt: Sie beträgt 4,5–5,5 ml/100 ml Blut (bzw. Vol.-%). Dies entspricht einer Sauerstoffextraktionsrate (O_2ER) von 25 % [O_2ER = VO_2/DO_2 $\times$ 100]. Das Sauerstoffangebot (DO_2) ist definiert als das Produkt aus HZV und C_aO_2 und liegt zwischen 900 und 1200 ml/min. Nach Fick ist die Sauerstoffaufnahme (VO_2) definiert als das Produkt aus HZV und AVC-O_2 [VO_2 = HZV $\times$ Hb $\times$ 1,34 $\times$ (S_aO_2–$S\bar{v}O_2$)].

e. **Richtig.** Normwert p_aO_2 ($F_IO_2 = 0,21$): 65–100 mmHg (altersabhängig). Die S_aO_2 liegt entsprechend zwischen 92 % und 100 % (der Sauerstoffpartialdruck fällt mit zunehmendem Lebensalter aufgrund der progressiven Shunterhöhung ab).

❓ 71 Folgende Aussagen treffen auf die Anästhesie bei chronischer Niereninsuffizienz zu:

a. Häufig besteht eine Perikarditis.

b. Bei deutlich eingeschränkter Diurese sollte zur Erhaltung der Nieren-funktion eine großzügige Volumentherapie durchgeführt werden.

c. Ringer-Laktat (RL) gilt als Standardinfusionslösung bei Durchführung einer Anästhesie.

d. Pancuronium ist als Muskelrelaxans gut geeignet.

e. Die Gabe von Succinylcholin ist absolut kontraindiziert.

✅ Antworten

a. **Richtig.** Bei chronischer Niereninsuffizienz ist eine Perikarditis nicht selten. Arterielle Hypertonie und eine Anämie liegen fast immer vor.

b. **Falsch.** Bei der Narkose muss darauf geachtet werden, den Kreislauf nicht mit Volumen zu überladen, und es muss eine restriktive Volumen-therapie durchgeführt werden. Mit der folgenden Formel kann man den Flüssigkeitsbedarf pro Tag abschätzen: Flüssigkeitsbedarf/Tag = Rest-diurese + 500 ml. Danach liegt bei einem durchschnittlichen Erwachse-nen mit einer Restdiurese von 500 ml/Tag die stündliche Infusionsmen-ge des Erhaltungsbedarfs ohne intraoperative Verluste bei ca. 40 ml.

c. **Falsch.** RL ist nicht die Standardinfusionslösung bei der chronischen Niereninsuffizienz, da sie 5,4 mmol/l Kalium enthält. Der aktuelle Elekt-rolythaushalt des Patienten entscheidet, welche Infusionslösung peri-operativ verwendet wird. Häufig werden natriumreiche und kaliumfreie Lösungen wie z. B. 0,9 %iges NaCl oder elektrolytfreie Lösungen wie z. B. 5 %ige Glukose infundiert.

d. **Falsch.** Pancuronium wird fast ausschließlich über die Niere eliminiert, weswegen bei Niereninsuffizienz mit einer stark verlängerten Wirkung von Pancuronium zu rechnen ist. Nichtdepolarisierende Muskelrelaxan-zien, die nur gering renal eliminiert werden, sind vorzuziehen.

e. **Falsch.** Succinylcholin ist nicht absolut kontraindiziert. Die meisten Patienten haben aber eine latente Hyperkäliamie, die aufgrund des succinylcholininduzierten Kaliumaustroms aus den Muskelzellen (bis zu 1,0 mmol/l Plasmakaliumanstieg) bedrohlich verstärkt werden kann. Bei hochnormalen Kaliumwerten wird deshalb empfohlen, auf Succinyl-cholin zu verzichten.

? 72 Welche Aussagen sind richtig?

a. Die chronische beidseitige Lähmung des N. recurrens führt nur selten zu Stridor und Atemnot.

b. Die Stimmbänder werden durch den M. cricoarytenoideus posterior adduziert.

c. Die Stimmbänder werden durch den M. cricoarytenoideus lateralis abduziert.

d. Schmerzen bei Tonsillitis werden über Äste des N. vagus geleitet.

e. Sensorische Fasern aus dem anterioren Drittel der Zunge laufen über den N. glossopharyngeus.

✓ Antworten

a. **Richtig.** Anders als bei der akuten, beidseitigen Rekurrenslähmung, welche fast immer zu Stridor und Atemnot führt, kommt es bei einer schleichenden, chronischen beidseitigen Lähmung zu einer ausgeprägten Atrophie der gesamten Larynxmuskulatur, die einen kompletten Verschluss der Stimmritze verhindert. Eine Aphonie steht hier im Vordergrund.

b. **Falsch.** Der M. cricoarytenoideus posterior abduziert die Stimmbänder.

c. **Falsch.** Der M. cricoarytenoideus lateralis adduziert die Stimmbänder.

d. **Falsch.** Der N. glossopharyngeus leitet tonsilläre Schmerzempfindungen.

e. **Falsch.** Empfindungen des vorderen Drittels der Zunge werden über den 3. Ast des N. trigeminus (N. lingualis) geleitet.

? 73 Eine milde Hypothermie (Körperkerntemperatur zwischen 34 und 36 °C):

a. erhöht die kardiale Arrythmiebereitschaft.

b. verbessert die Gerinnungsfähigkeit des Blutes.

c. hat keinen signifikanten Effekt auf den zerebralen O_2-Bedarf.

d. verdoppelt die Infektionsrate.

e. wird intraoperativ am besten durch Abdeckung des Körpers mit Tüchern verhindert.

✓ Antworten

a. **Falsch.** Eine Beeinträchtigung des kardialen Reizleitungssystems tritt erst unterhalb einer Körperkerntemperatur von 33 °C auf. Es kann eine Sinusbradykardie auftreten, häufiger sind jedoch AV-Knotenrhythmen, ventrikuläre und supraventrikuläre Extrasystolen sowie Vorhof- und

Kammerflimmern. Die Pharmako- und Elektrotherapie dieser Arrhythmien ist deutlich weniger erfolgreich als unter Normothermie.

b. **Falsch.** Schon die milde Hypothermie verschlechtert die Gerinnungsfähigkeit des Blutes, wahrscheinlich durch Inhibierung der Faktorenaktivierung. Dieser Gerinnungsdefekt wird durch die Gabe von »fresh frozen plasma« (FFP) nicht aufgehoben. Der intraoperative Blutverlust erhöht sich um etwa 10 % pro°C Temperaturabfall!

c. **Falsch.** Pro 1 °C Temperaturabfall sinkt der zerebrale O_2-Bedarf um ca. 5 %. Selbst bei leichter Hypothermie wird der O_2-Bedarf der Neuronen reduziert. Durch Hypothermie wird sowohl der O_2-Bedarf des neuralen Funktionsstoffwechsels als auch des Erhaltungsstoffwechsels (=Stoffwechsel zum Erhalt der Zellintegrität) drastisch gesenkt. So liegt der neurale O_2-Bedarf bei 17 °C bei ca. 8 % des Bedarfs unter Normothermie. Bei Kerntemperaturen zwischen 12 °C und 17 °C wird ein zerebraler Perfussionstop (»no flow«) länger als 60 min toleriert.

d. **Richtig.** Schon eine über 60 min anhaltende leichte Hypothermie verdoppelt bis verdreifacht die Infektionsrate. Die immunologische Beeinträchtigung ist also erheblich und unterstreicht die Wichtigkeit des Erhalts der Normothermie.

e. **Falsch.** Am effektivsten ist der Einsatz von Warmluftdecken (»forced air warming«), dies kann durch Abdecken mit Tüchern und Warmhaltefolien unterstützt werden. Die Gabe von ca. 1 l kristalloider Infusionslösung von 20 °C oder die Gabe eines Erythrozytenkonzentrats von 4 °C reduziert die Kerntemperatur des durchschnittlichen Erwachsenen um ca. 0,25 °C.

? 74 Folgende Faktoren erhöhen die Ödemneigung:
a. eingeschränkter Lymphabfluss.
b. erhöhte Natriumretention.
c. Erhöhung des hydrostatischen Kapillardrucks.
d. Erniedrigung des kolloidosmotischen Drucks.
e. erhöhte Kapillarpermeabilität für Protein.

✓ Antworten
a. **Richtig.** Ein verminderter Lymphabfluss erhöht den hydrostatischen Druck in den Lymphgefäßen mit konsekutiver Verminderung der Rückresorption von Gewebeflüssigkeit. Somit steigt das extravaskuläre Flüssigkeitsvolumen an.

b. **Richtig.** Eine erhöhte Natriumretention führt zu einer Expansion des intravasalen Volumens mit konsekutivem Anstieg des hydrostatischen Drucks und damit einer Erhöhung des effektiven Filtrationsdrucks nach extravasal.

c. **Richtig.** Eine Erhöhung des hydrostatischen Drucks führt zur Erhöhung des effektiven Filtrationsdrucks.

d. **Richtig.** Eine Erniedrigung des kolloidosmotischen Drucks (Albuminverlust) führt zu einem verstärkten Abstrom von Flüssigkeit nach extravasal.

e. **Richtig.** Wenn Albumin ins Interstitium gelangt, bindet es dort filtriertes Wasser und verhindert dessen Rückresorption.

? **75 Eine Nikotinkarenz für 24 h:**
a. verbessert die O_2-Transportkapazität.
b. verringert die Hyperreagibilität der Luftwege.
c. reduziert die Inzidenz postoperativer pulmonaler Komplikationen.
d. reduziert die nikotinbedingte sympathische Stimulation.
e. verringert die Aspirationsgefahr.

✓ Antworten

a. **Richtig.** Der Anteil an CO-Hämoglobin liegt beim chronischen Nikotinabusus bei ca. 15 % des Gesamthämoglobins, d. h. 15 % des Hb kann nicht O_2 transportieren. Dieser Anteil reduziert sich bei Einhaltung einer 24-stündigen Nikotinkarenz signifikant.

b. **Falsch.** Die Hyperreagibilität der Luftwege verringert sich erst nach etwa 48 h Abstinenz und erreicht erst nach ca. 10 Tagen ihr Nadir.

c. **Falsch.** Beim chronischen Nikotinabusus ist die Inzidenz postoperativer pulmonaler Komplikationen 6-mal höher als beim Nichtraucher, eine Reduktion dieser Häufigkeit ergibt sich frühestens nach einer Abstinenz von 8 Wochen.

d. **Richtig.** Nikotin führt über die Stimulation sympathischer Ganglien und des Nebennierenmarks zu einem Anstieg des mittleren arteriellen Blutdrucks, der Herzfrequenz und des systemischen Gefäßwiderstands. Eine Abstinenz von 24 h eliminiert diesen Effekt.

e. **Richtig.** Nach 24-stündiger Karenz fällt die durch Nikotin bedingte Steigerung der Bildung der Magensäure auf Normalwerte ab.

2.1   Gerinnung

? 76 Protamin:

a. ist ein natürlich vorkommendes Fischprotein.
b. hat eine antikoagulatorische Eigenwirkung.
c. neutralisiert pro mg 100 E Heparin.
d. kann zu einer Bronchokonstriktion führen.
e. senkt den pulmonal vaskulären Widerstand.

✓ Antworten

a. **Richtig.** Protamin ist ein alkalisches polykationisches Fischprotein, das im Lachssperma natürlich vorkommt. Es bildet mit dem positiv geladenen Heparin einen stabilen Komplex, der keine antikoagulatorische Aktivität besitzt.
b. **Richtig.** Protamin interagiert mit Thrombozyten und Fibrinogen und kann so, bei einer Überdosierung zur Antagonisierung einer Heparinwirkung, selbst die Gerinnungszeit verlängern.
c. **Richtig.** Diese Beziehung kann man zur Kalkulation der Protamindosis benutzen, um eine bekannte Menge Heparin zu neutralisieren. Um eine genauere Abschätzung der erforderlichen Dosis durchführen zu können, muss die Biovariabilität mitberücksichtigt werden. Bei dem Verfahren nach Bull wird die individuelle gerinnungshemmende Wirkung von Heparin bei dem Patienten mittels ACT bestimmt und grafisch ermittelt, wieviel Einheiten Protamin benötigt werden, um Heparin zu neutralisieren (Stoelting, S. 455).
d. **Richtig.** Durch Histaminliberation kann es zu Blutdruckabfall, Tachykardie, Gesichtsröte und Bronchokonstriktion kommen. Patienten, die Depotinsulinpräparate erhalten, können aufgrund der in diesen Präparaten enthaltenen Protaminzumischungen sensibilisiert sein und eine manifeste allergische Reaktion entwickeln.
e. **Falsch.** Protamin kann über eine Komplementaktivierung und Thromboxanausschüttung eine akute pulmonale Hypertonie verursachen.

? 77 Heparin:

a. ist ein Gemisch aus sauren Mukopolysacchariden unterschiedlichen Molekulargewichts.
b. kann bei i.v.-Gabe diaplazentar auf den Fetus übergehen.

c. kommt in basophilen Granulozyten natürlich vor.

d. hat eine lineare Dosis-Wirkungs-Beziehung.

e. kann Thrombosen verursachen.

✓ Antworten

a. **Richtig.** Heparin ist ein heterogenes Gemisch aus sauren Mukopolysacchariden. Das Spektrum des Molekulargewichts reicht von 6 000–25 000, das von fraktioniertem Heparin bis 10 000. Der Wirkmechanismus ist eine Bindung an Antithrombin III. Dieser Komplex inaktiviert dann hauptsächlich Faktor II und X.

b. **Falsch.** Heparin ist nur schwer lipidlöslich und damit auch schwer membrangängig. Die Plazentaschranke wird nicht passiert.

c. **Richtig.** Heparin kommt natürlicherweise in basophilen Granulozyten, Mastzellen und in der Leber vor. Es wird aus Rinderlunge und Schweinedarmmukosa hergestellt.

d. **Falsch.** Es besteht leider keine lineare Dosis-Wirkungs-Beziehung, sodass eine Überwachung der Therapie mittels PTT oder ACT notwendig wird. Es tritt eine Wirkverlängerung bei höherer Dosierung aufgrund einer längeren HWZ auf. Heparin wird in der Leber desulfatiert und depolymerisiert, die teilweise aktiven Metabolite werden renal ausgeschieden. Mit einer Wirkverlängerung bei Leber- oder Niereninsuffizienz ist daher zu rechnen.

e. **Richtig.** Aufgrund einer heparininduzierten Thrombozytopenie (HIT) kann es paradoxerweise unter Antikoagulationstherapie mit Heparin zu Thrombosen kommen. Bei der schwerwiegenderen Form, HIT Typ II, werden Antiköper gegen Heparin-Plättchenfaktor-4-Komplexe gebildet, die Thrombozyten anbinden. Dadurch kommt es zu Thrombosen und evtl. zu einer Verbrauchskoagulopathie.

❓ 78 Aprotinin:

a. hemmt Plasmin.

b. wird renal eliminiert.

c. vor Beginn eines kardiopulmonalen Bypasses in der Herzchirurgie gegeben, vermindert die postoperative Nachblutungshäufigkeit.

d. verlängert die ACT (Cellite-ACT-Testansatz).

e. führt vermehrt zu tiefen Beinvenenthrombosen.

2

✅ **Antworten**

a. **Richtig.** Aprotinin hemmt die Serinproteasen Plasmin, Kallikrein und Trypsin durch Bildung von reversiblen Enzym-Aprotinin-Komplexen. Es ist ein natürlich vorkommendes Polypeptid und wird aus Rinderlunge isoliert. Die häufigste Nebenwirkung ist eine anaphylaktische Reaktion, die besonders nach wiederholter Gabe (»Re-do-Herzoperationen«) vorkommt.

b. **Richtig.** Die Eliminationshalbwertszeit beträgt 7 h nach einer i.v.-Einmaldosis Aprotinin. Es wird ausschließlich renal eliminiert und akkumuliert in den proximalen Tubuluszellen, ohne jedoch nephrotoxisch zu wirken.

c. **Richtig.** Aprotinin vermindert die Nachblutungsgefahr nach Operationen unter Einsatz der Herz-Lungen-Maschine und senkt die Anzahl an eingesetzten Erythrozytenkonzentraten. Dieser Effekt wird der »thrombozytenkonservierenden« Wirkung zugeschrieben und der Hemmung der Fibrinolyse. Besonders Patienten mit einer Schädigung der Thrombozytenfunktion (Aspirineinnahme) oder langen Maschinenzeiten (»re-do«) profitieren davon.

d. **Richtig.** Die ACT-Zeit wird unter Anwesenheit von Aprotinin verlängert. Dies trifft aber nur für den Cellite-ACT-Testansatz zu, weswegen der Kaolin-ACT-Testansatz verwendet werden sollte, der keine Beeinflussung zeigt. Die plasmatische Gerinnung wird nicht beeinflusst.

e. **Falsch.** Theoretisch wird die Gefahr einer Thrombose- oder Thromboemboliegefahr durch die Störung der Fibrinolyse diskutiert, sie konnte bisher aber nicht sicher nachgewiesen werden (Stoelting, S. 403).

❓ **79 Folgende Laborwerte finden sich bei der disseminierten intravasalen Koagulopathie (DIC) im Stadium II (kompensierte DIC):**

a. eine Verminderung des AT-III-Spiegels.

b. eine Verminderung der Thrombozytenzahl.

c. Fibrin- bzw. Fibrinogenspaltprodukte sind nicht nachweisbar.

d. Fibrinmonomere sind erhöht.

e. Quick-Wert und PTT sind nicht pathologisch.

✅ **Antworten**

a. **Richtig.** Im Rahmen der disseminierten intravasalen Koagulopathie kommt es zunächst zu einer Gerinnungsaktivierung. Der AT-III-Spiegel ist daher erniedrigt.

b. **Richtig.** Die Aktivierung der Gerinnung führt zu einem Thrombozyten-verbrauch.

c. **Falsch.** In den frühen Stadien der DIC sind Fibrin- bzw. Fibrinogenspalt-produkte zunächst noch nicht nachweisbar (Stadium I). Erst in späteren Stadien, wenn Fibrin im Rahmen der reaktiven Hyperfibrinolyse abge-baut wird, sind Fibrin und Fibrinogenspaltprodukte nachweisbar (Stadium II–IV).

d. **Richtig.** In den frühen Stadien der DIC ist der Spiegel der Fibrinmono-mere als Ausdruck der massiven Gerinnungsaktivierung erhöht.

e. **Richtig.** Im Frühstadium der DIC (Stadium I und II) sind Quick-Wert bzw. PTT-Test noch nicht pathologisch; im weiteren Verlauf kommt es auch zu einem Verbrauch der plasmatischen Gerinnungsfaktoren und damit zu einer Verlängerung der PTT und einem Abfall des Quick-Wertes (Stadium III, d. h. subakute DIC). Die generalisierte, disseminierte Gerinnung führt zur Verlegung der Mikrostrombahn mit konsekutiven Organschäden. Ist das hämostatische Potenzial »aufgebraucht«, kommt es zur Blutungsneigung, welche durch die reaktive Aktivierung des fibrinolytischen Systems noch gesteigert wird.

Die DIC ist keine Erkrankung sui generis; für ihre Diagnose wird daher der Nachweis einer prädisponierenden Grunderkrankung (z. B. Sepsis) bei gleich-zeitigem Nachweis der Gerinnungsaktivierung gefordert. Prinzipiell ist die gleichzeitige Erniedrigung des AT-III-Spiegels, der Thrombozytenzahl und des Fibrinogengehalts der empfindlichste Marker einer beginnenden DIC.

? **80 Bei Vorliegen der folgenden Einzelbefunde (Konzept der »kriti-schen Schwelle«) muss mit dem Auftreten einer erhöhten Blutungs-neigung gerechnet werden:**

a. Thrombozyten 35 000/µl Blut

b. Fibrinogenkonzentration 50 mg/100 ml Plasma

c. Faktor VIII 50 % der Norm

d. Faktor IX 25 % der Norm

e. Quick-Wert 10 % der Norm

✓ Antworten

a. **Richtig.** Die normale Thrombozytenzahl schwankt zwischen 150 000 und 400 000/µl. Als kritische Schwelle für eine erhöhte Blutungsgefahr gilt eine Thrombozytenzahl <50 000/µl, und mit Spontanblutungen ist

2

bei einer Thrombozytenzahl <20 000/µl zu rechnen. Neben der Thrombozytenzahl ist die Funktionsfähigkeit von besonderer Bedeutung. Folgende Werte sind Anlass (Kontraindikation), keine Spinal- oder Periduralanästhesie durchzuführen: Thrombozytenzahl <100 000/µl, PTT >45, Quick-Wert <50 %, Blutungszeit >10 min. Diese Entscheidungsgrenzen sollten nicht schematisch befolgt werden, sondern immer unter Berücksichtigung des individuellen Falls und besonderer Würdigung der Einzelumstände; im Rahmen eines HELLP-Syndroms sollten z. B. höhere Thrombozytenzahlen gefordert werden (150 000). Insbesondere ist vor Entfernung eines PD-Katheters eine aktuelle Gerinnungsanalyse zu fordern.

b. **Richtig.** Der Normalbereich für Fibrinogen ist 200–400 mg/dl Plasma. Beim Absinken von Fibrinogen <100–150 mg/dl besteht eine Blutungsgefahr. Eine erniedrigte Fibrinogenkonzentration findet sich häufig bei chronischen Lebererkrankungen.

c. **Falsch.** Faktor-VIII-Normalbereich 50–140 % der Norm. Blutungsgefahr <35 % der Norm.

d. **Richtig.** Faktor-IX-Normalbereich 60–140 % der Norm. Blutungsgefahr <35 % der Norm.

e. **Richtig.** Bei Dauerantikoagulation mit Vitamin-K-Antagonisten (z. B. nach Implantation einer künstlichen Herzklappe) wird ein Quick-Wert von ca. 25 % der Norm angestrebt. Bei einem Wert <10 % ist die Gefahr einer Spontanblutung deutlich erhöht.

? **81 Folgende Aussagen treffen auf Heparin zu:**

a. Heparin ist ein Lipoprotein.
b. Heparin ist ein AT-III-abhängiger Thrombininhibitor.
c. Heparin ist auch oral wirksam.
d. Heparin hemmt die Umwandlung von Prothrombin zu Thrombin.
e. Heparin hemmt die Stabilisierung von Fibrinpolymersträngen.

✓ Antworten

a. **Falsch.** Heparin ist ein polyanionisches Mukopolysaccharid mit Schwefelsäureresten.
b. **Richtig.** Heparin wirkt erst durch Bindung an Antithrombin III.
c. **Falsch.** Heparin wird nicht im Magen-Darm-Trakt resorbiert und bei lokaler Applikation auf die intakte Haut nur in minimalen Mengen aufgenommen. Somit muss die Gabe entweder subkutan oder intravenös

erfolgen. Heparin ist schlecht membrangängig und geht daher nicht diaplazentar auf den Fetus und nicht in die Muttermilch über.

d. **Richtig.** Heparin hemmt durch Beeinträchtigung der Wirkung des Faktors X die Umwandlung von Prothrombin zu Thrombin (Low-dose-Effekt).

e. **Richtig.** Heparin entfaltet seine Wirkung im Wesentlichen durch die Inaktivierung von Faktor X und die Inaktivierung von Thrombin (High-dose-Effekt). Thrombin wiederum fördert nicht nur die Umwandlung von Fibrinogen in Fibrin, sondern auch die Aktivierung von Faktor XIII (fibrinstabilisierender Faktor). Somit hemmt Heparin die Stabilisierung von Fibrinpolymersträngen durch eine Beeinträchtigung von Faktor XIII.

② 82 Welche der folgenden Faktoren führen zu einer Verlängerung der Blutungszeit nach Duke?

a. Faktor-VIII-Mangel
b. erhöhte Kapillarfragilität
c. Thrombozytopenie
d. Thrombozytopathie
e. Hämatokriterniedrigung

✓ Antworten

a. **Falsch.** Das Prinzip der Bestimmung der Blutungszeit nach Duke besteht darin, die Zeit zwischen Setzen einer standardisierten Hautwunde und dem Sistieren der induzierten Blutung zu ermitteln (Norm: 1–4 min). Bei einem isolierten Mangel eines einzelnen Gerinnungsfaktors ist in der Regel die Blutungszeit nach Duke normal.

b. **Richtig.** Die Intaktheit des Kapillarendothels ist für einen normalen Wert der Blutungszeit nach Duke wichtig. Eine Angiopathie führt daher zu einer Verlängerung der Blutungszeit.

c. **Richtig.** Die Thrombozytenzahl beinflusst die Blutungszeit nach Duke erst bei deutlich erniedrigten Werten (<50 000 Thrombozyten/µl).

d. **Richtig.** Die Thrombozytenfunktion hat entscheidenden Einfluss auf die Blutungszeit; so ist die Blutungszeit nach Duke bei normaler Thrombozytenzahl, aber gestörter Funktion (z. B. im Rahmen der Gabe von Acetylsalicylsäure) deutlich verlängert.

e. **Falsch.** Der Hämatokrit hat einen starken Einfluss auf die Viskosität des Blutes, aber keinen Einfluss auf die Blutungszeit nach Duke.

2

Zusammengefasst gilt, dass eine verlängerte Blutungszeit nach Duke in erster Linie entweder für eine Thrombozytopathie, eine Thrombozytopenie oder eine Angiopathie spricht.

? **83 Streptokinase (SK):**
a. führt zur Umwandlung von Plasminogen in Plasmin.
b. kann Fibrin direkt spalten.
c. wird von Aprotinin direkt gehemmt.
d. hemmt direkt die Umwandlung von Fibrinogen zu Fibrin.
e. hemmt direkt die Umwandlung von Prothrombin zu Thrombin.

✓ **Antworten**
a. **Richtig.** SK wird aus β-hämolysierenden Streptokokken gewonnen. Es bewirkt die Umwandlung von im Blut zirkulierendem und in Gerinnseln gebundenem Plasminogen in Plasmin und ist somit fibrinolytisch wirksam.
b. **Falsch.** SK überführt Plasminogen in Plasmin, welches fibrinolytisch wirkt. Streptokinase selbst kann Fibrin nicht direkt spalten.
c. **Falsch.** Aprotinin ist ein sog. »Antihämorrhagikum« oder auch »Hämostyptikum«. Es verhindert oder hemmt die Umwandlung von Plasminogen in Plasmin und hemmt gleichzeitig schon gebildetes Plasmin (Antiplasmin). Eine direkte Hemmwirkung auf die SK hat es nicht.
d. **Falsch.** Die Umwandlung von Fibrinogen in Fibrin durch Thrombin wird durch Antithrombin III bzw. Heparin gehemmt.
e. **Falsch.** Die Umwandlung von Prothrombin in Thrombin wird durch Low-dose-Heparin gehemmt.

? **84 Orale Antikoagulanzien vom Kumarintyp:**
a. hemmen die Synthese von Fibrinogen in der Leber.
b. hemmen die Bildung der Vitamin-K-abhängigen Gerinnungsfaktoren.
c. sind auch in vitro wirksam.
d. werden als Therapiekontrolle üblicherweise mittels PTT überwacht.
e. können durch die gleichzeitige Gabe von Acetylsalicylsäure in ihrer Wirkung verstärkt werden.

✓ **Antworten**
a. **Falsch.** Kumarinderivate (Phenprocoumon, Warfarin) sind Vitamin-K-Antagonisten. Die Bildung von Fibrinogen ist Vitamin-K-unabhängig und wird daher von Kumarinderivaten nicht beeinflusst.

b. **Richtig.** Die Gerinnungsfaktoren II (Prothrombin), VII (Prokonvertin), IX (antihämophiles Globulin B) und X (Stuart-Prower-Faktor) sind Vitamin-K-abhängig und können nur bei Vorliegen von Vitamin K in der Leber gebildet werden.

c. **Falsch.** Antikoagulanzien vom Kumarintyp sind in vitro nicht wirksam.

d. **Falsch.** Eine Kumarintherapie (z. B. nach Implantation einer künstlichen Herzklappe) wird üblicherweise durch den Quick-Wert überwacht. (therapeutischer Bereich: Quick-Wert ca. 25 % der Norm).

e. **Richtig.** Wenn zusätzlich Thrombozytenaggregationshemmer wie ASS im Rahmen einer Kumarintherapie gegeben werden, ist die Gefahr einer Spontanblutung erhöht.

❓ 85 Aprotinin:

a. ist ein Polysaccharid.

b. ist ein direkter Plasmininhibitor.

c. inhibiert die Umwandlung von Plasminogen in Plasmin.

d. führt zur Einsparung von Blut und Blutprodukten bei Herzoperationen unter extrakorporaler Zirkulation.

e. kann Überempfindlichkeitsreaktionen hervorrufen.

✅ Antworten

a. **Falsch.** Aprotinin ist ein basisches Polypetid, das aus 58 Aminosäuren aufgebaut ist.

b. **Richtig.** Bei der Low-dose-Gabe (<1 Mio. E/h) von Aprotinin wird das im Blut zirkulierende Plasmin gehemmt.

c. **Richtig.** Bei der High-dose-Gabe von Aprotinin wird zusätzlich die Thrombozytenfunktion verbessert und die Umwandlung von Plasminogen in Plasmin durch Kallikrein und Gewebeplasminogenaktivator inhibiert.

d. **Richtig.** Nach Einsatz der extrakorporalen Zirkulation kommt es häufig zu einer hyperfibrinolytisch bedingten Hämostasestörung, die durch Aprotinin nachweislich signifikant reduziert werden kann.

e. **Richtig.** Besonders bei wiederholter Anwendung sowie bei Patienten mit multiallergischer Diathese wurde über schwere allergische Reaktionen berichtet. Es sollte daher grundsätzlich zunächst eine Testdosis vor Applikation der Gesamtdosis verabreicht werden.

? 86 Welche Aussagen zur Gerinnung und Fibrinolyse sind richtig?

a. Bei der primären Hyperfibrinolyse sind Fibrin(ogen)spaltprodukte (FSP) nachweisbar, und die Anzahl der Thrombozyten ist reduziert.
b. Bei der Verdünnungskoagulopathie sind Fibrin(ogen)spaltprodukte nicht nachweisbar.
c. Die Gabe von Desmopressin kann zur Hämostaseverbesserung führen.
d. Bei einer Verlustkoagulopathie kann durch die Gabe von 5 ml/kgKG »fresh frozen plasma« die Hämostase verbessert werden.
e. Die Substitution von Faktor VIII bei Patienten mit Hämophilie kann erfolglos bleiben.

✓ Antworten

a. **Falsch.** Bei der primären Hyperfibrinolyse ist die Anzahl der Thrombozyten nicht vermindert, da – anders als bei einer sekundären Hyperfibrinolyse in den Spätstadien der disseminierten intravasalen Gerinnung – keine Gerinnungsaktivierung vorangegangen ist, FSP sind nachweisbar.
b. **Richtig.** Bei der Verdünnungskoagulopathie kommt es zu einer Verdünnung der koagulatorischen und gleichzeitig der fibrinolytischen Faktoren durch Flüssigkeitszufuhr, die die Gerinnungskapazität vermindert. Da keine Hyperfibrinolyse vorliegt, sind FSP nicht nachweisbar.
c. **Richtig.** Desmopressin ist ein synthetisches Analogon des antidiuretischen Hormons und wird erfolgreich bei der Behandlung sowohl der Urämie-Thrombozytenfunktionsstörung als auch des Von-Willebrand-Jürgens-Syndroms eingesetzt.
d. **Falsch.** Um eine Hämostaseverbesserung zu erreichen, muss wenigstens 10–15 ml/kgKG FFP (Gerinnungsfaktorenanstieg ca. 15 %) eingesetzt werden; die Gabe einer einzelnen Einheit (5 ml/kgKG) FFP beim Erwachsenen ist nicht sinnvoll.
e. **Richtig.** Bei bis zu 13 % der Hämophilie-A-Patienten führt die wiederholte Gabe von Faktor-VIII-Präparaten zur Bildung von Hemmkörpern gegen Faktor VIII.

? 87 Folgende Aussagen über die Therapie mit Hirudin und Heparinoiden sind richtig:

a. Eine Hirudintherapie kann nicht über die PTT kontrolliert werden.
b. Zur Prophylaxe thromboembolischer Komplikationen wird die kontinuierliche i.v.-Infusion von 0,1 mg/kgKG/h Hirudin empfohlen.

   c. Bei iatrogener Überdosierung von Hirudin ist Protamin als Antidot geeignet.

   d. Hirudin ist ohne AT III nicht wirksam.

   e. Die Antikoagulation mit Heparinoiden kann über die PTT überwacht werden.

✔ Antworten

   a. **Falsch.** Eine Steuerung der Hirudintherapie ist über die PTT problemlos möglich.

   b. **Richtig.** Etwa 4 h nach Beginn der Infusion sollte eine erste Kontrolle der PTT und bei Bedarf eine Dosisanpassung erfolgen.

   c. **Falsch.** Leider gibt es kein spezifisches Antidot bei Hirudinüberdosierung; kommt es zu Spontanblutungen, muss daher eine Hämodialyse oder Hämofiltration erwogen werden.

   d. **Falsch.** Hirudin ist ein AT-III-unabhängiger Thrombininhibitor. Es kommt zur Komplexbildung von Thrombin und Hirudin.

   e. **Falsch.** Die Therapie mit Heparinoiden (Danaparoin) muss mit Hilfe der Anti-Faktor-Xa-Aktivität evaluiert werden.

❓ 88 Die »neuen« direkten Antikoagulanzien Apixaban, Rivaroxaban und Dabigatran:

   a. sind oral verfügbar.

   b. sind direkte, reversible Hemmer des Faktors Xa.

   c. haben bereits nach 2 h ihr Wirkmaximum erreicht.

   d. sind durch spezifische Antidote antagonisierbar.

   e. können ohne Monitoring angewendet werden.

✔ Antworten

   a. **Richtig.** Alle genannten Antikoagulanzien sind oral verfügbar.

   b. **Falsch.** Apixaban und Rivaroxaban hemmen selektiv FXa, während Dabigatran ein spezifischer Thrombinantagonist ist.

   c. **Richtig.** Nach oraler Einnahme ist mit einer Vollwirkung innerhalb von ca. 2 h zu rechnen; nach Absetzen ist die Wirkung nach ca. 24 h nur noch gering und nach etwa 48 h praktisch beendet. Aufgrund dieser sehr guten Steuerbarkeit wird in den meisten klinischen Situationen ein »bridging«, also beispielsweise der Einsatz eines zweiten Antikoagulans bis zum Wirkbeginn des neuen direkten Antikoagulans, nicht notwendig sein.

   d. **Falsch.** Für die genannten Substanzen sind keine Antidote verfügbar.

e. **Richtig.** Die genannten Substanzen sind zuverlässig wirksam; ein Routinemonitoring ist daher nicht notwendig.

? 89 Apixaban, Rivaroxaban und Dabigatran:

a. sind nur für die postoperative Thromboseprophylaxe zugelassen.

b. sind – von ihrer gerinnungshemmenden Wirkung abgesehen – relativ nebenwirkungsarm.

c. zeigen bei Vorliegen einer Niereninsuffizienz eine signifikant verlängerte Wirkung.

d. sind bei Vorliegen einer Leberinsuffizienz absolut kontraindiziert.

e. sind mit einem geringeren intrinsischen Blutungsrisiko behaftet als z. B. Vitamin-K-Antagonisten oder Heparin.

✔ Antworten

a. **Falsch.** Die neuen oralen Antikoagulantien (NOAK) sind nicht nur für die postoperative Thromboseprophylaxe, sondern auch für die Thrombosetherapie sowie für die Prävention des Schlaganfalls und systemischer Embolien bei Vorhofflimmern geeignet und zugelassen. Darüber hinaus ist ihr Einsatz beim akuten Koronarsyndrom prinzipiell möglich und derzeit Gegenstand der Forschung.

b. **Richtig.** Bis dato wird für Dabigatran über eine ca. 10 %ige Inzidenz von Dyspepsie berichtet, Apixaban und Rivaroxaban scheinen hiermit nicht oder nur kaum belastet zu sein. Über andere schwerwiegende Nebenwirkungen, wie beispielsweise eine relevante Leber- oder Nephrotoxizität, ist (bisher) nichts bekannt.

c. **Richtig.** Dabigatran wird zu ca. 80 % unverändert renal eliminiert; bei Niereninsuffizienz ist daher eine Dosisherabsetzung notwendig bzw. der Einsatz eines anderen NOAK zu erwägen. Apixaban und Rivaroxaban werden nur zu etwa 30 % bzw. 60 % renal eliminiert; gleichwohl ist auch hier bei (ausgeprägter) Niereninsuffizienz eine Dosisanpassung notwendig.

d. **Falsch.** Auch bei Vorliegen einer Leberinsuffizienz des Grades Child-Pugh A bzw. B sind NOAK prinzipiell einsetzbar; selbstverständlich muss in diesen Fällen eine sorgfältige individuelle Nutzen/Risiko-Analyse erfolgen.

e. **Falsch.** Wie der Einsatz beispielsweise von Vitamin-K-Antagonisten geht auch der Einsatz der NOAK mit einem eigenen Risiko potenziell schwerwiegender Blutungen einher. Nach derzeitiger Studienlage scheint dies Risiko jedoch zumindest nicht höher zu sein als bei den traditionellen Gerinnungshemmern. Ob das Blutungsrisiko unter NOAK-Anwendung geringer als bei konventionellen Substanzen ist, ist noch nicht geklärt und erscheint fraglich.

❓ 90 Überprüfen Sie die folgenden Aussagen:

a. Eine akzidentelle Überdosierung des oralen Thrombinantagonisten Dabigatran kann durch Dialyse behandelt werden.

b. Eine akzidentelle Überdosierung von Dabigatran kann durch die Gabe von PPSB-Konzentrat behandelt werden.

c. Bei gleichzeitiger Einnahme von Amiodaron ist die Plasmakonzentration von Dabigatran signifikant erhöht.

d. Bei gleichzeitiger Einnahme von Rifampicin ist die Plasmakonzentration von Dabigatran erniedrigt.

e. Bei Patienten über 80 Jahren muss mit einem höheren Blutungsrisiko gerechnet werden.

✔️ Antworten

a. **Richtig.** Die Plasmaeiweißbindung von Dabigatran liegt bei nur etwa 35 %; somit ist eine Elimination durch Dialyse und/oder Hämofiltration prinzipiell möglich.

b. **Richtig.** PPSB enthält den Gerinnungsfaktor II (Thrombin); somit ist die Wiederanhebung der Plasmathrombinkonzentration durch die Gabe des Konzentrats grundsätzlich möglich. Ein spezifisches Antidot für Dabigatran liegt derzeit nicht vor.

c. **Richtig.** Der Enterozyt verfügt über den Effluxtransporter P-Glykoprotein (P-gp). Dieser Transporter pumpt aufgenommenes Dabigatran in das Darmlumen zurück. Substanzen wie Amiodaron (aber auch Verapamil, Clarithromycin, Chinidin oder Ketokonazol) inhibieren den Transporter, und die ins Plasma aufgenommene Menge an Dabigatran steigt daher an. Es kommt also zu einer Wirkverstärkung. Dagegen ist z. B. Rifampicin ein Induktor des Transporters: Es wird mehr Dabigatran in das Darmlumen zurückgepumpt, wodurch der Plasmaspiegel der Substanz fällt, was mit einer Wirkminderung einhergeht.

d. **Richtig.** Siehe Antwort c. Carbamazepin oder Phenytoin wirken auch als P-gp-Induktoren.

e. **Richtig.** Hohes Alter ist ein unabhängiger Risikofaktor für das Auftreten einer Blutungskomplikation (z. B. zerebrale Blutung). Der Einsatz von Dabigatran in dieser Patientengruppe wird das Blutungsrisiko daher (weiter) erhöhen.

2.2   Hormonsystem

2

? **91 Insulin:**
a. wird von den α-Zellen des Pankreas gebildet.
b. stimuliert die Glukoseaufnahme in das Gewebe.
c. erhöht die Freisetzung von freien Fettsäuren.
d. wird durch β-Agonisten vermindert freigesetzt.
e. wirkt synergistisch mit Glukagon.

✓ **Antworten**
a. **Falsch.** Insulin wird in den Langerhans-Inseln des Pankreas gebildet. Es sind die β-Zellen, die Insulin produzieren. Glukagon wird in den α-Zellen produziert.
b. **Richtig.** Die Glukoseaufnahme in das Gewebe (Muskel, Fett) wird durch Insulin gefördert. Darüber hinaus werden die Lipolyse und die Glukoneogenese aus Aminosäuren gehemmt.
c. **Falsch.** Insulin hemmt die Lipase und somit die Hydrolyse von Triglyzeriden im Fettgewebe. Dadurch werden freie Fettsäuren unter Insulin vermindert freigesetzt.
d. **Falsch.** β-Agonisten erhöhen die Sekretion von Insulin. Die Insulinsekretion wird von β-Rezeptorenblockern, Somatostatin, Thiazidiuretika und Glukagon gehemmt.
e. **Falsch.** Insulin und Glukagon sind antagonistische Hormone und haben reziproke Effekte auf den Plasmaglukosespiegel (Glykogenolyse), die Freisetzung von freien Fettsäuren (Lipolyse) und die Glukoneogenese aus Aminosäuren.

? **92 Folgende Symptome sind mit der Diagnose primärer Hyperaldosteronismus (Conn-Syndrom) vereinbar:**
a. arterielle Hypertonie
b. Hyperkaliämie
c. vergrößertes Extrazellulärvolumen
d. verminderte Serumreninspiegel
e. erhöhter Hämatokrit

Antworten

a. **Richtig.** Eine arterielle Hypertonie entwickelt sich aufgrund der Natriumretention und des vergrößerten Extrazellulärvolumens durch den Überschuss an Aldosteron. Ursache eines primären Hyperaldosteronismus ist ein Tumor der Nebennierenrinde in der Zona glomerulosa. Die Natriumwerte sind allerdings nur gering erhöht, wahrscheinlich aufgrund einer Gegenregulation durch das atriale natriuretische Peptid (ANP).

b. **Falsch.** Aldosteron führt zu einer Erhöhung der Kaliumexkretion im distalen Tubulus der Niere. Dies kann zu einer hypokaliämischen Alkalose führen.

c. **Richtig.** Durch die Natriumretention wird entsprechend vermehrt Flüssigkeit reabsorbiert und somit das extrazelluläre Volumen um ca. 10 % vergrößert (Berne, S. 952).

d. **Richtig.** Der Serumreninspiegel ist supprimiert, weil es sich beim primären Hyperaldosteronismus um eine autonome Neoplasie der Glomerulosazellen handelt. Bei einem sekundären Hyperaldosteronismus wären die Serumreninspiegel erhöht.

e. **Falsch.** Aufgrund der Expansion des extrazellulären Volumens kommt es zu einem Abfall des Hämatokrit.

? **93 Folgende Befunde sind mit der Diagnose Nebenniereninsuffizienz vereinbar:**

a. arterielle Hypertonie

b. Hyperkaliämie

c. Langzeiteinnahme von Steroiden

d. hohe ACTH-Serumspiegel

e. »katecholaminrefraktäre« arterielle Hypotonie

Antworten

a. **Falsch.** Durch den Ausfall der Nebennierenrinde (NNR) kommt es sowohl zu einem Glukokortikoid- als auch Mineralokortikoiddefizit. Durch den Aldosteronmangel wird vermehrt Natrium und Wasser renal augeschieden, sodass es zu einer hypotonen Dehydratation und konsekutiv zu einer arteriellen Hypotonie kommt.

b. **Richtig.** Der Aldosteronmangel führt zu einer verminderten Kaliumexkretion und damit zu einer Hyperkaliämie. Zusätzlich besteht eine metabolische Azidose.

c. **Richtig.** Jede langzeitige Steroidmedikation ist in der Lage, eine NNR-Suppression herbeizuführen, da die Hypophyse durch negatives Feedback der Kortikoide gehemmt ist. Wird nun in einer Stresssituation vermehrt Kortison benötigt (Infekt, Trauma), kann es zu einer relativen NNR-Insuffizienz kommen.

d. **Richtig.** Bei der primären NNR-Insuffizienz, nicht jedoch bei einer sekundären NNR-Insuffizienz, finden sich erhöhte ACTH-Serumspiegel. Dies kennzeichnet die Situation bei einem M. Addison.

e. **Richtig.** Die katecholaminrefraktäre arterielle Hypotonie ist ein Symptom, das an eine akute NNR-Insuffizienz denken lassen sollte. Die Glukokortikoide haben eine bekannte permissive Wirkung auf den Vasotonus, d. h. die Gabe von aureichend hoch dosiertem Kortison (Stressdosis) stabilisiert den Blutdruck.

? 94 Das Syndrom der inadäquaten ADH-Sekretion (SIADH) ist in der Regel durch folgende Befunde gekennzeichnet:

a. hypotone Hyperhydratation (Serumnatrium <135 mmol/l bei erhöhtem ZVD)

b. Polyurie

c. Assoziation mit akuten Stressphasen, chronischen Infektionen und malignen Tumoren

d. Hypertonie

e. zerebrale Krämpfe und Koma

✓ Antworten

a. **Falsch.** Beim SIADH liegt eine »normovolämische« Hyponatriämie vor. Der Überschuss an freiem Wasser ist gering (unter 5 l beim durchschnittlichen Erwachsenen), der ZVD also (in der Regel) normal.

b. **Falsch.** Beim SIADH wird trotz hypotoner Extrazellulärflüssigkeit fortwährend (= inadäquat) ADH sezerniert. Es kommt zur Oligurie, nicht Polyurie. Der Urin des Patienten ist hochkonzentriert.

c. **Richtig.** Nach ausgedehnten chirurgischen Eingriffen kann es in seltenen Fällen zu einem postoperativen SIADH kommen.

d. **Falsch.** Eine arterielle Hypertonie gehört nicht zum Syndrom, da bei der SIADH eine »Normovolämie« (s. Antwort a) vorliegt.

e. **Richtig.** Beim SIADH kommt es oft zu einer ausgeprägtem Hyponatriämie. (Serumnatrium <120 mmol/l), die Hyponatriämie kann zu einem Hirnödem mit Krämpfen und Koma führen.

❓ 95 **Welche der folgenden Aussagen zum Renin-Angiotensin-Aldosteron-System sind richtig?**

a. Eine Hemmung des »angiotensin converting enzyme« (ACE) vermindert die blutdrucksteigernde Wirkung von Renin.

b. Eine Hypernatriämie hemmt die Reninbildung.

c. Renin bewirkt die Bildung von Angiotensin I aus Angiotensinogen.

d. Aldosteron stimuliert die Reninfreisetzung aus den juxtaglomerulären Zellen.

e. Angiotensin II stimuliert die Aldosteronfreisetzung aus der Nebenniere und führt zu einer Vasokonstriktion.

✅ Antworten

a. **Richtig.** Die 3 »klassischen« Reize der Reninfreisetzung sind die Hypotonie, Hypovolämie und Hyponatriämie. Renin ist ein Peptid, welches im juxtaglomerulären Apparat der Niere gebildet und gespeichert wird. Nach seiner Freisetzung überführt es im Blut zirkulierendes, von der Leber gebildetes Angiotensinogen in Angiotensin I, welches selbst durch das ACE in Angiotensin II umgewandelt wird. Angiotensin II ist ein hochpotenter Vasokonstriktor und spielt eine essenzielle Rolle in der Blutdruckregulation. Da Angiotensin II die eigentlich wirksame Substanz darstellt, ist die ACE-Hemmung (z. B. durch Captopril) in der Lage, die Reninwirkung zu unterbinden.

b. **Richtig.** Eine Hypernatriämie, Hypervolämie sowie Hypertonie hemmen die Reninfreisetzung.

c. **Richtig.** Renin hat keine direkte, blutdruckerhöhende Wirkung.

d. **Falsch.** Aldosteron, ein Mineralokortikoid aus der Nebennierenrinde, erhöht im distalen Konvolut des Tubulus der Niere die Resorption von Natriumionen bei gleichzeitiger Erhöhung der Ausscheidung von Kalium- und Wasserstoffionen. Es hemmt die Freisetzung von Renin.

e. **Richtig.** Angiotensin II hat zwei Hauptwirkungen: es führt zu einer generalisierten Vasokonstriktion und damit zu einer Blutdruckerhöhung, und es stimuliert die Freisetzung von Aldosteron, welches über eine erhöhte Natriumrückresorption volumenexpandierend und blutdrucksteigernd wirkt. Aldosteron selbst inhibiert die Freisetzung von Renin aus dem juxtaglomerulären Apparat.

2

? 96 **Ein 63-jähriger Patient mit insulinpflichtigem Diabetes mellitus Typ 2 soll zur Panendoskopie eine Allgemeinanästhesie erhalten. Welche Aussagen sind in diesem Zusammenhang richtig?**

a. Der Patient sollte trotz Nüchternheit seine übliche morgenliche Insulindosis erhalten.

b. Sein postoperativer Bedarf an Insulin ist wahrscheinlich verringert.

c. Der Blutzuckerspiegel sollte für ca. 72 h postoperativ sorgfältig überprüft werden.

d. Eine perioperative Hypoglykämie ist unbedingt zu vermeiden.

e. Intraoperativ sind regelmäßige Blutzuckerkontrollen notwendig.

✓ Antworten

a. **Falsch.** Um die Gefahr einer Hypoglykämie mit Koma zu vermeiden, sollte morgens kein Insulin gegeben werden und nur der Blutzucker (BZ) bestimmt werden. Die eventuelle i.v.-Gabe von Insulin orientiert sich dann an diesem BZ-Wert und an weiteren intraoperativen BZ-Werten. Aufgrund des Postaggressionsmetabolismus (Suppression von Insulin und Überwiegen von antiinsulinären Faktoren) muss postoperativ mit einem erhöhten Insulinbedarf gerechnet werden. Dies macht über einen Zeitraum von mehreren Tagen eine sorgfältige Blutzuckerkontrolle notwendig.

b. **Falsch.** Im Postaggressionsstoffwechsel ist der Bedarf an Insulin erhöht.

c. **Richtig.** Regelmäßige BZ-Kontrollen sind für 3 Tage unerlässlich, da der Bedarf an Insulin aufgrund der metabolischen Veränderungen im Postaggressionsstoffwechsel schwankt und in dieser Zeit nicht nach dem präoperativen Schema therapiert werden kann.

d. **Richtig.** Siehe Antwort a.

e. **Richtig.** Siehe Antwort a.

? 97 **Bei der intraoperativen i.v.-Gabe von Insulin bei Hyperglykämie:**

a. muss mit einer verminderten Wirkung des Insulins gerechnet werden.

b. kann es zur Hypophosphatämie kommen.

c. kann es zum Abfall des Plasmakaliumspiegels kommen.

d. kann es zum Abfall des Plasmanatriumspiegels kommen.

e. kann es zum Abfall des Plasmamagnesiumspiegels kommen.

✅ **Antworten**

a. **Richtig.** Aufgrund der neuroendokrinen Stressantwort des Organismus im Postaggressionsstoffwechsel ist die Insulinwirkung deutlich abgeschwächt. Dies erfordert häufig größere Dosen an Insulin, um die gewünschte Abnahme des BZ-Wertes zu erreichen.

b. **Richtig.** Insulin führt zu einer gleichzeitigen Aufnahme von Glukose, Phosphat und Kalium in die Zellen. Dies kann daher zu einer Hypokaliämie und Hypophosphatämie führen. Die Serumnatrium- und Serummagnesiumspiegel sind in der Regel nicht betroffen.

c. **Richtig.** Siehe Antwort b.

d. **Falsch.** Siehe Antwort b.

e. **Falsch.** Siehe Antwort b.

❓ **98 Histamin:**

a. wirkt zentral sedierend.

b. wird zu Methylhistamin abgebaut und im Urin ausgeschieden.

c. erhöht die Magensaftproduktion.

d. erhöht die Herzfrequenz.

e. erniedrigt die Darmmotilität.

✅ **Antworten**

a. **Falsch.** Histamin, das biogene Amin der Aminosäure Histidin, wirkt über zentrale H_1-Rezeptoren erregend und emetogen. H_1-Blocker wirken dagegen zentral sedierend und antiemetisch.

b. **Richtig.** Bei Verdacht auf eine stattgehabte anaphylaktische Reaktion sollten umgehend Plasmahistamin und Methylhistamin im Urin bestimmt werden. So lässt sich der klinische Verdacht einer Anaphylaxie erhärten.

c. **Richtig.** Die Stimulation von H_2-Rezeptoren der Belegzellen des Magens führt zu erhöhter Magensaftproduktion.

d. **Richtig.** Die Steigerung der Herzfrequenz ist eine H_2-Rezeptorenwirkung.

e. **Falsch.** Histamin erhöht über H_1-Rezeptoren die Darmmotilität.

2.3   Lungenphysiologie

99 Bei der Hochfrequenzventilation (HFV):

a. werden kleine Atemzugvolumina unter hoher Frequenz angewandt.

b. ist die Beeinträchtigung der Hämodynamik größer als bei konventioneller Beatmung.

c. sind die Thoraxexkursionen kleiner als bei konventioneller Beatmung.

d. ist der intrakranielle Druck höher als bei konventioneller Beatmung.

e. liegt die Hauptgefahr in der fehlenden Atemgasklimatisierung.

Antworten

a. **Richtig.** Definitionsgemäß spricht man von einer Hochfrequenzventilation, wenn eine Atemfrequenz >60/min und ein Tidalvolumen von ≤2 ml/kgKG angewandt werden. Bei vielen Formen der HFV werden die angegebenen Grenzen überschritten.

b. **Falsch.** Unter HFV liegt während des gesamten Atemzyklus ein negativer intrapleuraler Druck vor, sodass der Blutstrom zum rechten Herzen kaum beeinträchtigt wird. Im Vergleich zur Überdruckbeatmung werden HZV und Blutdruck kaum negativ beeinflusst.

c. **Richtig.** Aufgrund der extrem kleinen Atemzugvolumina und der passiven Exspiration sind die Thoraxexkursionen nur gering; es kommt zur effektiven »Lungenruhigstellung«.

d. **Falsch.** Der venöse Abstrom aus dem Gehirn ist bei der HFV aufgrund des konstanten negativen intrapleuralen Drucks im Vergleich zur Überdruckbeatmung verbessert.

e. **Falsch.** Bei der HFV ist in der Tat die Atemgasklimatisierung schwer zu bewerkstelligen. Die Hauptgefahr stellt aber das akzidentelle Barotrauma infolge des Aufbaus eines großen intrinsischen PEEP bei behindertem Abstrom der Atemgase aus der Lunge dar.

100 Welche Aussagen zum ARDS sind richtig?

a. Das primäre Ziel beim Beatmungskonzept nach Lachmann ist die Rekrutierung kollabierter Lungenareale unter konsequenter Vermeidung hoher Atemwegsdrücke.

b. Moderne Beatmungskonzepte beim ARDS sehen die Applikation von Atemzugvolumina von 8–10 ml/kgKG vor.

c. Moderne Beatmungskonzepte beim ARDS verwenden vornehmlich volumenkontrollierte Beatmungsformen.

d. Die frühzeitige Glukokortikoidtherapie im Rahmen eines ARDS verbessert das Outcome.

e. Die Mortalität von ARDS-Patienten wird durch die kinetische Lagerungstherapie gesenkt.

✅ **Antworten**

a. **Falsch**. Das Beatmungskonzept von Lachmann beruht auf 2 Prinzipien:

1. Es werden durch Anwendung hoher Beatmungsdrücke (bis zu 80 mmHg) während weniger Atemzyklen kollabierte Alveolen wiedereröffnet (Rekrutierungsmanöver).

2. Diese Bereiche werden anschließend durch die Applikation eines PEEP offengehalten: »Open up the lung and keep the lung open.« Lachmann postuliert also, dass kurzfristig hohe Beatmungsdrücke angewandt werden müssen, um Lungengewebe für den Gasaustausch wiederzugewinnen.

b. **Falsch**. Zur Reduzierung beatmungsinduzierter Lungenschäden (Volu-/Barotrauma, VALI = »ventilation associated lung injury«) beim ARDS werden heute die Applikation kleiner Tidalvolumina von 5–6 ml/kgKG empfohlen (American College of Chest Physicians von 1993).

c. **Falsch**. Heute akzeptierte Beatmungskonzepte beim ARDS haben als eine zentrale Zielgröße die Limitierung des Atemwegsspitzendrucks auf maximal 35 cm H_2O. Dieses Prinzip wird am ehesten durch eine druckkontrollierte Beatmung mit dezelerierendem Flow verwirklicht.

d. **Falsch**. Keine große randomisierte, prospektive und doppelblinde Studie konnte bislang den Nutzen einer frühzeitigen Kortisongabe beim ARDS nachweisen.

e. **Falsch**. Bei einem Vergleich einer Beatmungstherapie ohne Lagerungsmaßnahmen mit einer Beatmungstherapie mit kinetischer Therapie (dorsoventrale Wechsellagerung bzw. kontinuierliche axiale Rotation) konnte zwar die Oxygenierung verbessern, erbrachte jedoch keine Reduktion der Beatmungsdauer und der Letalität. (Guerin C. et al. JAMA 2004)

❓ **101 Welche Aussagen zum ARDS sind richtig?**

a. Unter dem intensivmedizinischen Begriff »baby lung« werden die besonderen, physiologischen Gegebenheiten der Lunge des Neugeborenen und des Säuglings verstanden.

b. Beim ARDS liegt eine ubiquitäre, generalisierte Lungenschädigung vor.

c. Das aktuelle Beatmungskonzept beim ARDS hat primär die Wiederherstellung, bzw. Aufrechterhaltung normaler p_aO_2- und p_aCO_2-Werte zum Ziel.

d. Mit dem Begriff »wet lung« wird die Zunahme des extravaskulären Lungenwassers beim ARDS beschrieben.

e. Die Letalität eines ARDS wird hauptsächlich vom Lebensalter bestimmt.

✅ Antworten

a. **Falsch.** Beim Vollbild des ARDS ist das gesunde, am Gasaustausch teilnehmende Lungengewebe auf etwa 1/3 seines Ausgangsvolumens reduziert. Gattinoni hat 1988 für diese Tatsache den Begriff »baby lung« geprägt.

b. **Falsch.** Mit Hilfe der thorakalen Computertomographie wurde nachgewiesen, dass beim manifesten ARDS eine morphologische Dreiteilung des Lungenschadens vorliegt:

1. dorsal gelegene, atelektatische Bereiche, in denen es aufgrund alveolärer Okklusion zu einem erheblichen Shunt kommt; die sog. Zone D (»diseased«),

2. eine medial gelegene Übergangszone mit potenziell für den Gasaustausch rekrutierbarem Lungengewebe, die sog. Zone R (»recruitable«),

3. ventral gelegenes, gesundes Lungengewebe mit normaler Compliance und normalem Ventilations-Perfusions-Verhältnis, die sog. Zone H (»healthy«).

c. **Falsch.** Das moderne Beatmungskonzept beim ARDS beinhaltet natürlich die Wiederherstellung bzw. den Erhalt der Oxigenierung, hat aber darüber hinaus die Minimierung des beatmungsinduzierten Lungenschadens (»ventilation associated lung injury«, VALI) zum Ziel. Eine arterielle Normokapnie ist zwar wünschenswert, aber nicht primäres Therapieziel, wie es im Beatmungskonzept der permissiven Hyperkapnie verwirklicht wird.

d. **Richtig.** Die Patienten mit ARDS haben eine Erhöhung des extravaskulären Lungenwassers von normal ca. 5 ml/kgKG auf >15 ml/kgKG.

e. **Falsch.** Neuere Studien haben gezeigt, dass das Outcome des ARDS nicht mono-, sondern multifaktoriell bedingt ist und von Faktoren wie Patientenalter, Grunderkrankung und Anzahl der zusätzlich geschädigten Organe abhängt. Jüngere Patienten haben aber bei einem durch ein Polytrauma ausgelösten ARDS tatsächlich eine bessere Prognose als ältere Patienten.

? 102 Beim ARDS sind folgende Befunde typisch:

a. ein erhöhter pumonalkapillärer Verschlussdruck (PCWP)

b. ein p_aO_2-Abfall

c. eine Verschlechterung der Lungencompliance

d. ein normaler pulmonalarterieller Mitteldruck

e. ein vorausgegangenes, prädisponierendes Ereignis

✔ Antworten

a. **Falsch.** Beim ARDS (»acute respiratory distress syndrome«) ist der PCWP typischerweise normal oder sogar erniedrigt (<18 mmHg). Dies ist der entscheidende Unterschied zum Lungenödem aufgrund eines Linksherzversagens, bei dem der PCWP erhöht ist. Das kardiale Lungenödem ist hydrostatischer Genese bei primär intakter alveolokapillärer Membran; beim ARDS dagegen liegt primär ein intakter linker Ventrikel vor. Das extravaskuläre Lungenwasser wird beim ARDS durch eine Permeabilitätserhöhung der pulmonalen Kapillaren verursacht.

b. **Richtig.** Der auf O_2-Gabe inadäquate Anstieg des p_aO_2 ist für das ARDS typisch. Dies ist u. a. durch die Zunahme des interstitiellen, extravaskulären Lungenwassers (Überflutung und Kompression der Alveolen) bedingt. Der intrapulmonale Rechts-links-Shunt (oft >30 %) äußert sich in einer starken Zunahme der alveoloarteriellen O_2-Differenz; diese Veränderungen gehen den typischen radiologischen Veränderungen beim ARDS (im Thoraxröntgenbild: bilaterale Infiltrate, »white lung« bei normaler Herzgröße) voraus.

c. **Richtig.** Die frühzeitige Verschlechterung der Lungencompliance mit Erniedrigung der FRC ist typisch. Sie korreliert gut mit der Schwere des ARDS und ist ein klinisch geeigneter Verlaufsparameter und hilfreich für die Einstellung der Beatmungsparameter am Respirator.

d. **Falsch.** Der pulmonalarterielle Mitteldruck und der pulmonalvaskuläre Widerstand sind beim ARDS schon frühzeitig erhöht. Dies liegt an der Aggregation und Sequestration von Thrombozyten und Leukozyten in den pulmonalen Kapillaren, welche die Endstrombahn z. T. komplett verlegen.

e. **Richtig.** Dem ARDS geht häufig ein induzierendes Ereignis voraus: z. B. SIRS/Sepsis, Schock, Polytrauma, Pankreatitis, Massivtransfusion oder Intoxikation. Hier führt der primär extrapulmonale Prozess, z. B. über eine Toxineinschwemmung, zur sekundären Schädigung des pulmonalen Gefäßendothels. Das ARDS kann sich aber auch aufgrund einer primären Alveolarschädigung entwickeln. Dies ist bei der Aspiration von saurem Mageninhalt, bei Lungenkontusion, Pneumonie oder nach Inhalation toxischer Gase der Fall.

? 103 Bei Anwendung der permissiven Hyperkapnie (PHC):

a. wird der Beatmungsspitzendruck auf 40 cm H_2O begrenzt.

b. werden hochnormale bis mäßig erhöhte p_aCO_2-Werte (45–50 mmHg) toleriert.

c. wird ein langsamer p_aCO_2-Anstieg angestrebt.

d. kommt es zu einem Abfall des pulmonalarteriellen Mitteldrucks.

e. wird die zerebrale Resistance vermindert.

✓ Antworten

a. **Falsch.** Bei der PHC nach Hickling wird ein Beatmungsspitzendruck von maximal 30 cm H_2O angestrebt. Hierzu werden geringe Atemzugvolumina (ca. 5 ml/kgKG) appliziert, und die dabei eintretende Hyperkapnie wird toleriert.

b. **Falsch.** Es werden durchschnittliche p_aCO_2-Werte von etwa 60 mmHg toleriert (in Einzelfällen auch deutlich darüber liegende Werte).

c. **Richtig.** Bei langsamem p_aCO_2-Anstieg über einen Zeitraum von mehreren Stunden kommt es nur zu einem geringen intrazellulären Abfall des pH-Werts. Hickling konnte zeigen, dass die iatrogen bedingte Hyperkapnie ohne wesentliche negative Folgen blieb und dass die Mortalität von ARDS-Patienten unter diesem Beatmungskonzept um 16 % geringer war als die über den Apache-II-Score prognostizierte Mortalität von ca. 40 %.

d. **Falsch.** Der mittlere pulmonalarterielle Druck steigt durch die hyperkapnieinduzierte pulmonale Vasokonstriktion an. Eine vorbestehende pulmonale Hypertonie, z. B. bei COPD, stellt eine Kontraindikation für das Verfahren dar.

e. **Richtig.** Durch die Hyperkapnie kommt es im systemischen Kreislauf zur Vasodilatation, und die zerebrale Resistance nimmt ab. Ein Hirnödem oder ein erhöhter intrakranieller Druck sind Kontraindikationen für die Anwendung der PHC.

? **104 Welche der folgenden Medikamente und Anästhetika vermindern das Ausmaß der hypoxischen pulmonalen Vasokonstriktion (HPV)?**

a. volatile Anästhetika (in vitro)

b. Barbiturate

c. Prostacyclin (PGI$_2$; i.v.)

d. Kalziumantagonisten

e. Nitroglyzerin

✓ **Antworten**

a. **Richtig.** Im Experiment interferieren alle Inhalationsanästhetika dosisabhängig mit der hypoxischen pulmonalen Vasokonstriktion. Klinisch gibt es keine signifikanten Unterschiede der Oxigenierung in Abhängigkeit von der Narkosetechnik, d. h. sowohl eine intravenöse als auch eine inhalative Narkose sind geeignet.

b. **Falsch.** Barbiturate, Benzodiazepine und Propofol haben keine Abschwächung der HPV zur Folge.

c. **Richtig.** Prostacyclin erweitert die Lungenkapillaren und behindert damit die HPV bei Abfall des Sauerstoffpartialdrucks im Alveolus.

d. **Richtig.** Kalziumantagonisten schwächen die HPV ab.

e. **Richtig.** Nitroglyzerin vermindert die hypoxische pulmonale Vasokonstriktion durch eine generalisierte pulmonale Vasodilatation und erhöht so die Perfusion nicht bzw. schlecht ventilierter Lungenabschnitte.

? **105 Bei Ein-Lungen-Ventilation (ELV) sollte:**

a. der größtmögliche Doppellumentubus gewählt werden.

b. die korrekte Tubuslage durch Bronchoskopie verifiziert werden.

c. eine totale intravenöse Anästhesietechnik gewählt werden.

d. immer mit einer F$_I$O$_2$ von 1,0 beatmet werden.

e. die unten liegende Lunge immer mit PEEP beatmet werden.

✓ **Antworten**

a. **Richtig.** Durch die Platzierung eines adäquat großen Tubus wird der zur Applikation des Tidalvolumens benötigte Beatmungsdruck reduziert und der Atemwegswiderstand (Tubusresistance) vermindert.

b. **Richtig.** Da die Oxigenierung des Patienten von der adäquaten Ventilation einer Lungenhälfte abhängt, muss die korrekte Tubuslage vor Beginn der Ein-Lungen-Ventilation gesichert werden. Dies geschieht am besten mit dem flexiblen Bronchoskop. Dabei ist besonders darauf zu achten, den Oberlappenbronchus nicht zu verlegen.

c. **Falsch.** Es kann sowohl eine totale intravenöse (TIVA) als auch inhalative Anästhesie durchgeführt werden.

d. **Falsch.** Eine alveoläre Hypoxie kann die hypoxische pulmonale Vasokonstriktion (HPV) auslösen und Blut möglicherweise in die nichtventilierte Lunge umleiten, was durch eine F_IO_2 von 1,0 verhindert werden kann. Insbesondere vor Umlagerungen schafft eine F_IO_2 von 1,0 Sicherheitsreserven für den Patienten im Fall einer Tubusdislokation. Unter Überwachung mit der Pulsoximetrie und mit wiederholten Blutgasanalysen kann durchaus während der Narkose die F_IO_2 von 1,0 reduziert werden.

e. **Falsch.** Ein PEEP an der unten liegenden, beatmeten Lunge hat keinen genau vorhersehbaren Effekt, weswegen zunächst ohne PEEP beatmet werden sollte. Ein PEEP erhöht den intrathorakalen Druck und interferiert mit der HPV und leitet evtl. Blut durch Erhöhung des pulmonalarteriellen Widerstands in die oben liegende, nichtventilierte Lunge um.

? **106 Bei Ein-Lungen-Ventilation (ELV) können die folgenden Maßnahmen die Oxigenierung des Patienten verbessern:**

a. O_2-Insufflation von 4 l/min tief endobronchial in die nichtventilierte Lunge.

b. eine Vermeidung eines exzessiven PEEP der ventilierten Lunge.

c. chirurgische Abklemmung der Pulmonalarterie, welche die nichtventilierte Lunge versorgt.

d. vorsichtiges manuelles Blähen der ventilierten Lunge zwecks Wiederöffnung kollabierter Alveolen.

e. Anlegen eines CPAP von 5–10 cm Wassersäule an der nichtventilierten Lunge.

✓ **Antworten**

a. **Richtig.** Bei der ELV kommt es rein rechnerisch zu einem akuten Shuntanteil von 50 %, da zunächst ungefähr die Hälfte (im Stehen rechte Lunge 55 %, linke Lunge 45 %) des rechtsventrikulären Herzzeitvolumens durch die kollabierte, nichtventilierte Lunge fließt. Der p_aO_2 fällt dabei unter Raumluft von 100 auf ca. 50 mmHg ab. Die (innerhalb von Sekunden bis Minuten) einsetzende hypoxische pulmonale Vasokonstriktion (HPV) kann den Blutfluss durch die kollabierte Lunge um maximal 50 % reduzieren. Es verbleibt also immer ein Shuntanteil in Höhe von ca. 25 %. Die O_2-Insufflation in die kollabierte Lunge oder die Applikation eines mäßigen PEEP/CPAP führen zur (Teil-)Oxigenierung des durch die nichtventilierte Lunge fließenden Blutes und stellen geeignete Methoden zur Verminderung der venösen Beimischung dar.

b. **Richtig.** Bei der ELV ist die Neigung der unten liegenden, ventilierten Lunge zur Entwicklung von Atelektasen erhöht, weswegen die Applikation eines moderaten PEEP nützlich sein kann. Ein exzessiver PEEP auf die ventilierte Lunge würde aber zu einer Erhöhung der Totraumventilation und zur Perfusionsminderung dieser Lungenhälfte führen und muss deshalb vermieden werden.

c. **Richtig.** Dies vermindert den Shunt. Wird die Pulmonalarterie, welche die kollabierte Lungenhälfte versorgt, durch den Chirurgen abgeklemmt, kann die Shuntfraktion deutlich reduziert werden. Der Nachteil dieser Maßnahme ist eine akute Nachlasterhöhung des rechten Herzens.

d. **Richtig.** Die Atelektasenbildung (und Ödemneigung) in der unten liegenden Lunge ist erhöht (»dependent lung syndrome«); wiederholtes Blähen wirkt der Ateletasenbildung entgegen.

e. **Richtig.** Durch die Applikation eines mäßigen PEEP/CPAP wird die nichtventilierte Lunge nur minimal gebläht, fördert aber die Aufnahme des Sauerstoffs in die Kapillaren und reduziert den Shunt. Wie bei der O_2-Insufflation handelt es sich um eine partielle (eine Lunge wird ventiliert) apnoeische Oxigenierung.

❓ 107 Bei der Ein-Lungen-Ventilation (ELV) des Erwachsenen:

a. sollte bei Auftreten einer Hypoxämie grundsätzlich eine Tubusdislokation ausgeschlossen werden.

b. sollte bei Hypoxämie auf Zwei-Lungen-Ventilation übergegangen werden, bis der Patient wieder stabil ist und die Ursache für die Hypoxie behoben wurde.

c. sollte bei guter Compliance der ventilierten Lunge diese mit einem hohen Tidalvolumen (8–12 ml/kgKG) und relativ niedrigen Atemfrequenzen (8–12/min) beatmet werden.

d. sollte bei schlechter Compliance der ventilierten Lunge mit niedrigen Tidalvolumina (5–7 ml/kgKG) und relativ hohen Frequenzen (12–16/min) beatmet werden.

e. eine Normokapnie angestrebt werden.

✓ Antworten

a. **Richtig.** Grundsätzlich muss bei akut einsetzender Hypoxämie eine Tubusdislokation ausgeschlossen werden und der Patient, wenn nötig, beidseitig ventiliert werden, bis er normoxische Blutgaswerte erreicht.

b. **Richtig.** Ist eine Tubusdislokation und eine Lumenverlegung als Ursache der Hypoxämie bronchoskopisch ausgeschlossen, sollte nach dem Stufenplan von Benumof vorgegangen werden und, beginnend mit einem CPAP von 5 cm H_2O an der nichtventilierten Lunge, stufenweise ein PEEP an der ventilierten Lunge von 5 cm H_2O, dann ein CPAP von 10 cm H_2O an der nichtventilierten und schließlich ein PEEP von 10 cm H_2O an der ventilierten Lunge angelegt werden. Ist mit diesen Beatmungsparametern die Hypoxie nicht zu beeinflussen, ist an eine Pulmonalisdrosselung zu denken.

c. **Richtig.** Hohe Tidalvolumina wirken den bei hoher inspiratorischer O_2-Konzentration bevorzugt auftretenden Resorptionsatelektasen entgegen und vermindern die Atelektaseneigung. Dies setzt allerdings eine gute Lungencompliance voraus. Ist die Lungencompliance eingeschränkt, sollten kleinere Tidalvolumina und höhere Atemfrequenzen gewählt werden, um die Beatmungsdrücke niedrig zu halten und damit eine akute Rechtsherzbelastung und eine Blutumverteilung in die nichtventilierte Lunge zu vermeiden.

d. **Richtig.** Siehe Antwort c.

e. **Richtig.** Eine Normokapnie wird angestrebt, da eine ausgeprägte Hypo- oder Hyperkapnie die hypoxische pulmonale Vasokonstriktion beeinträchtigt. Eine Hypokapnie führt zu einer Vasodilatation im Pulmonalkreislauf, während eine Hyperkapnie eine Vasokonstriktion bewirkt.

❓ 108 Mit einer erhöhten perioperativen Morbidität und Mortalität muss bei Vorliegen der folgenden Befunde nach allgemeinchirurgischen Eingriffen gerechnet werden:

a. Vitalkapazität (VC) <70 % des Sollwertes

b. forcierte Einsekundenkapazität (FEV_1) <70 % des Sollwertes

c. arterieller pCO_2 = 50 mmHg unter Raumluft

d. arterieller pO_2 = 55 mmHg unter Raumluft

e. Atemgrenzwert <65 % des Sollwertes

✅ Antworten

a. **Falsch.** Werte <50 % sind prädiktiv für postoperative pulmonale Komplikationen wie Pneumonie, respiratorische Insuffizienz oder prolongiertern Einsatz von Atemhilfen. Die Vitalkapazität ist dasjenige Lungenvolumen, welches nach maximaler Inspiration maximal ausgeatmet werden kann. Sie liegt beim 70 kg schweren Mann bei etwa 4–5 l.

b. **Falsch.** Eine FEV_1 <50 % des Sollwerts bei chronisch obstruktiven Lungenerkrankungen ist prädiktiv für postoperative pulmonale Komplikationen, d. h. die Komplikationen treten bei wenigstens 25 % dieser Patienten auf.

c. **Falsch.** Ein arterieller pCO_2 von 50 mmHg bedeutet eine Hypoventilation. Der Wert per se ist aber nicht prädiktiv; das gleiche gilt für einen p_aO_2 von 50 mmHg unter Raumluft. Besteht jedoch bei chronisch-obstruktiver Lungenerkrankung trotz maximaler Therapie ein arterieller pCO_2 von >46 mmHg und ein p_aO_2 <50 mmHg (bei Raumluft), ist die Inzidenz perioperativer pulmonaler Komplikation erhöht.

d. **Falsch.** Der normale p_aO_2 bei Raumluft liegt zwischen 65 und 100 mmHg. Der angegebene Wert von 55 mmHg ist pathologisch, ist aber für sich allein nicht prädiktiv für postoperative pulmonale Komplikationen. Es werden weitere Information benötigt, wie z. B. Art, Dauer und Schwere der pulmonalen Erkrankung und Art der medikamentösen Behandlung.

e. **Falsch.** Ein Atemgrenzwert <50 % ist mit perioperativen pulmonalen Komplikationen assoziiert. Allgemein gilt also, dass bei chronischen Lungenerkrankungen erst ab deutlich erniedrigten Lungenfunktionstestwerten, d. h. <50 % des Sollwertes, eine Aussage über die Wahrscheinlichkeit perioperativer Lungenkomplikationen möglich ist.

❓ 109 Bei einem Patienten im Aufwachraum mit einem p_aCO_2 von 32 mmHg:

a. liegt eine Hyperventilation vor.

b. liegt im Vergleich zur CO_2-Produktion eine übermäßige Abatmung von Kohlendioxid vor.

c. liegt eine akute respiratorische Alkalose vor.

d. liegt eine beschleunigte Atmung (Tachypnoe) vor.

e. liegen Schmerzen und/oder Angst vor.

✅ **Antworten**

a. **Richtig.** Unabhängig von der Ursache werden p_aCO_2-Werte <35 mmHg als Hyperventilation und p_aCO_2-Werte >45 mmHg als Hypoventilation bezeichnet.

b. **Richtig.** Der p_aCO_2 ist eine genau geregelte physiologische Größe und wird in engen Grenzen konstant gehalten. In Ruhe beträgt die endogene CO_2-Produktion etwa 3 ml/kgKG/min (ca. 200 ml/min beim durchschnittlichen Erwachsenen). Eine Hyperventilation bedeutet immer eine zu hohe Elimination dieses Stoffwechselendprodukts, eine Hypoventilation immer eine zu geringe pulmonale Elimination.

c. **Falsch.** Es könnte auch eine metabolische Azidose mit respiratorischer Kompensation vorliegen.

d. **Falsch.** Eine verlangsamte und vertiefte Atmung wäre auch mit einer Hyperventilation vereinbar.

e. **Falsch.** Es kann auch Fieber, eine beginnende Pneumonie oder die Frühphase einer Sepsis vorliegen.

❓ **110 Folgende Faktoren erhöhen den Totraum:**

a. Überstreckung des Kopfes
b. Intubation (oral)
c. pulmonale Hypotension
d. Rückenlage
e. Alter

✅ **Antworten**

a. **Richtig.** Die Überstreckung des Kopfes dehnt den Tracheobronchialbaum und vergrößert somit den Raum, der nicht am Gasaustausch teilnimmt. Eine Beugung des Kopfes reduziert entsprechend den Totraum.

b. **Falsch**. Durch den Tubus wird der Nasen-Rachen-Raum »umgangen«, der Totraum somit verkleinert.

c. **Richtig.** Beim Abfall des pulmonalarteriellen Drucks kommt es zum Kollaps von Kapillaren, bei weiter fortbestehender Ventilation der dazugehörigen Alveolen: Somit ist der Totraum erhöht.

d. **Falsch**. Die Rückenlage führt zu einer leichten Kompression von Trachea und Bronchialbaum: Der Totraum sinkt. Das Umgekehrte gilt für die aufrechte Körperhaltung.

e. **Richtig.** Mit dem Alter erhöht sich die Anzahl rarefizierter Lungenkapillaren bei weiterbestehender Ventilation der zugehörigen Alveolen. Der Totraum ist erhöht.

? 111 Im Stehen gelten die folgenden Aussagen im Hinblick auf Ventilation und Perfusion der Lunge:

a. Ventilation und Perfusion in Zone I nach West sind etwa gleich groß.

b. Der intrapleurale Druck ist an der Lungenspitze größer als an der Lungenbasis.

c. Der pulmonale Shunt ist in Zone II nach West am größten.

d. In Zone II nach West ist das Ventilations-Perfusions-Verhältnis etwa 1.

e. In Zone III nach West ist das Ventilations-Perfusions-Verhältnis <1.

✓ Antworten

a. **Falsch.** In Zone I ist die Ventilation größer als die Perfusion (= Ventilations-Perfusions-Mismatch, Ventilations-Perfusions-Verhältnis >1), d. h. ein relatives Überwiegen der Totraumventilation.

b. **Falsch.** Schwerkraftbedingt nimmt der intrapleurale Druck von apikal nach basal zu, er wird weniger negativ.

c. **Falsch.** In der Zone II nach West ist das Ventilations-Perfusions-Verhältnis ausgeglichen. Der pulmonale Shunt ist hier am niedrigsten.

d. **Richtig.** In Zone II sind Ventilation und Perfusion in etwa gleich; das Ventilations-Perfusions-Verhältnis nähert sich dem Idealwert von 1.

e. **Richtig.** An der Lungenbasis werden viele Alveolen sehr gut perfundiert, aber nicht gut ventiliert, das Ventilations-Perfusions-Verhältnis sinkt unter 1, d. h. eine relative Zunahme des Shunts. Das Ventilations-Perfusions-Verhältnis aller Alveolen der gesamten Lunge liegt im Mittel bei 0,8.

? 112 Folgende Aussagen zur Lungenphysiologie sind richtig:

a. Im Stehen ist die Ventilation im Bereich der Lungenspitze größer als an der Lungenbasis.

b. Im hypovolämischen Schock kommt es zu einer Vergrößerung der Zone I nach West.

c. Im Stehen ist die Perfusion der Lungenbasis größer als die der Lungenspitze.

d. Im Stehen ist der Sauerstoffpartialdruck in den Alveolen ($p_A O_2$) der Lungenspitze größer als in den Alveolen der Lungenbasis.

e. Eine Erhöhung des pulmonal-arteriellen Drucks (PAP) führt zur Reduktion der Zone I nach West.

✔ Antworten

a. **Falsch.** Im Stehen ist die Compliance der Alveolen der abhängigen (unteren) Lungenpartien aufgrund ihrer geringeren Vordehnung größer. Die Lungenbasis wird deshalb besser ventiliert.

b. **Richtig.** In der Zone I nach West ist der pulmonal-arterielle Druck (PAP) niedriger als der alveoläre Druck. Es kommt zur Totraumventilation, d. h. zur Ventilation ohne gleichzeitige Perfusion. Im Schock ist diese Zone aufgrund des erniedrigten PAP noch vergrößert.

c. **Richtig.** Aufgrund der Schwerkraft werden abhängige Lungenbereiche besser perfundiert.

d. **Richtig.** Viele Alveolen in der Lungenspitze werden ventiliert, aber nicht perfundiert. Somit wird auch kein Sauerstoff aus der Alveole abtransportiert und kein CO_2 in die Alveole aufgenommen, und der p_AO_2 ist größer.

e. **Richtig.** Siehe Antwort b.

❓ 113 Im Hinblick auf die Atemmechanik und -muskulatur gilt:

a. Der O_2-Bedarf der Atemmuskulatur in Ruhe beträgt etwa 15 % des Gesamt-O_2-Verbrauchs.

b. Bei Ruheatmung ist die Exspiration ein im Wesentlichen passiver Vorgang.

c. Bei schweren Herz-Kreislauf-Erkrankungen kann der O_2-Bedarf der Atemmuskulatur auf 25 % des Gesamt-O_2-Verbrauchs ansteigen.

d. Bei persistierender Erhöhung der Atemarbeit kann sich eine muskuläre Erschöpfung entwickeln.

e. Die Mm. intercostales externi werden bei der forcierten Exspiration eingesetzt.

✔ Antworten

a. **Falsch.** In Ruhe beträgt der O_2-Bedarf der Atemmuskulatur etwa 5 % des Gesamt-O_2-Verbrauchs.

b. **Richtig.** Die Exspiration ist in Ruhe ein passiver Vorgang. Nur bei Anstrengung oder bei Behinderung der Exspiration (COLD) wird die exspiratorische Atemmuskulatur »eingesetzt«.

c. **Richtig.** Der O_2-Bedarf der Atemmuskulatur kann so stark ansteigen, dass es zum Eingehen einer O_2-Schuld kommt mit konsekutivem Versagen der Muskulatur (»Pumpversagen« der Atmung).
d. **Richtig.** Siehe Antwort c.
e. **Falsch.** Die Mm. intercostales interni kontrahieren bei der forcierten Exspiration.

3

Pharmakologie

? **114 Doxapram:**
 a. ist ein Opioid.
 b. vergrößert das spontane Atemminutenvolumen.
 c. wirkt direkt auf das Atemzentrum.
 d. hat eine große therapeutische Breite.
 e. erhöht den O_2-Verbrauch.

✓ **Antworten**
 a. **Falsch.** Doxapram ist kein Opioid, sondern ein Analeptikum. Generell werden das ZNS stimulierende Substanzen in Analeptika und Konvulsiva eingeteilt. Zu den Analeptika zählen auch die Methylxanthine und Nikotin.
 b. **Richtig.** Hierbei wird das Tidalvolumen stärker beeinflusst als die Atemfrequenz.
 c. **Falsch.** Das Atemzentrum wird nicht direkt stimuliert, sondern über die Chemorezeptoren des Glomus caroticuM. Hierbei wirkt Doxapram an den Chemorezeptoren so, als ob eine Hypoxie bestünde.
 d. **Richtig.** Die therapeutische Breite beträgt rund 20–40, d. h. es wird ca. eine 20- bis 40-fach höhere Dosierung benötigt, um zerebrale Krampfanfälle zu provozieren.
 e. **Richtig.** Die Erhöhung des O_2-Verbrauchs ist dabei der Vergrößerung des Atemminutenvolumens proportional.

Doxapram ist ein in der deutschen klinischen Praxis wenig geläufiges Medikament. Da es in England Verwendung findet, ist es für die EAA-Prüfung durchaus relevant. Es kann in der postoperativen Atemdepressionsphase das Atemminutenvolumen steigern, ebenso bei Patienten mit obstruktiven Atemwegserkrankungen.

? **115 Droperidol (DHBP):**
 a. ist ein Neuroleptikum hoher Potenz.
 b. hat eine Halbwertszeit von ca. 100 min.
 c. hat eine totale Clearance, die der Leberdurchblutung entspricht.
 d. ist ein zerebraler Vasodilatator.
 e. senkt den arteriellen Mitteldruck.

✓ Antworten

a. **Richtig.** Zusammen mit Haloperidol gehört DHBP zur Gruppe der Neuroleptika hoher Potenz. Als solche können sie extrapyramidale Nebenwirkungen auslösen, die mit Diphenhydramin oder Bromocriptin beherrscht werden können. Eine akute laryngeale Dystonie (Laryngospasmus) ist eine seltene extrapyramidale Nebenwirkung.

b. **Richtig.** Obwohl die Plasmahalbwertszeit relativ kurz ist, überdauern die zentralnervösen Wirkungen oftmals Stunden (Sedierung).

c. **Richtig.** Dies bedeutet, dass eine Verminderung der Leberdurchblutung die Plasmahalbwertszeit verlängert und der Metabolismus von DHBP vom Blutfluss der Leber stark abhängig ist.

d. **Falsch.** DHBP ist ein zerebraler Vasokonstriktor und drosselt daher den zerebralen Blutfluss. Da aber der zerebrale O_2-Verbrauch nicht gleichsinnig mit dem zerebralen Blutfluss vermindert wird, ist die Anwendung bei Erhöhung des intrakraniellen Drucks problematisch.

e. **Richtig.** Als peripherer α-Antagonist senkt DHBP dosisabhängig den arteriellen Druck. DHBP sollte wegen seiner antidopaminergen Wirkung nicht bei Parkinson-Patienten eingesetzt werden. Bei Patienten mit einem Phäochromozytom ist es ebenfalls kontraindiziert, da exzessive Blutdruckanstiege beschrieben wurden, die wahrscheinlich auf einer DHBP-induzierten Freisetzung von Katecholaminen aus dem Nebennierenmark beruhen.

❓ 116 Folgende Substanzen werden in der Lunge partiell eliminiert:

a. Bradykinin
b. Noradrenalin
c. Adrenalin
d. Propranolol
e. Lidocain

✓ Antworten

a. **Richtig.** Neben Bradykinin wird auch Serotonin eliminiert.

b. **Richtig.** Noradrenalin ist das einzige Katecholamin, das in der Lunge partiell eliminiert wird. Außerdem wird Acetylcholin in der Lunge dem Blut entzogen.

c. **Falsch.** Adrenalin und Dopamin werden nicht in der Lunge eliminiert.

d. **Richtig.** Es werden außerdem noch Fentanyl, Imipramin und Prostaglandine partiell inaktiviert.

e.   **Richtig.** Die quantitativ wichtige Metabolisierung findet allerdings in der Leber statt. Lidocain wird zu Methylxylidid und Monoethylglycinxylidid (MEGX) metabolisiert. MEGX kann zur Quantifizierung der Lebermetabolisierungsleistung herangezogen werden. Die Lunge erfüllt auch vielfältige Syntheseleistungen. Neben Surfactant werden hier Prostaglandine, Histamin, Kallikrein, Von-Willebrand-Faktor und Gewebeplasminogenaktivator (tPA) gebildet (Stoelting, S. 691).

? 117   Eine arterielle Vasokonstriktion kann durch eine lokale Erhöhung folgender Substanzen auftreten:

a.   Stickstoffmonoxid (NO)
b.   Angiotensin II
c.   atriales Natriuretisches Peptid (ANP)
d.   β-Agonisten
e.   H⁺-Ionen

✓ Antworten

a.   **Falsch.** NO ist wahrscheinlich der EDRF (»endothelium derived relaxing factor«) und führt zu einer Vasodilatation der glatten Gefäßmuskulatur.
b.   **Richtig.** AT II ist ein starker Vasokonstriktor und wird aus seiner Vorstufe AT I durch das in der Lunge vorkommende Enzym ACE (»angiotensin converting enzyme«) gebildet. AT I wird wiederum aus Angiotensinogen durch Renin gebildet. Renin wird bei einem Abfall des intravasalen Volumens oder arteriellen Blutdrucks von der Niere gebildet.
c.   **Falsch.** ANP ist ein Peptid, das in den Vorhöfen des Herzens gebildet wird und eine Relaxierung der Gefäßmuskulatur sowie eine Natriumexkretion und Wasserelimination in der Niere bewirkt. Es ist der Gegenspieler zum Renin-Angiotensin-Aldosteron-System und wird bei einer Volumenüberladung (Überdehnung der Vorhöfe) von den Vorhofmyozyten in das Blut abgegeben.
d.   **Falsch.** β-Agonisten wie z. B. Isoproterenol führen zu einer Vasodilatation und einem Blutdruckabfall.
e.   **Falsch.** H⁺-Ionen führen wie K⁺-Ionen zu einer Relaxierung der glatten Muskulatur der Gefäße.

? 118 Prostacyclin (PGI$_2$):

a. hemmt die Thrombozytenaggregation
b. erhöht den pulmonal vaskulären Widerstand
c. hemmt die plasmatische Gerinnung
d. wird in der Lunge synthetisiert
e. entsteht aus der Arachidonsäure über den Lipoxigenaseweg

✓ Antworten

a. **Richtig.** PGI$_2$ hemmt die Thrombozytenaggregation. Es kommt im Endothel der Gefäße ubiquitär vor und ist der Gegenspieler zum Thromboxan. PGI$_2$ stimuliert die Bildung von cAMP und vermindert die Plättchenadhäsivität und verlängert deren Lebensdauer.

b. **Falsch.** Der pulmonal-vaskuläre Widerstand wird gesenkt. Dies ist die Basis für die experimentelle Therapie des pulmonalen Hypertonus im ARDS. Dabei wird entweder PGI$_2$ systemisch oder als Aerosol verabreicht. Letzteres hat in Analogie zur inhalativen NO-Therapie den Vorteil der nur lokalen Wirkung, da PGI$_2$ schnell abgebaut wird (HWZ 3 min).

c. **Falsch.** PGI$_2$ beeinflusst ausschließlich die Plättchenfunktion und nicht die Gerinnungsfaktoren.

d. **Richtig.** PGI$_2$ wird hauptsächlich im Endothel von Lunge und Niere synthetisiert.

e. **Falsch.** Arachidonsäure ist die Muttersubstanz, von der aus über den Lipoxigenaseweg die Leukotriene gebildet werden. PGI$_2$ wird über den Zyklooxigenaseweg aus Arachidonsäure synthetisiert.

3.1 i.v.-Anästhetika

? 119 Flumazenil:

a. ist ein Benzodiazepin
b. sollte bei Patienten mit erhöhtem ICP nicht angewandt werden
c. hat eine Plasmahalbwertszeit von 4 h
d. kann die Aufwachzeit nach einer Inhalationsanästhesie verkürzen
e. antagonisiert Phenytoin

✅ Antworten

a. **Richtig.** Flumazenil ist ein Imidazolbenzodiazepin und damit den Benzodiazepinen zuzurechnen. Es hat jedoch keine intrinsische Wirkung und ist somit ein Benzodiazepinrezeptorantagonist. Vorsicht Fangfrage!

b. **Richtig.** Da Benzodiazepine durch die Minderung des zerebralen Metabolismus und Blutflusses einer ICP-Erhöhung entgegenwirken, wäre eine Antagonisierung evtl. mit deletären Folgen verbunden.

c. **Falsch.** Es hat eine Plasmahalbwertszeit von unter 60 min und wirkt somit selbst kürzer als Midazolam. Daher ist mit Rebound-Effekten nicht nur nach der Gabe von langwirkenden Benzodiazepinen zu rechnen.

d. **Richtig.** Durch die antagonistische Wirkung am GABA-Rezeptor, an dem nach neueren Theorien auch Inhalationsanästhetika angreifen, kann die Aufwachphase aus einer Inhalationsanästhesie verkürzt werden. Naheliegend ist aber auch die Vermutung, dass Resteffekte der Benzodiazepinprämedikation antagonisiert werden.

e. **Falsch.** Flumazenil antagonisiert nicht die Wirkungen des Antiepileptikums Phenytoin. Phenytoin wirkt auf Na- und Ca-Kanäle und entfaltet so als Antiepileptikum und als Antiarrhythmikum seine membranstabilisierende Wirkung.

❓ 120 Thiopental:

a. ist ein Oxibarbiturat

b. hat als 5 % Lösung einen pH-Wert von 6,8

c. wird zu 99 % hepatisch metabolisiert

d. hat eine hohe Plasma-Eiweißbindung

e. passiert nicht die Plazentaschranke und ist daher für geburtshilfliche Anästhesien besonders geeignet

✅ Antworten

a. **Falsch.** Thiopental ist ein Thiobarbiturat (Thiopental, Thiamylal), d. h. es hat ein Schwefelatom am C_2-Atom des Barbitursäurerings. Ist dieser mit einem Sauerstoffatom substituiert, spricht man von Oxibarbituraten (Pheno-, Pento-, Seco- und Methohexital).

b. **Falsch.** Die Lösung von Thiopental als 5 %ige NaCl-Lösung hat einen alkalischen pH-Wert von 10,6. Bei versehentlicher intraarterieller Injektion fallen Thiopentalkristalle aus, die zu einer Vaskulitis und Gefäßthrombose führen können.

c. **Richtig.** Thiopental wird mit einer Halbwertszeit von 11 h fast vollständig in der Leber zu inaktiven Metaboliten abgebaut. Die Verstoffwechselung von Thiopental ist von Zytochrom-P-450-Enzymen abhängig, die durch dessen Anwendung gleichzeitig induziert werden.

d. **Richtig.** Thiopental hat eine ca. 80 % Plasmaproteinbindung.

e. **Falsch.** Substanzen, die die Plazenta passieren, sind niedermolekular und lipidlöslich. Barbiturate passieren die Plazentaschranke leicht und sind im Blut von Neugeborenen nachweisbar.

❓ 121 Barbiturate sind gut geeignet zur Narkoseeinleitung bei Patienten:

a. zur Elektrokrampftherapie
b. mit einer COPD
c. mit einer hämorrhagischen Hypovolämie
d. mit einer akuten intermittierenden Porphyrie
e. mit einer manifesten Herzinsuffizienz

✅ Antworten

a. **Richtig.** Für schmerzlose und kurze Eingriffe wie z. B. Kardioversionen oder Elektrokrampftherapien sind Barbiturate als Induktionsanästhetika gut geeignet.

b. **Falsch.** Besonders bei geringer Anästhesietiefe können Barbiturate zu einem Laryngo-/Bronchospasmus und Singultus beitragen. Bei COPD-Patienten kommt der durch Thiobarbiturate hervorgerufenen Histaminliberation eine besondere Bedeutung zu.

c. **Falsch.** Hypovolämie und Patienten im Schock sind Kontraindikationen für die Anwendung von Barbituraten.

d. **Falsch.** Kontraindikation für die Anwendung von Barbituraten sind die akuten hepatischen Formen der Porphyrie: akut intermittierende, hereditäre Koproporphyrie und die Porphyria variegata.

e. **Falsch.** Die negativ inotrope Wirkung der Barbiturate verbietet deren Einsatz bei Patienten mit manifester Herzinsuffizienz.

❓ 122 Etomidat:

a. ist ein Imidazolderivat
b. führt zu Krampfäquivalenten im EEG
c. führt zu Myoklonien

d. wirkt nicht negativ inotrop

e. wird durch Plasmaesterasen metabolisiert

✅ Antworten

a. **Richtig.** Etomidat ist ein karboxiliertes Imidazolderivat und vermittelt die anästhesiologische Wirkung wahrscheinlich aufgrund einer Verstärkung der GABA-vermittelten Inhibierung neuronaler Erregbarkeit.

b. **Richtig.** Etomidat führt zu Spikes im EEG, wie im Übrigen auch Methohexital. Ob Etomidat Krampfanfälle auslösen kann, wird widersprüchlich diskutiert, es sollte zumindest bei mit Antiepileptika schlecht eingestellten Patienten mit Vorsicht angewandt werden.

c. **Richtig.** Myoklonien sind eine häufige Nebenwirkung von Etomidat und dürfen nicht mit Krampfäquivalenten verwechselt werden. Sie werden wahrscheinlich durch eine Disinhibition des extrapyramidalen Systems ausgelöst. Exzitatorische Phänomene kommen auch bei Barbituraten und Propofol vor.

d. **Falsch.** Obwohl Etomidat als eines die kardiozirkulatorischen Funktionen am wenigsten beeinflussendes Anästhetikum gilt, wirkt auch dieses negativ inotrop.

e. **Richtig.** Etomidat wird fast vollständig von Plasmaesterasen und von der Leber hydrolytisch gespalten und hat eine 5-fach höhere Clearance als Thiopental.

❓ 123 Propofol:

a. wird als kommerzielle Lösung in Sojaöl und Eiphosphatid gelöst

b. hat eine antiemetische Wirkung

c. kumuliert bei Patienten mit einer Leberzirrhose

d. hat eine geringe Clearance

e. kann zu bradykardieassoziierten Todesfällen führen

✅ Antworten

a. **Richtig.** Als Lösungsvermittler dienen Sojaöl, Eiphosphatid und Glyzerin.

b. **Richtig.** Propofol hat eine antiemetische Wirkung und wird in subhypnotischen Dosierungen (0,2 mg/kgKG) zur Behandlung von PONV eingesetzt. Daneben besitzt Propofol auch eine den Juckreiz stillende Wirkung bei einem durch neuroaxiale Opioide hervorgerufenen Pruritus.

c. **Falsch.** Obwohl Propofol in der Leber fast vollständig glukuronidiert und renal eliminiert wird, haben weder eine Leberinsuffizienz noch eine

Niereninsuffizienz nennenswerte Auswirkungen auf die Pharmakokinetik. Ein First-pass-Effekt in der Lunge wird für diese Charakteristik
verantwortlich gemacht.

d. **Falsch.** Propofol hat eine sehr große Clearance, die den hepatischen
Blutfluss übersteigt und damit auf extrahepatische Verstoffwechslung
(s. Antwort c) hinweist.

e. **Richtig.** Propofol kann zu ausgeprägten Bradykardien und Asystolien
führen. In der Langzeitsedierung von Kindern sollte aus diesem Grund
Propofol nicht eingesetzt werden. Inzwischen sind auch Todesfälle
bei Erwachsenen unter dem Begriff »Propofolinfusionssyndrom«
veröffentlicht worden.

❓ 124 Ketamin:
a. ist ein Phenzyclidinderivat
b. wirkt über GABA-Rezeptoren
c. wirkt analgetisch
d. S-Ketamin zeigt eine erhöhte Inzidenz psychomimetischer Reaktionen
e. wirkt dämpfend auf den Sympathikus

✅ Antworten
a. **Richtig.** Als solches zeigt es halluzinogene Wirkungen und führt zu einer
dissoziativen Anästhesie.

b. **Falsch.** Ketamin wirkt wahrscheinlich als einziges i.v.-Anästhetikum
nicht über GABA-Rezeptoren, sondern hauptsächlich über NMDA-
Rezeptoren. Daneben werden Interaktionen an folgenden Rezeptoren
beschrieben: monoaminergen, muskarinischen und Opioidrezeptoren.

c. **Richtig.** Subanästhetische Dosen wirken analgetisch. Diese Wirkung
bleibt auch bei anästhesiologischer Dosierung erhalten.

d. **Falsch.** S-Ketamin zeichnet sich durch eine erhöhte Potenz bei gleichzeitig verminderten psychomimetischen Nebenwirkungen aus.

e. **Falsch.** Ketamin ist das einzige Anästhetikum, das erregend auf den
zentralen Sympathikus wirkt und zu Tachykardien und Anstieg des
arteriellen Blutdrucks führt.

❓ 125 Ketamin:
a. führt zu Xerostomie
b. dilatiert die Bronchien
c. kann den myokardialen Sauerstoffverbrauch erhöhen

d. wird unverändert im Urin ausgeschieden

e. kann psychomotorische Unruhezustände auslösen

Antworten

a. **Falsch.** Mundtrockenheit (Xerostomie) ist keine Nebenwirkung von Ketamin. Ketamin führt im Gegenteil zu Hypersalivation und Erhöhung der bronchialen Sekretion.

b. **Richtig.** Ketamin ist ein zuverlässiger Bronchodilatator.

c. **Richtig.** Ketamin erhöht die Herzfrequenz und den arteriellen Blutdruck und damit den myokardialen Sauerstoffverbrauch. Die sympathomimetische Wirkung von Ketamin ist bei der Versorgung schockierter Patienten erwünscht. Bei der Anästhesie bei koronarkranken Patienten kann allerdings die kardiovaskuläre Stimulation im Einzelfall zur Dekompensation führen.

d. **Falsch.** Ketamin wird in der Leber metabolisiert und renal eliminiert. Nur etwa 2 % werden unverändert im Urin ausgeschieden.

e. **Richtig.** Unruhezustände nach Erwachen sind häufig; aus diesem Grund wird die Gabe von Benzodiazepinen empfohlen, welche die psychomimetischen Nebenwirkungen deutlich abmildern.

126 Midazolam:

a. ist ein Imidazolderivat

b. kann ein isoelektrisches EEG erzeugen

c. kann nasal verabreicht werden

d. ist wasserlöslich

e. vermindert nicht den peripher vaskulären Widerstand

Antworten

a. **Richtig.** Midazolam ist ein Benzodiazepin mit einem Imidazolring. Es ist doppelt so potent wie Diazepam.

b. **Falsch.** Midazolam supprimiert die EEG-Aktivität, ist aber genauso wie andere Benzodiazepine nicht in der Lage, ein Nulllinien-EEG zu erzeugen, wie es durch Barbiturate und Propofol hervorgerufen werden kann.

c. **Richtig.** Nasale, orale, rektale, intramuskuläre und intravenöse Verabreichung von Midazolam ist möglich. Die kurze Wirkdauer von Midazolam hängt mit der hohen Lipidlöslichkeit und der Wirkbeendigung durch Umverteilung zusammen.

d. **Richtig.** Midazolam wird zur parenteralen Verabreichung auf einen pH-Wert von 3,5 eingestellt. Im sauren Milieu ist die Ringstruktur von Midazolam offen, sodass es wasserlöslich ist. Bei physiologischem pH-Wert schließt sich die Ringstruktur, und Midazolam wird lipophil.

e. **Falsch.** Midazolam führt dosisabhängig zu einer Verminderung des peripher-vaskulären Widerstands und einer Erhöhung der Herzfrequenz. Es vermindert nicht das HZV.

3.2 Inhalationsanästhetika

❓ 127 Die minimale alveoläre Konzentration (MAC):

a. beschreibt die alveoläre Konzentration eines Inhalationsanästhetikums, bei der 50 % aller Patienten Hypnose zeigen
b. ist abhängig vom Lebensalter
c. ist kleiner bei Hypothermie
d. zweier gleichzeitig angewandter Inhalationsanästhetika addiert sich
e. ist größer in der Schwangerschaft

✅ Antworten

a. **Falsch.** Die MAC ist definiert als die alveoläre Konzentration eines Inhalationsanästhetikums, bei der 50 % aller Patienten keine motorische Reaktion mehr auf die chirurgische Hautinzision zeigen. Die MAC 95 beschreibt diese Beziehung, bei der 95 % aller Patienten nicht mehr reagieren. Die MAC 50 ist entsprechend der ED_{50} bei i.v.-Medikamenten ein Konstrukt, mit dem man äquipotente Dosierungen verschiedener Anästhetika hinsichtlich ihrer sonstigen Wirkungen vergleichen kann.

b. **Richtig.** Im Altersbereich von 10–89 Jahren nimmt die MAC ungefähr 6 % pro Lebensjahrzent ab (Stoelting, S. 31). Für Kinder wurden altersbezogene MAC-Werte ermittelt. Streng genommen sollte man daher nur von MAC-Werten sprechen, die auf ein bestimmtes Alter bezogen sind.

c. **Richtig.** Hypothermie, Hypoxie, Hypotonie (<40 mmHg), Alkohol und präoperativ angewandte Medikamente zur Sedierung erniedrigen die MAC.

d. **Richtig.** Die gleichzeitige Gabe zweier Inhalationsanästhetika führt zu einer Addition der MAC-Werte: 0,5 MAC Lachgas und 0,5 MAC Isofluran haben eine gemeinsame anästhetische Wirkung von 1 MAC Isofluran.

e. **Falsch.** In der Schwangerschaft und bis ca. 72 h postpartal ist die MAC
erheblich reduziert (30 %).

? 128 Halothan:

a. ist ein halogenierter Methyläther
b. hat einen größeren Blut-Gas-Verteilungskoeffizienten als Methoxifluran
c. wird zu rund 20 % hepatisch metabolisiert
d. führt bei 20 % der Patienten zu milden Transaminasenanstiegen
e. kann eine »Halothanhepatitis« auslösen aufgrund einer direkt toxischen
Wirkung der Metabolite

✓ Antworten

a. **Falsch.** Halothan ist ein mit jeweils 1 Atom Brom und Chlor und 3 Atomen
Fluor halogeniertes Alkan. Es hat nicht die typische Ätherbindung, die
man bei allen anderen gebräuchlichen volatilen Anästhetika findet.

b. **Falsch.** Halothan hat einen Blut-Gas-Verteilungskoeffizienten von 2,3
und Methoxifluran von 12. Hinweis: Physikochemische Eigenschaften
der Inhalationsanästhetika prägt man sich am besten anhand einer
Tabelle eines der verschiedenen Lehrbücher ein (diese weichen in
unwichtigen Kommastellen voneinander ab); dies wird gern im ersten
Teil der DEAA-Prüfung abgefragt.

c. **Richtig.** Als Faustregel gilt: Halothan wird zu 20 % hepatisch metabolisiert, Sevofluran zu 5 %, Enfluran zu 3 %, Isofluran zu 0,2 % und
Desfluran zu 0,02 %.

d. **Richtig.** Bei Halothananästhesien kann in bis zu 20 % der Fälle eine
postanästhesiologische milde Hepatotoxizität beobachtet werden, die
mit den Symptomen Lethargie, Übelkeit Fieber und Serumstrans-
aminasenanstieg einhergeht.

e. **Falsch.** Von der unter Antwort d angeführten Hepatotoxizität ist die sog.
»Halothanhepatitis« streng zu trennen, die zu einer massiven Leber-
nekrose führen kann. Die Pathogenese dieses in einer Häufigkeit von
bis zu 1:10 000 vorkommenden Krankheitsbildes wird auf eine Auto-
immungenese zurückgeführt. Hierbei werden IgG-Antikörper gegen
hepatische mitochondriale Membranen gebildet, die zuvor durch das
im oxidativen Zytochrom-P-450-abhängigen Stoffwechsel entstandene
Trifluoracetylchlorid verändert wurden und als Neoantigen erkannt
werden.

❓ 129 Für volatile Inhalationsanästhetika (IHA) gilt:

a. Je lipophiler ein IHA ist, desto geringer ist seine MAC

b. Je größer der Blut-Gas-Verteilungskoeffizient, desto kürzer ist die An- und Abflutung der IHA

c. Je geringer das HZV, desto langsamer ist die Anflutung der IHA

d. Je höher die inspiratorische Gaskonzentration, desto schneller wird eine entsprechende alveoläre Gaskonzentration des IHA erreicht

e. Je höher die alveoläre Ventilation, desto schneller erfolgt die Anflutung der IHA

✓ Antworten

a. **Richtig.** Diese Korrelation ist als sog. Meyer-Overton-Regel in die Geschichte der Wirkforschung der Anästhetika eingegangen. Mit Ausnahme von Enfluran trifft dies tatsächlich zu: Die Reihenfolge der Öl-Gas-Verteilungskoeffizienten nimmt in der Reihenfolge: Methoxifluran > Halothan > Isofluran > Sevofluran > Desfluran ab, während die umgekehrte Reihenfolge die Zunahme der MAC-Werte beschreibt. Diese Korrelation wurde als Hinweis für eine unspezifische Wirkung der IHA im Sinne einer Einlagerung der IHA in die Lipiddoppelschichten der Neurone gewertet, die die verminderte Erregung (Anästhesie) erklären würde.

b. **Falsch.** Das Umgekehrte trifft zu: Je größer der Blut-Gas-Verteilungskoeffizient, desto länger ist die An- und Abflutung der IHA. Um eine gewünschte klinische Wirkung der IHA zu erreichen, muss ein entsprechender Partialdruck im Gehirn entstehen, der im »steady state« im Gleichgewicht mit dem gewählten inspiratorischen Partialdruck des jeweiligen IHA steht. Je löslicher das Gas im Blut ist, desto mehr Moleküle eines IHA können sich im Blut verteilen und desto länger dauert es, bis sich ein Gleichgewicht der Partialdrücke gebildet hat.

c. **Falsch.** Je geringer das HZV, desto schneller ist die Anflutung der IHA. Der Ausgleich der Partialdruckdifferenzen spielt die entscheidende Rolle und nicht eine bestimmte Anzahl an gelösten Molekülen eines IHA. Ist das HZV erhöht, besteht ein scheinbar größeres Verteilungsvolumen, und mehr Moleküle müssen gelöst werden, bevor es zu einem Ausgleich der Partialdruckdifferenzen kommt.

d. **Richtig.** Dies ist die Umschreibung für den sog. Konzentrationseffekt. Setzt man z. B. als am Vapor gewählte inspiratorische IHA-Konzentration (F_I) 1 Vol.-% ein, wird eine alveoläre Konzentration (F_A) von 0,5 Vol.-% (F_A/

F$_I$=0,5) später erreicht als die alveoläre Konzentration (F$_A$) von 1 Vol.-%
bei einer am Vapor gewählten inspiratorischen IHA-Konzentration (F$_I$)
von 2 Vol.-% (gleicher fraktionaler Anteil von 0,5=F$_A$/F$_I$).

e. **Richtig.** Das im Atemstrom aufgenommene IHA wird in der Lunge mit
dem dort verbleibenden Gasvolumen der FRC »verdünnt«. Je größer der
Anteil der alveolären Ventilation in Relation zur FRC ist, desto schneller
wird die Anflutungsphase sein. Das Verhältnis von alveolärer Ventilation
zu Größe der FRC beträgt beim Neugeborenen 5:1 und beim Erwachsenen 1,5:1.

? **130 Isofluran:**

a. ist ein halogenierter Methyläthyläther.
b. hat einen Blut-Gas-Verteilungskoeffizienten von 1,4.
c. ist kontraindiziert bei einem früheren halothanassoziiertem
Leberschaden.
d. hat die gleiche Summenformel wie Enfluran.
e. erhöht die Produktion von Liquor.

✓ Antworten

a. **Richtig.** Isofluran ist ein mit 5 Fluor-Atomen und 1 Cl-Atom halogenierter Methyläthyläther.
b. **Richtig.** Der Blut-Gas-Verteilungskoeffizient ist 1,4, und sein Dampfdruck beträgt 238 mmHg.
c. **Richtig.** Bei anamnestisch bekannten früheren halothanassoziierten
Leberschäden ist die Anwendung von halogenierten IHA kontraindiziert. Mit Ausnahme von Sevofluran unterliegen alle anderen
gebräuchlichen halogenierten IHA dem Zytochrom-P-450-abhängigen
oxidativen Metabolismus, der zur Bildung von Trifluoracetylchlorid (TFA)
führt. TFA wirkt als Hapten auf der Leberzelloberfläche und ist für die
autoimmunologische Hepatitis nach wiederholter Halothananästhesie
verantwortlich. Da auch die oben genannten IHA zur Bildung von TFA
führen, sind diese bei anamnestisch bekannten halothanassoziierten
Leberschäden kontraindiziert, auch wenn sie durch ihren geringeren
hepatischen Metabolismus zu einer geringeren TFA-Bildung führen.
d. **Richtig.** Isofluran ist ein Strukturisomer von Enfluran, hat aber deutlich
verschiedene physikochemische Eigenschaften.
e. **Falsch.** Die Liquorproduktion wird unter Isofluran nicht beeinflusst.
Halothan führt zu einer Verminderung der Liquorproduktion, vermin-

dert gleichzeitig aber dessen Reabsorption. Enfluran erhöht die Liquor-produktion und vermindert gleichzeitig dessen Reabsorption und ist damit am wenigsten für die Neuroanästhesie geeignet.

❓ 131 Desfluran:

a. ist ein Methyläthyläther, der mit 6 Fluor-Atomen halogeniert ist.
b. unterscheidet sich von Isofluran nur durch den Austausch eines Chlorids gegen ein Fluoratom.
c. kann bei dem Kontakt mit Absorberkalk CO bilden.
d. hat einen Siedepunkt von 22,8°C.
e. hat einen Blut-Gas-Verteilungskoeffizienten, der geringer ist als der von Lachgas.

✅ Antworten

a. **Richtig.** Enfluran und Isofluran enthalten 5 Fluoratome, Desfluran 6 und Sevofluran 7 Fluoratome.
b. **Richtig.** Damit enthält Desfluran auschließlich Fluoratome und keine anderen Halogene. Durch diesen Austausch ändern sich die physikoche-mischen Eigenschaften gewaltig, insbesondere nimmt der Dampfdruck fast um das 3-fache gegenüber Isofluran zu.
c. **Richtig.** Anästhetika, die eine Vinylgruppe haben (CHF_2) wie Desfluran, Enfluran und Isofluran, können beim Kontakt mit Atemkalk CO bilden. Desfluran bildet am meisten CO, gefolgt von Enfluran und Isofluran. Faktoren, die die Menge des gebildeten CO bestimmen, sind: trockener Atemkalk, hohe Temperatur des Atemkalks und Art des Atemkalks (Bariummehr als Natriumkalk).
d. **Richtig.** Bei Raumtemperatur siedet Desfluran. Es hat einen Sättigungs-dampfdruck von 669 mmHg.
e. **Richtig.** Nur Xenon hat einen Blut-Gas-Verteilungskoeffizienten, der geringer ist als Desfluran, nämlich 0,14 gegenüber 0,42 von Desfluran.

❓ 132 Sevofluran:

a. ist ein mit 7 Fluoratomen halogenierter Methyl-Isopropyläther.
b. hat einen geringeren Blut-Gas-Verteilungskoeffizienten als Desfluran.
c. irritiert die Atemwege gleich stark wie Desfluran.
d. ist im Absorberkalk chemisch stabil.
e. hat eine MAC von 1,4 Vol.-% beim 40-jährigen Patienten.

3

✅ **Antworten**

a. **Richtig.** Sevofluran wird zu rund 5 % metabolisiert, dabei wird anorganisches und organisches Fluorid freigesetzt. Es unterliegt nicht dem Stoffwechselweg, der zur Bildung von Trifluoracetylchlorid (TFA) führt und sollte deswegen keine Kreuzreaktion mit Antikörpern gegen TFA haben, die zur »Halothanhepatitis« führen.

b. **Falsch.** Sevofluran hat einen Blut-Gas-Verteilungskoeffizienten von 0,69 gegenüber einem Blut-Gas-Verteilungskoeffizienten von 0,42 von Desfluran.

c. **Falsch.** Sevofluran und Halothan irritieren von allen gegenwärtig gebräuchlichen IHA am wenigsten die Atemwege und sind gerade im Vergleich mit dem stechenden Geruch und der Atemwegsreizung von Desfluran besonders für die Inhalationseinleitung geeignet.

d. **Falsch.** Sevofluran ist wie auch Halothan im Absorberkalk nicht stabil, bildet aber kein CO. Prinzipielle Degradationsprodukte sind die sog. Compounds A–E, die im Tierversuch teilweise toxische Wirkung zeigen. Unter normalen Bedingungen werden beim Menschen unter der Narkose aber keine toxischen Werte erreicht.

e. **Falsch.** Sevofluran hat eine MAC von 2,05 Vol.-% in Sauerstoff. Ein Achzigjähriger hat dagegen eine MAC von 1,4 Vol.-%. Die MAC mit 70 % Lachgas beträgt dagegen nur 0,6 Vol.-%.

❓ **133 Halothan:**

a. senkt den peripher vaskulären Widerstand.

b. hat keinen Einfluss auf die Kontraktilität des Herzens.

c. senkt den pulmonal vaskulären Widerstand.

d. erhöht ab einer Konzentration von 1 MAC die Herzfrequenz.

e. erhöht den arteriellen pCO_2 beim spontanatmenden Patienten dosisabhängig.

✅ **Antworten**

a. **Falsch.** Im Gegensatz zu den anderen IHA senkt Halothan den periphervaskulären Widerstand nicht.

b. **Falsch.** Halothan hat einen negativ inotropen Effekt am Herzmuskel. Dieser ist für die anderen IHA nicht nachweisbar (Stoelting, S. 45).

c. **Falsch.** Halothan hat, wie die anderen IHA auch, keinen Einfluss auf die Gefäßweite in der pulmonalen Strombahn. Lachgas hingegen kann einen pulmonalen Hypertonus verstärken. Die Bronchialmuskulatur wird dosisabhängig relaxiert, sodass der Atemwegswiderstand abnimmt.

d. **Falsch**. Halothan führt im Gegensatz zu den anderen IHA bei gesunden Probanden bis zu einer MAC von 2,5 zu keiner Erhöhung der Herzfrequenz. Sevofluran erhöht die Herzfrequenz erst jenseits von 1,5 MAC, während Isofluran und Desfluran schon unter 1,5 MAC zu einem Anstieg der Herzfrequenz führen.

e. **Richtig**. Beim spontanatmenden Patienten vermindert sich unter IHA das Atemminutenvolumen (AMV) dosisabhängig, sodass der pCO_2 ansteigt. Die Atemfrequenz nimmt zu und das Tidalvolumen stärker ab, sodass als Nettoeffekt eine Verminderung des AMV mit einer schnellen und flachen Atmung resultiert.

❓ **134 Theoretische Überlegungen sprechen gegen den Einsatz der nachfolgenden volatilen Anästhetika bei Patienten mit vorbestehenden Nierenerkrankungen:**

a. Enfluran
b. Sevofluran
c. Halothan
d. Isofluran
e. Desfluran

✔️ **Antworten**

a. **Richtig**. Enfluran wird zu ca. 3 % metabolisiert; Abbauprodukt ist potenziell nephrotoxisches anorganisches Fluorid. Fluoridwerte über 50 µmol/l können zum polyurischen Nierenversagen führen. Die genannten Werte werden bei hoher Enflurandosis über einen längeren Zeitraum möglicherweise erreicht.

b. **Richtig**. Sevofluran wird zu ca. 5 % metabolisiert, und ein Abbauprodukt ist ebenfalls Fluorid. Zusätzlich reagiert Sevofluran mit Atemkalk zu Compound A, welches als nephrotoxisch gilt.

c. **Falsch**. Halothan wird zu ca. 20 % metabolisiert, es wird kein nephrotoxisches Potenzial diskutiert.

d. **Falsch**. Die Isofluranmetabolisierung beträgt ca. 0,2 %, es wird kein nephrotoxisches Potenzial diskutiert.

e. **Falsch**. Desfluran wird nur zu ca. 0,02 % metabolisiert, es wird kein nephrotoxisches Potenzial diskutiert.

3

❓ **135 Welche der folgenden Aussagen zur Teratogenität von Anästhetika sind richtig?**

a. Potenzielle teratogene Effekte durch Anästhetika sind nur in der Früh- schwangerschaft von Bedeutung.
b. Für Fentanyl konnte tierexperimentell eine teratogene Potenz ausgeschlossen werden.
c. Für Isofluran konnte tierexperimentell eine teratogene Potenz ausgeschlossen werden.
d. Für Thiopental konnte tierexperimentell eine teratogene Potenz ausgeschlossen werden.
e. Für eine Teratogenität von Lachgas gibt es keine Hinweise.

✅ **Antworten**

a. **Richtig.** Anästhetika (wie andere Substanzen) haben nur in der Zeit der embryonalen Organogenese zwischen dem 15. und 90. Gestationstag eine teratogene Wirkung. Je nach Zeitpunkt der Organogenese besteht für die einzelnen Organe die größte Gefahr in den folgenden Zeiträumen: Gehirn 18.–38. Gestationstag, Herz 18.–40. Tag, Augen 24.–40. Tag, Extre- mitäten 24.–36. Tag, Gonaden 37.–50. Tag. Nach Abschluss der Organo- genese sind keine teratogenen Effekte mehr zu erwarten; es kann aber zu Wachstumstörungen des Gesamtorganismus oder einzelner Organe mit erheblichen funktionellen und strukturellen Defekten kommen.
b. **Richtig.** Für die Opioide Fentanyl, Sufentanil, Alfentanil und Morphin konnte im Tierexperiment eine teratogene Potenz ausgeschlossen werden.
c. **Richtig.** Die volatilen Anästhetika Halothan, Enfluran und Isofluran haben bei Applikation einer MAC von 0,75 über weniger als 6 h keine teratogene Potenz.
d. **Richtig.** Für eine Teratogenität der Induktionsanästhetika Thiopental, Methohexital, Etomidat sowie Ketamin gibt es im Tierexperiment keine Hinweise.
e. **Falsch.** Die Ergebnisse für Lachgas sind widersprüchlich. Lachgas hat auf die viszeralen Gefäße eine konstringierende Wirkung, was zur Abnahme des uteroplazentaren Blutflusses und dadurch zu teratogenen Effekten führen könnte. Darüberhinaus hemmt Lachgas die Methionin- synthase (Vitamin B_{12}), was zu einer megoloblastären Anämie und zur Neuropathie führen kann. Aus diesen Gründen verzichten viele Anästhesisten auf den Einsatz von Lachgas in der Frühschwangerschaft.

❓ 136 Xenon:
a. wirkt negativ inotrop.
b. hat einen Blut-Gas-Verteilungskoeffizienten von 0,54.
c. hat eine MAC_{50} von ca. 50 Vol.-%.
d. ist antiemetisch wirksam.
e. diffundiert in Hohlräume wie Innenohr und Magen-Darm-Trakt.

✅ Antworten
a. **Falsch.** Xenon beeinflusst weder den peripheren Gefäßwiderstand noch die Kontraktilität des Herzens, dies führt im Ergebnis zu einer stabilen Hämodynamik.
b. **Falsch.** Xenon ist ein farb-, geruch- und geschmackloses Edelgas. Es ist 5-mal schwerer als Luft und nicht explosiv. Xenon hat einen Blut-Gas-Verteilungskoeffizienten von 0,14. Dies bedingt eine schnelle Ein- und Ausleitung der Narkose. Bei z. B. 3 l/min Frischgasfluss in einer Konzentration von 70 Vol.-% ist die Anflutungsphase nach ca. 2 min beendet.
c. **Falsch.** Die MAC_{50} von Xenon beträgt ca. 70 Vol.-%, womit die inspiratorische Sauerstoffkonzentration auf ca. 30% reduziert und damit ein Dosislimit von ca. 1,0 MAC erreicht wird.
d. **Falsch.** Im Vergleich zu einer intravenösen Narkose mit Propofol ist unter Xenon die Inzidenz von PONV gering erhöht.
e. **Richtig.** Bei längerer Anwendung diffundiert Xenon in luftgefüllte Hohlräume. Inwieweit dies von klinischer Bedeutung ist, ist nicht geklärt. Auch die Ausbildung einer Diffusionshypoxie unter Narkoseausleitung erscheint möglich.

3.3 Muskelrelaxantien

❓ 137 Für das neuromuskuläre Monitoring mittels Nervenstimulator gilt:
a. Der »train of four (TOF) count« erfasst die muskuläre Antwort von 4 Reizen unterschiedlicher Reizstärke.
b. Die TOF-Ratio wird gebildet durch Division der Stärke der Reizantwort des ersten Reizes (A) geteilt durch die Stärke der Reizantwort des 4. Reizes (D), TOF-Ratio = A/D.
c. Das Reizstrommuster für den TOF besteht aus einer Salve von 4 Reizen mit einer Frequenz von 2 Hz gefolgt von einer Pause von mindestens 10 s.

d. Die Double-burst-Stimulation (DBS$_{3,3}$) besteht aus 2 Dreier-Reizsalven einer Frequenz von 50 Hz mit einer Pause von 750 ms.

e. Die taktile Beurteilung der Erholung einer neuromuskulären Blockade ist mittels DBS besser möglich als mittels TOF.

✅ **Antworten**

a. **Falsch.** Beim TOF-count wird die muskuläre Reizantwort auf 4 gleich starke und jeweils supramaximale Reize erfasst. Dies kann taktil geschehen und stellt eine semiquantitative Auswertung der TOF-Reizung dar. Genauere Aussagen bezüglich der Tiefe einer neuromuskulären Blockade lassen sich mit der TOF-Ratio treffen.

b. **Falsch.** Die TOF-Ratio wird gebildet durch TOF-Ratio = D/A. Im puristischen Sinne bedeutet eine vollständige Rückbildung der Blockade eine TOF-Ratio von 1. Bei 1 ist keine neuromuskuläre Blockierung nachweisbar, oder umgekehrt nicht mehr oder noch nicht vorhanden. Die Mindestgrenze der TOF-Ratio, bei der für den Patienten keine Gefahr der Rekurarisierung mehr besteht, ist im Fluss und wird mit 0,7–0,9 angegeben.

c. **Richtig.** Dies ist das TOF-Reizmuster und besteht aus 4 kurzaufeinanderfolgenden Einzelreizen mit jeweils supramaximaler Stärke.

d. **Richtig.** Dies ist das in der Klinik angewandte Reizmuster einer DBS. Auch hierbei sind die Reizstärken jeweils supramaximal.

e. **Richtig.** Dies ist der Hauptgrund für die Etablierung dieses Verfahrens. Werden beide DB-Stimulationen als gleich stark wahrgenommen, d. h. ist der DBS 1, entspricht dies einer TOF-Ratio von mindestens 0,7.

❓ **138 Folgende Eigenschaften sollte ein Nervenstimulator für die Relaxometrie aufweisen:**

a. Es sollten nur monophasische Rechteckimpulse abgegeben werden.

b. Es sollte eine Reizstromstärke bis 80 mA wählbar sein.

c. Bei Unterschreiten der eingestellten Stromstärke sollte ein Alarm eingebaut sein.

d. Die Polarität der Elektroden sollte erkennbar sein.

e. Zumindest Einzelreizung, TOF, PTC sollten als Reizprogrammierung wählbar sein.

✅ **Antworten**

a. **Richtig.** Nur dieses Reizmuster gewährleistet eine reproduzierbare Muskelantwort. Die Reizlänge sollte 0,2–0,3 ms nicht überschreiten.

b. **Richtig.** Geräte, die nur maximal 50 mA Stromstärke abgeben können, fallen evtl. unter die supramaximale Reizstromstärke. Dies würde zu dem fälschlichen Eindruck einer Relaxierung führen und kann insbesondere bei Erhöhung des Hautwiderstandes bei Abkühlung auftreten.

c. **Richtig.** Ein Unterschreiten der vorgewählten Stromstärke macht die Messung unzuverlässig und sollte durch einen automatischen Alarm angezeigt werden, ebenso die Diskonnektion.

d. **Richtig.** Um eine maximale Stimulierung zu erreichen, muss die Kathode über dem Nerv platziert werden, weswegen die Polarität erkenntlich sein sollte.

e. **Richtig.** Für die verschiedenen Phasen der neuromuskulären Blockade sollten die unterschiedlich geeigneten Nervenreizmuster zu Verfügung stehen: Die Einzelreizung zur Ermittlung der supramaximalen Reizung, PTC (»posttetanic count«) zur Beurteilung der tiefen Relaxierung und TOF oder DBS zur Beurteilung der chirurgischen Relaxierung und Erholung der neuromuskulären Blockade.

❓ **139 Folgende Aussagen treffen auf Succinylcholin (SCh) zu:**

a. SCh wirkt agonistisch auf postsynaptische n-Cholinozeptoren.

b. Unter der Gabe von SCh in Intubationsdosis kann man im Durchschnitt einen Kaliumanstieg von 0,5 mmol/l beobachten.

c. Es hat eine Wirkdauer von rund 3–5 min.

d. SCh wirkt agonistisch auf postsynaptische m-Cholinozeptoren.

e. SCh wird von der Acetylcholinesterase rasch in Succinylmonocholin und Cholin gespalten.

✅ **Antworten**

a. **Richtig.** SCh besetzt die postsynaptischen n-Cholinozeptoren und depolarisiert die postsynaptische Membran.

b. **Richtig.** Beim Gesunden führt die Gabe von SCh in Intubationsdosis zu einem Kaliumanstieg von 0,5 mmol/l. Der Kaliumanstieg wird durch die anhaltende Öffnung des Kaliumkanals hervorgerufen. Die erhöhte Kaliumleitfähigkeit versucht die Membran zu repolarisieren, weil der Natriumkanal durch SCh dauergeöffnet ist. Bei Krankheitszuständen, die mit einer muskulären Denervierung einhergehen, werden dramatische

Kaliumanstiege beschrieben, die einen letalen Verlauf nehmen können (s. Antwort 141e). Dies ist auf eine Zunahme der extrajunktionalen ACh-Rezeptoren zurückzuführen.

c. **Richtig.** Die Wirkdauer liegt normalerweise bei rund 3–5 min. Krankheitszustände, die mit einer verminderten Plasmacholinesterase einhergehen, können die Wirkdauer erheblich verlängern (s. Antwort e).

d. **Richtig.** Da die pharmakodynamische Wirkung von SCh durch eine Wirkung an ACh-Rezeptoren zustande kommt, wirkt es auch an m-Cholinozeptoren parasympathikomimetisch, was die bradykardisierende Nebenwirkung von SCh erklärt.

e. **Falsch.** SCh wird nur langsam von der ACh-esterase gespalten. Die Pseudocholinesterase des Plasmas ist für die Hydrolyse von SCh verantwortlich, wobei Succinylmonocholin nur noch eine Restwirkung von ca. 2 % aufweist. Succinylmonocholin wird dann in Succinat und Cholin gespalten, die beide keine blockierende Wirkung mehr entfalten. Die i.v. gegebene Dosis SCh wird also, bevor SCh am Wirkort ankommen kann, von der Pseudocholinesterase erheblich vermindert. Die Wirkbeendigung von SCh ist aus der Abdiffusion, weg vom ACh-Rezeptor, zu erklären.

? 140 Für die Pseudocholinesterase gilt:

a. Sie wird in Hepatozyten synthetisiert.

b. Sie hat keinen Einfluss auf die Länge der Wirkung von Succinylcholin.

c. Sie zeigt eine um ca. 50 % verminderte Aktivität bei Schwangeren.

d. Sie hat bei normaler Funktion eine Dibucainzahl von 20.

e. Bei gestörter Leberfunktion nimmt die Dibucainzahl ab.

✓ Antworten

a. **Richtig.** Die Pseudocholinesterase wird in der Leber synthetisiert und hat eine Halbwertszeit von rund 14 h. Eine Aktivitätsverminderung muss mindestens 25 % ausmachen, bevor eine Wirkungsverlängerung von SCh resultiert.

b. **Falsch.** Die Pseudocholinesteraseaktivität hat einen entscheidenden Einfluss nicht nur auf die Wirkdauer von SCh, sondern auch auf die Menge SCh, die die neuromuskuläre Endplatte erreicht. Von einer definierten Dosis SCh erreicht überhaupt nur ein Bruchteil den Wirkort.

c. **Richtig.** Dies hat jedoch vermutlich keinen Einfluss auf die Wirkdauer von SCh, da das Verteilungsvolumen bei Schwangeren entsprechend erhöht ist.

d. **Falsch**. Die Dibucainzahl ist 80. Die Dibucainzahl gibt den Prozentsatz der Inhibition der Funktion der Esteraseaktivität an. Eine normale Pseudocholinesterase lässt sich zu 80 % inhibieren. Die Dibucainzahl wird bestimmt, um atypische Pseudocholinesterasen nachzuweisen. Je nach zugrundeliegendem Genotyp werden dabei Dibucainzahlen von 20–75 gefunden. (Merke: Niedrige Dibucainzahl bedeutet abnormale Pseudocholinesterase).

e. **Falsch.** Die gestörte Lebersynthese führt nur zu einer quantitativen Verminderung der Pseudocholinesterase, nicht zu einer falschen Synthese bzw. qualitativ veränderten Pseudocholinesterase. Die Dibucainzahl bleibt daher gleich.

? 141 Folgende Aussagen treffen auf die Verwendung von Succinyl-cholin (SCh) zu:

a. Es können kardiale Rhythmusstörungen bis hin zum Herzstillstand ausgelöst werden.

b. Das Auftreten einer Myoglobinurie nach Gabe von SCh weist immer auf eine maligne Hyperthermie als zugrundeliegende Ursache hin.

c. SCh ist kontraindiziert bei erhöhtem Hirndruck.

d. SCh ist indiziert für die »rapid sequence induction« von nicht nüchternen Patienten, obwohl es den intragastralen Druck erhöhen kann.

e. Succinylcholin kann gefahrlos querschnittgelähmten Patienten gegeben werden.

✓ Antworten

a. **Richtig.** Durch seine Wirkung auf die m-Cholinozeptoren wirkt SCh negativ chronotrop. Dabei können bradykarde Rhythmusstörungen bis hin zum Herzstillstand ausgelöst werden. Kinder sind bei einem zusätzlichen Vagusreiz (Laryngoskopie und flache Narkose) hierfür besonders anfällig.

b. **Falsch.** Eine Myoglobinurie kommt haupsächlich bei Kindern vor und ist Ausdruck einer Muskelschädigung durch Muskelfaszikulationen (Stoelting, S. 193). Eine Myoglobinurie weist nicht notwendigerweise auf eine MH hin.

c. **Falsch.** SCh erhöht für sich nicht den intrakraniellen Druck. Dies kann jedoch bei Husten und Pressen bei Narkoseeinleitung geschehen.

d. **Richtig.** Der Anstieg des intragastralen Drucks wird auf die abdominalen Muskelfaszikulationen zurückgeführt. Bei ausreichender Präkurarisie-

3

rung und entsprechendem Ausbleiben der Muskelfaszikulationen ist nicht mit einem Anstieg des intragastralen Drucks zu rechnen.

e. **Falsch.** Jede Erkrankung, die mit einer muskulären Denervierung einhergeht, führt zur Bildung extrajunktionaler ACh-Rezeptoren. Durch die Gabe von SCh wird dabei soviel K^+ freigesetzt, dass rasche Anstiege um mehr als weitere 7 mmol/l im Plasma (Serum-K^+ >12 mmol/l) zur Asystolie führen können. Daher ist SCh absolut kontraindiziert bei Patienten, die Lähmungen aufweisen, insbesondere bei Vorliegen eines Querschnittsyndroms.

? **142 Die neuromuskuläre Übertragung kann durch verschiedene Mechanismen gestört werden. Welche der folgenden Zuordnungen ist richtig:**

a. Tetrodotoxin und Lokalanästhetika stören die Freisetzung der synaptischen Vesikel.
b. Botulismustoxin blockiert das Aktionspotenzial in der Nervenfaser.
c. Dantrolen blockiert die Muskelkontraktion.
d. Succinylcholin blockiert die Depolarisation der postsynaptischen Membran.
e. Cholinesterase-Inhibitoren blockieren die Hydrolyse von Acetylcholin.

✓ **Antworten**

a. **Falsch.** Tetrodotoxin (TTX) und Lokalanästhetika (LA) blockieren das Aktionspotenzial in der Nervenfaser und nicht die Freisetzung der synaptischen Vesikel. TTX, das u. a. in viszeralen Geweben des Kugelfischs vorkommt, blockiert den Natriumkanal von der Außenseite der Zellmembran. Lokalanästhetika blockieren den Natriumkanal von innen, d. h. der Kanal muss geöffnet sein, um Zugang zu der Bindungsstelle für das LA zu bekommen (Goodman u. Gilman, S. 186).
b. **Falsch.** Botulismustoxin, als Bootox zur Behandlung von muskulären Spasmen zunehmend klinisch eingesetzt, verhindert die Freisetzung aus den synaptischen Vesikeln.
c. **Richtig.** Dantrolen blockiert die Freisetzung von Kalzium aus dem sarkoplasmatischen Retikulum und damit die Muskelkontraktion.
d. **Falsch.** Succinylcholin führt zu einer Depolarisation der postsynaptischen Membran, indem es wie ACh am postsynaptischen Rezeptor wirkt.
e. **Falsch.** Cholinesterase-Inhibitoren vermindern die Hydrolyserate von ACh und fördern damit die synaptische Übertragung durch Erhöhung der ACh-Konzentration.

? 143 **Die von nicht depolarisierenden Muskelrelaxanzien hervor-**
gerufene neuromuskuläre Blockade wird durch folgende Aussagen
richtig charakterisiert:

a. verminderte Amplitude einer Einzelzuckung.

b. sie ähnelt einem Phase-II-Block nach der Gabe von Succinylcholin.

c. die TOF-Ratio ist kleiner als 0,5.

d. Acetylcholinesterase-Inhibitoren können die Blockade antagonisieren.

e. Fehlen einer posttetanischen Potenzierung.

✓ Antworten

a. **Richtig.** Der Nichtdepolarisationsblock zeigt eine Verminderung der
Einzelzuckung bei der Untersuchung mit einem Nervenstimulator. Der
Depolarisationsblock ebenso, denn dies ist die Grundlage einer neuromuskulären Blockade. Eine chirurgische Relaxierung wird i.allg. als
ausreichend angesehen, solange T1 kleiner 10 % ist.

b. **Richtig.** Der Phase-II-Block nach der Gabe von Succinylcholin ähnelt
klinisch einem Nichtdepolarisationsblock, auch wenn unterschiedliche
Mechanismen diesen hervorrufen sollen. Der Phase-II-Block zeigt ein
Fading und ist antagonisierbar.

c. **Falsch.** Ein Maß für das Fading, d. h. für die Ermüdbarkeit der Reizantwort, ist die »train-of-four ratio« (TOF). Hierbei wird die Amplitude
der 4. Muskelzuckung durch die Amplitude der 1. geteilt: eine TOF-Ratio
unter 0,7 zeigt eine nichtdepolarisierende neuromuskuläre Blockade an,
während bei einem Depolarisationsblock die TOF-Ratio immer gleich 1
bleibt.

d. **Richtig.** Im Gegensatz zu einem Phase-I-Depolarisationsblock.

e. **Falsch.** Das Auftreten einer posttetanischen Potenzierung ist charak-
teristisch für einen Nichtdepolarisationsblock.

? 144 **Pancuronium (PC):**

a. ist ein bisquarternäres Benzylisochinolin.

b. wird zu 80 % hepatisch eliminiert.

c. muss bei Patienten mit einer Leberzirrhose niedriger dosiert
werden.

d. erhöht die Herzfrequenz um ca. 15 %.

e. setzt bei schneller i.v.-Injektion Histamin frei.

✓ **Antworten**

a. **Falsch**. PC hat eine bisquarternäre Aminosteroidgrundstruktur.

b. **Falsch**. PC wird zu 80 % unverändert renal eliminiert, und nur 20 % unterliegen einem hepatischen Metabolismus. PC wird zu 3 verschiedenen Metaboliten deacetyliert, wovon 3-Deacetyl-PC noch 50 % der Wirkung von PC aufweist.

c. **Falsch**. Patienten mit einer Leberzirrhose haben ein rund 50 % größeres Verteilungsvolumen für wasserlösliche Substanzen. PC muss daher höher dosiert werden, um eine gleiche Blockadetiefe zu erreichen. Die Eliminationshalbwertszeit verlängert sich allerdings dadurch von 114 min auf 208 min.

d. **Richtig**. PC hat antimuskarinerge Nebenwirkungen, weswegen sich die Herzfrequenz erhöht.

e. **Falsch**. Aminosteroide wie PC setzen in der Regel kein Histamin frei.

❓ **145 Eine Potenzierung der neuromuskulären Blockade kann durch folgende Pharmaka oder Substanzen hervorgerufen werden:**

a. Aminoglykosidantibiotika

b. Desfluran

c. Magnesium

d. Hyperthermie

e. Hypokaliämie

✓ **Antworten**

a. **Richtig**. Es werden unterschiedliche Wirkmechanismen sowohl prä- als auch postjunktional diskutiert. Antibiotika ohne neuromuskulär blockierende Eigenschaften sind Penicillin und Cephalosporin.

b. **Richtig**. Inhalationsanästhetika haben eine potenzierende neuromuskulär blockierende Wirkung hauptsächlich durch indirekte, über eine ZNS-Depression herbeigeführte Tonusabnahme der Skelettmuskulatur.

c. **Richtig**. Durch seine membranstabilisierende Eigenschaft wird wahrscheinlich die postsynaptische Membran weniger leicht erregbar. Ein anderer Wirkmechanismus könnte die Verminderung der Freisetzung der präsynaptischen Vesikel sein.

d. **Falsch**. Eine Hypothermie kann einen neuromuskulären Block verstärken. Dies beruht auf einer Reduzierung des Stoffwechsels der Muskelrelaxanzien wie Pancuronium, Vecuronium oder Atracurium.

e. **Richtig.** Eine Hypokaliämie führt zu einer Hyperpolarisierung der postsynaptischen Membran; dies kann durch akute Kaliumverschiebungen (Alkalose) oder chronischen Diuretikagebrauch bedingt sein.

146 Folgende Pharmaka werden im Plasma von Esterasen gespalten:

a. Atracurium
b. Cis-Atracurium
c. Rocuronium
d. Remifentanil
e. Mivacurium

Antworten

a. **Richtig.** Atracurium unterliegt sowohl der spontanen Hofmann-Elimination als auch einer Hydrolyse durch Plasmaesterasen.
b. **Falsch.** Im Gegensatz zu Atracurium wird cis-Atracurium nur durch renale Ausscheidung und Hofmann-Elimination abgebaut, die unspezifische Esterhydrolyse spielt eine unbedeutende Rolle.
c. **Falsch.** Rocuronium wird unverändert biliär und renal eliminiert.
d. **Richtig.** Unspezifische Plasmaesterasen und Gewebeesterasen hydrolisieren Remifentanil zu inaktiven Metaboliten.
e. **Richtig.** Plasmacholinesterasen hydrolisieren Mivacurium. Der Abbau ist daher nahezu unabhängig von der Nierenfunktion, aber abhängig von der Konzentration der Cholinesterase bei Leberinsuffizienz.

147 Folgende nicht depolarisierende Muskelrelaxanzien haben eine Wirkdauer von über 60 min nach einer doppelten ED_{95}:

a. Mivacurium
b. Doxacurium
c. Pipecuronium
d. Rocuronium
e. Pancuronium

Antworten

a. **Falsch.** Die Wirkdauer von Mivacurium beträgt rund 30 min. Mivacurium besteht aus 3 Stereoisomeren, von denen nur 2 aktiv sind. Diese werden von der Serumcholinesterase gespalten.
b. **Richtig.** Doxacurium hat eine Wirkdauer von über 60 min. Es ist ein Benzylisochinolin, wird überwiegend renal unverändert eliminiert und

induziert keine Histaminausschüttung und keine kardiovaskulären Nebenwirkungen.

c. **Richtig.** Pipecuronium ist ebenso langwirkend wie Doxacurium und Pancuronium, wird auch renal eliminiert, gehört aber zu den Aminosteroiden wie Pancuronium.

d. **Richtig.** Die Wirkdauer nach einfacher ED_{95} beträgt nur rund 35 min, nach doppelter ED_{95} dagegen schon 60–90 min. Rocuronium wird zu 70 % unverändert biliär eliminiert und zu 30 % renal.

e. **Richtig.** Die Wirkdauer beträgt rund 60–90 min.

? **148 Die Anwendung von Neostigmin kann zu folgenden Nebenwirkungen führen:**

a. Ileus
b. Bronchokonstriktion
c. Tränenfluss
d. Tachykardie
e. akuter Glaukomanfall

✓ Antworten

a. **Falsch.** Parasympathomimetika wie Neostigmin führen zu einer Anregung der Darmperistaltik und Blasenentleerung.

b. **Richtig.** Die cholinerge Innervation der Bronchialschleimhaut und der Bronchialmuskulatur birgt die Gefahr der Bronchokonstriktion und der Überproduktion von Bronchialschleim bei der Anwendung von Neostigmin.

c. **Richtig.** Tränendrüsen, Speicheldrüsen, Schweißdrüsen, gastrale und intestinale schleimbildende Zellen und die Azinuszellen des Pankreas unterliegen einer cholinergen Innervation.

d. **Falsch.** Eine durch Neostigmin verstärkte Wirkung des Parasympathikus führt zu einer Bradykardie, die bei vorgeschädigtem Herzen auch in einer Asystolie münden kann.

e. **Falsch.** Im Gegenteil, Parasympathomimetika werden zur Therapie des Glaukoms eingesetzt. Augentropfen enthalten z. B. Pilocarpin, Carbachol oder Neostigmin. Durch die parasympathisch ausgelöste Kontraktion des Ziliarismuskels wird der Schlemmsche Kanal erweitert und erleichtert so das Abfließen des Kammerwassers.

? 149 Folgende Pharmaka sind indirekt wirkende irreversible Parasympathomimetika:

a. Physostigmin
b. Glykopyrroniumbromid
c. Carbachol
d. Edrophonium
e. Pyridostigmin

✓ Antworten

a. **Richtig.** Medikamente, die kovalent an die Acetylcholinesterase binden und so die Spaltung von Acetylcholin (ACh) blockieren, sind irreversible ACh-Esterasehemmer. Physostigmin ist liquorgängig und kann daher auch bei einem zentralen anticholinergen Syndrom eingesetzt werden.

b. **Falsch.** Glykopyrroniumbromid ist ein Parasympatholytikum wie Atropin mit dem Unterschied, dass es eine quaternäre Stickstoffgruppe trägt und daher nicht liquorgängig ist.

c. **Falsch.** Carbachol ist ein synthetisches Strukturanalogon von ACh, das von der ACh-Esterase nicht gespalten werden kann. Es ist damit ein Parasympathomimetikum und wird v. a. zur Therapie des nicht obstruktiven Harnverhalts eingesetzt (Doryl®).

d. **Falsch.** Edrophonium ist ein reversibler ACh-Esterasehemmer.

e. **Richtig.** Pyridostigmin ist ein irreversibler ACh-Esterasehemmer, der im Gegensatz zu Neostigmin eine längere Wirkdauer hat. Die Elimination der ACh-Esterasehemmer ist vorwiegend renal (50 % für Neostigmin, 75 % für Pyridostigmin und Edrophonium), sodass bei einer renalen Insuffizienz deren Wirkdauer verlängert wird.

3.4 Opioide

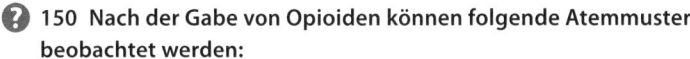

? 150 Nach der Gabe von Opioiden können folgende Atemmuster beobachtet werden:

a. eine Verminderung der Atemfrequenz
b. eine unregelmäßige Atmung
c. sog. Cheyne-Stokes-Atmung
d. große Atempausen
e. tiefe Atemzüge

✅ **Antworten**

a. **Richtig.** Nach der Gabe von Opioiden sind verschiedene Veränderungen des Atemmusters zu beobachten. Typischerweise verlangsamt sich die Atmung, die Atemzüge werden vertieft, und es treten längere Atempausen auf.

b. **Richtig.** Dabei kann es aber auch zu einer unregelmäßigen Atmung mit Atemanhalten u. ä. kommen.

c. **Falsch.** Eine Cheyne-Stokes-Atmung ist durch ein An- und Abschwellen der Atemtiefe bei Zu- und Abnahme der Atemfrequenz charakterisiert, bis eine Apnoe auftritt. Sie tritt typischerweise bei einer Regulationsstörung der Respiration im Reflexkreis des Gehirns (Respirationszentrum in der Medulla oblongata) auf und wird nicht nach der Gabe von Opioiden beobachtet. Eine Cheyne-Stokes-Atmung tritt hauptsächlich bei einem reduzierten HZV bei Herzversagen und bei einer Parenchymschädigung des Gehirns auf (Berne, S. 579).

d. **Richtig.** Große Atempausen und tiefe Atemzüge sind typische Atemmuster nach Opioidgabe.

e. **Richtig.** Siehe Antwort d.

❓ **151 Morphin (MO):**

a. hat eine Wirkdauer von 8 h.

b. wird zu Morphin-3-Glukuronid metabolisiert.

c. wird zu Morphin-6-Glukuronid metabolisiert.

d. kann bei renaler Insuffizienz in gleicher Dosis als Langzeitmedikation gegeben werden.

e. führt zu einem Abfall des peripher vaskulären Widerstands.

✅ **Antworten**

a. **Falsch.** Die Wirkdauer von MO beträgt rund 4 h. Die maximale Wirkung nach i.v.-Gabe setzt erst nach 15–30 min ein.

b. **Richtig.** Rund 80 % von MO wird zu Morphin-3-Glukuronid metabolisiert, 5 % wird zu Normorphin und Kodein metabolisiert.

c. **Richtig.** Rund 10 % werden zu Morphin-6-Glukuronid metabolisiert. Morphin-6-Glukuronid ist pharmakologisch aktiv.

d. **Falsch.** Bei der Langzeitanwendung von MO kumuliert das Morphin-6-Glukuronid und kann bei fehlender Dosisanpassung zu vermehrtem Auftreten unerwünschter Nebenwirkungen, v.a. Atemdepression, führen.

e. **Richtig.** Die i.v.-Gabe von MO führt durch eine Histaminliberation zu einem Abfall des peripher-vaskulären Widerstands. Dies ist auch durch eine Dämpfung des Sympathikus mitbedingt.

? 152 Folgende Pharmaka sind partielle Antagonisten:

a. Naloxon
b. Buprenorphin
c. Nalbuphin
d. Pindolol
e. Pentazocin

✓ Antworten

a. **Falsch.** Naloxon ist ein reiner μ-Antagonist. Zusätzlich wirkt es auch antagonistisch an den κ- und δ-Rezeptoren.
b. **Richtig.** Buprenorphin ist ein μ-Partialantagonist und κ-Antagonist.
c. **Richtig.** Nalbuphin ist ein μ-Partialantagonist und κ-Agonist.
d. **Richtig.** Pindolol ist ein $\beta_{1/2}$-Partialantagonist.
e. **Richtig.** Pentazocin ist ein μ-Partialagonist.

? 153 Naloxon:

a. kann eine buprenorphininduzierte Atemdepression antagonisieren.
b. wirkt als reiner Antagonist am μ-Rezeptor.
c. ist ein Partialantagonist am κ-Rezeptor.
d. ist ein Partialantagonist am δ-Rezeptor.
e. kann die MAC von Inhalationsanästhetika erhöhen.

✓ Antworten

a. **Richtig.** Buprenorphin hat eine solch hohe μ-Rezeptoraffinität, dass Naloxon hoch dosiert (2–5 mg, teilweise 5–10 mg) und anschließend als Dauerinfusion weiter verabreicht werden muss. Man muss dabei beachten, die Dosis von Naloxon titriert zu geben, weil Naloxon eine Glockenkurve im Blutspiegel hervorruft: Die Beziehung zwischen Blutspiegel und Verminderung der Atemdepression verläuft leider nicht linear, sondern glockenförmig. Das heißt, im unteren Dosisbereich tritt eine Antagonisierung auf, im oberen Dosisbereich eine Remorphinisierung. In höherer Dosierung von Naloxon erfolgt eine nicht bekannte Interaktion, sodass es wieder zu einer Atemdepression kommt. Dies täuscht eine Resistenz gegenüber Naloxon vor.

b. **Richtig.** Naloxon hat eine rein antagonistische Wirkung am
µ-Rezeptor.

c. **Falsch.** Naloxon ist auch ein reiner Antagonist am κ-Rezeptor.

d. **Falsch.** Naloxon ist ein reiner Antagonist am δ-Rezeptor.

e. **Falsch.** Opioidvermittelte Wirkungen spielen bei der Erzeugung von
Anästhesie durch IHA keine Rolle. Somit hat Naloxon keine Auswirkung
auf die MAC.

? 154 Fentanyl:

a. ist ca. 100-fach stärker wirksam als Morphin.

b. wird schnell im Plasma metabolisiert.

c. wird in Bezug auf eine i.v.-Initialdosis zu 75 % in der Lunge absorbiert.

d. wird in der Leber zu Norfentanyl metabolisiert.

e. wird nur unzuverlässig transdermal absorbiert.

✓ Antworten

a. **Richtig.** Fentanyl ist ca. 100-fach stärker wirksam als Morphin und etwa
10-fach schwächer wirksam als Sufentanil.

b. **Falsch.** Fentanyl wird nicht im Plasma, sondern in der Leber metabolisiert. Eine Umverteilung aus dem Blutkompartiment in Lungen-, Muskel-
und Fettgewebe sorgt für die relativ kurze Wirkdauer.

c. **Richtig.** Ein großer Teil der i.v. applizierten Fentanyldosis wird nicht bis
zum Wirkort Gehirn transportiert, da rund 75 % der Initialdosis von der
Lunge unspezifisch absorbiert werden.

d. **Richtig.** Fentanyl wird hauptsächlich in der Leber N-demethyliert und zu
Norfentanyl metabolisiert. Norfentanyl ist ein schwächer wirkender
aktiver Metabolit, der renal eliminiert wird.

e. **Falsch.** Fentanyl hat als transdermales System eine zuverlässige Absorption, dessen Absorptionsmengen hinreichend abschätzbar sind, um
eine Schmerztherapie durchführen zu können. Komplikationen einer
vermehrten Absorption und daraus resultierender Atemdepressionen
sind auf eine unsachgemäße Handhabung zurückzuführen.

**? 155 Folgende Opioide erhöhen den Gallenwegsdruck nur minimal
und sind daher für die Therapie einer Gallenkolik vorzuziehen:**

a. Fentanyl

b. Morphin

c. Pentazocin

d.   Naltrexon
e.   Meperidin

✓ **Antworten**

a.   **Falsch**. Eine der unerwünschten Nebenwirkungen von Opioiden ist deren Fähigkeit, einen Spasmus des Sphinkter Oddi auszulösen. Die Opioide unterscheiden sich in dieser Hinsicht, und Fentanyl gehört zu den Opioiden mit der höchsten Potenz, einen Sphinkterspasmus auszulösen.

b.   **Falsch**. Morphin hat ebenso eine starke spasmusfördernde Wirkung.

c.   **Richtig**. Pentazocin führt zu einem geringeren Druckanstieg im Gallenwegssystem als Morphin, Fentanyl oder auch Meperidin (Stoelting, S. 89).

d.   **Falsch**. Naltrexon ist genauso wie Naloxon in der Lage, einen durch Opioide ausgelösten Sphinkter Oddi-Spasmus zu antagonisieren. Glukagon i.v. wird ebenfalls erfolgreich eingesetzt und hat den Vorteil, dass es die erwünschte Analgesie der Opioide nicht beeinträchtigt.

e.   **Falsch**. Meperidin hat eine rund 80 %ige Drucksteigerung im Gallenwegssystem zur Folge.

❓ **156 Opioide**

a.   attenuieren die neuroendokrine Stressantwort.
b.   wirken vornehmlich an peripheren Opioidrezeptoren.
c.   reduzieren die Ausschüttung von Substanz P.
d.   verursachen eine enterale Obstipation.
e.   erhöhen die Ausschüttung der Hormone Insulin und Testosteron.

✓ **Antworten**

a.   **Richtig**. Jede Erkrankung und jede Operation führen zu einem mehr oder weniger ausgeprägten PostaggressionsyndroM. Dieses tritt immer auf (physiologisch), ist aber wegen seiner katabolen Effekte unerwünscht. Alle Opioide schwächen die neuroendokrine Stressantwort ab.

b.   **Falsch**. Opioide wirken vornehmlich an zentralen Opioidrezeptoren. Besonders im Rahmen von Entzündungen exprimieren periphere Nerven Opioidrezeptoren. Die klinische Bedeutung ist allerdings noch weitgehend unklar

c.   **Richtig**. Die Ausschüttung des Mediators Substanz P im nozizeptiven System wird deutlich reduziert.

d.   **Richtig.** Auf dieser Tatsache beruht der Einsatz von Opioiden bei Diarrhoe.
e.   **Richtig.** Durch Dämpfung des Postaggressionssyndroms können anabol wirksame Hormone wie Insulin und Testosteron stärker wirken bzw. vermehrt ausgschüttet werden.

❓ 157 Alfentanil:
a.   ist potenter als Fentanyl.
b.   ist lipidlöslicher als Fentanyl.
c.   hat eine schnellere Anschlagzeit als Fentanyl.
d.   ist negativ inotrop.
e.   wird scheller eliminiert als Fentanyl.

✅ Antworten
a.   **Falsch.** Alfentanil hat nur etwa ein Zehntel der Potenz von Fentanyl.
b.   **Falsch.** Alfentanil ist weniger lipidlöslich als Fentanyl
c.   **Richtig.** Beim physiologischen pH-Wert von 7,40 liegt etwa 90 % von Alfentanil in der nicht ionisierten Form vor; im Vergleich hierzu ist bei diesem pH-Wert Fentanyl nur zu ca. 10 % nicht ionisiert. Da nur die nicht ionisierte Form Zellmembranen durchdringt, wirkt Alfentanil schneller als Fentanyl, obwohl es weniger lipidlöslich ist (pKa-Wert Alfentanil 6,5; Fentanyl 8,5)
d.   **Falsch.** Alfentanil ist nicht negativ inotrop, es kann allerdings in klinisch üblichen Dosierungen zu Bradykardie und Hypotension führen.
e.   **Richtig.** Alfentanil hat eine deutlich geringere Eliminationshalbwertzeit und ein geringeres Verteilungsvolumen als Fentanyl.

❓ 158 Methadon:
a.   ist ein partieller Antagonist an Opiatrezeptoren.
b.   unterliegt einem hohen First-pass-Effekt.
c.   hat eine lange Eliminationshalbwertszeit.
d.   wirkt stark euphorisierend.
e.   ist bei chronischen Schmerzen kontraindiziert.

✅ Antworten
a.   **Falsch.** Methadon ist ein reiner Agonist.
b.   **Richtig.** Bei oraler Aufnahme unterliegt Methadon, wie alle Opioide, einem hohen initialen hepatischen Abbau. Um eine klinische Wirkung zu erreichen, muss entsprechend höher dosiert werden.

c. **Richtig.** Die Eliminationshalbwertszeit liegt bei ca. 8 h. Eine Einmaldosis hat eine klinische Wirkung von bis zu 24 h.

d. **Falsch.** Methadon hat nur eine gering euphorisierende Wirkung und wird deshalb bevorzugt zur Therapie der Opioidabhängigkeit eingesetzt.

e. **Falsch.** Aufgrund seiner guten analgetischen Wirkung und seiner langen Wirkdauer wird Methadon durchaus z. B. bei der Behandlung des Malignomschmerzes eingesetzt.

❓ 159 Kokain:

a. kann ein akutes Koronarsyndrom auslösen.
b. hat eine ausgeprägte vasodilatatorische Wirkung.
c. führt zu ausgeprägter psychischer Abhängigkeit.
d. führt zu einem potenziell letalen körperlichen Entzugssyndrom.
e. ist ein Dopamin- und Noradrenalin-Wiederaufnahmehemmer.

✔ Antworten

a. **Richtig.** Kokain ist ein potenter Dopamin- und Noradrenalin-Wiederaufnahmehemmer und hat somit eine ausgeprägte sympathomimetische Wirkung. Es gibt Berichte über schwerste Myokardischämien bis hin zu Infarkten bei kardial gesunden Konsumenten.

b. **Falsch.** Kokain hat eine starke vasokonstriktorische Wirkung.

c. **Richtig.** Aufgrund der starken, euphorisierenden Wirkung entsteht eine psychische Abhängigkeit schnell und ist sehr ausgeprägt. Konsumenten empfinden sich subjektiv als extrem leistungsbereit, ohne dass es hierfür ein objektives Korrelat gibt.

d. **Falsch.** Ein körperliches Entzugssyndrom ist nur sehr gering ausgeprägt, die psychische Abhängigkeit steht ganz im Vordergrund.

e. **Richtig.** Siehe Antwort a.

3.5   Antihypertensiva

❓ 160 Clonidin:

a. ist ein zerebraler α_2-Antagonist.
b. ist ein peripherer α_1-Agonist.
c. kann durch Zuspritzen die Dauer einer Regionalanästhesie mit Lokalanästhetika verlängern.
d. ist ein Antihypertonikum.
e. führt zu einer Bradykardie.

✅ Antworten

a. **Falsch.** Clonidin ist ein zerebraler α_2-Agonist. Es wird vermutet, dass es auf postsynaptische zerebrale α_2-Rezeptoren von vasomotorischen Neuronen der Medulla oblongata hemmend wirkt und damit den Blutdruck senkt. Außerdem bewirkt es eine verminderte Freisetzung von Noradrenalin zentral und peripher.

b. **Richtig.** Dosisabhängig wirkt Clonidin auch auf periphere α_1-Rezeptoren agonistisch, weswegen es bei einer schnellen i.v.-Bolusgabe zunächst zu einer Vasokonstriktion mit Blutdruckanstieg und nach einigen Minuten zu einem zentral vermittelten Blutdruckabfall kommen kann. Die Wirkdauer liegt bei ca. 12 h.

c. **Richtig.** Sowohl die Wirkdauer von peripheren Blockaden als auch von neuroaxialen (rückenmarknahen) Blockaden wird verlängert.

d. **Richtig.** Durch die zentrale Sympathikusdämpfung sinkt mit einer Latenzzeit von einigen Minuten der Blutdruck und die Herzfrequenz.

e. **Richtig.** Nebenwirkungen sind Bradykardie, begleitende Sedierung und Mundtrockenheit. Abruptes Absetzen einer chronischen Medikation führt zu einem Entzugssyndrom, das mit Exzitationsphänomenen bei der Narkoseausleitung verwechselt werden kann.

❓ 161 Clonidin:

a. ist ein Imidazolderivat.

b. ist ein postsynaptischer α_2-Rezeptorantagonist.

c. hat eine orale Bioverfügbarkeit von fast 100 %.

d. führt zu Bradykardie, Mundtrockenheit und Sedierung.

e. kann postoperatives »shivering« unterdrücken.

✅ Antworten

a. **Richtig.** In den 1960er-Jahren wurde Clonidin synthetisiert und als Vasokonstringens klinisch getestet.

b. **Falsch.** Clonidin ist ein postsynaptischer α_2-Rezeptoragonist. Eine intravenöse Infusion führt initial aufgrund der Vasokonstriktion in der glatten Gefäßmuskulatur zu einem Blutdruckanstieg. Später folgt eine langanhaltende Blutdrucksenkung bedingt durch seine Wirkung an postsynaptischen α_2-Rezeptoren im Kreislaufzentrum des Gehirns.

c. **Richtig.** Bei oraler Gabe wird der initiale Blutdruckanstieg nicht beobachtet. Die Eliminationshalbwertszeit beträgt rund 12 h. Etwa

50 % des Clonidins werden unverändert renal eliminiert, sodass eine Kumulation bei Niereninsuffizienz auftreten kann.

d. **Richtig.** Weitere Nebenwirkungen sind sexuelle Dysfunktion und ein Rebound bei abruptem Absetzen.

e. **Richtig.** Wahrscheinlich wirkt Clonidin zentral auf die Temperaturregulierung und führt zu einer Zitterschwellenverschiebung. Therapeutisch wird Clonidin zur Blutdrucksenkung, Alkohol- und Opiatentzugsbehandlung und als Adjuvans zur Allgemein- und Regionalanästhesie eingesetzt.

? 162 Hydralazin:

a. ist ein α-Rezeptorenblocker.
b. hat eine direkt dilatierende Wirkung an der glatten Gefäßmuskulatur.
c. führt bei i.v.-Gabe zu einer prompten Blutdrucksenkung.
d. kann Angina pectoris auslösen.
e. ist mit dem Auftreten eines Lupus erythematodes assoziiert.

✓ Antworten

a. **Falsch.** Hydralazin hat keine adrenerg antagonistischen Eigenschaften.

b. **Richtig.** Der Mechanismus der direkt relaxierenden Wirkung auf die glatte Gefäßmuskulatur ist nicht geklärt und betrifft v. a. die arterielle Strombahn, die venöse Seite wird nur gering dilatiert. Darauf beruhen die Senkung des peripher vaskulären Widerstands und das Ausbleiben einer orthostatischen Hypotonie.

c. **Falsch.** Hydralazin hat eine allmählich zunehmende, nicht zuverlässige blutdrucksenkende Wirkung. Der Wirkbeginn liegt bei 15–30 min. Das Hauptanwendungsgebiet von Hydralazin liegt in der Behandlung der Schwangerschaftshypertonie.

d. **Richtig.** Aufgrund der einsetzenden Reflextachykardie (Erhöhung des myokardialen O_2-Verbrauchs) und der koronar dilatierenden Wirkung (Steal-Phänomen) kann es zu einem akuten Angina-pectoris-Anfall kommen. Hydralazin ist daher bei allen Patienten mit Risiko für eine KHK kontraindiziert.

e. **Richtig.** Die Langzeitanwendung von Hydralazin ist mit einem medikamenteninduzierten Lupus erythematodes behaftet, der sich nach Absetzen von Hydralazin wieder zurückbildet. Außerdem kann es zu einer Autoimmunglomerulonephritis, einer Vaskulitis und einer hämolytischen Anämie kommen.

3

❓ 163 Natriumnitroprussid (NNP):

a. wirkt direkt relaxierend auf die glatte Gefäßmuskulatur.
b. führt zu einer Verminderung des Preloads.
c. kann zu einer Zyanidintoxikation führen.
d. erniedrigt den intrakraniellen Druck.
e. ist für eine kontrollierte arterielle Hypotension geeignet.

✔️ Antworten

a. **Richtig.** NNP wirkt direkt relaxierend auf die glatte Gefäßmuskulatur. Der zugrundeliegende Mechanismus ist die Freisetzung von NO aus Nitroprussid.

b. **Richtig.** NNP vermindert Preload und Afterload des Herzens und senkt somit den Blutdruck und führt zu einer ausgeprägten Tachykardie. Eine zusätzliche β-Blockertherapie kann daher von Nutzen sein.

c. **Richtig.** Dosisabhängig kommt es bei der i.v.-Infusion von NNP zu einer Zyanidintoxikation, die sich in einer zunehmenden Laktatazidose und einer erhöhten gemischtvenösen O_2-Sättigung bemerkbar macht. Als Dosisschwelle, ab der mit einer Zyanidintoxikation zu rechnen ist, gilt eine Infusionsrate von mehr als 2 µg/kgKG/min. Hinweisend auf eine Zyanidintoxikation ist außerdem eine Tachyphylaxie. Als Antidota eignen sich Natriumthiosulfat (150 mg/kgKG, Bildung von Thiocyanat) oder bei bedrohlicher Intoxikation Natriumnitrat (5 mg/kgKG, Bildung von Zyano-Methämoglobin).

d. **Falsch.** Durch die vasodilatierende Wirkung kommt es zu einer Erhöhung des zerebralen Blutflusses, was eine Erhöhung des ICP bedingt.

e. **Richtig.** Die kurze Wirkdauer von nur wenigen Minuten und der sofortige Wirkbeginn sind ideal, um eine gut steuerbare kontrollierte arterielle Hypotension herbeizuführen.

❓ 164 Nitroglyzerin (NTG):

a. führt zu einem venösen Pooling.
b. kann transdermal appliziert werden.
c. hat eine Plasmahalbwertszeit von 2 min.
d. kann den pulmonal vaskulären Widerstand senken.
e. 2 µg/kgKG/min i.v. senkt das Afterload des Herzens.

✅ Antworten

a. **Richtig.** NTG dilatiert Venen stärker als Arterien. Daher kommt es zu einer Verminderung des venösen Rückflusses (Abnahme des ZVD und des enddiastolischen Volumens beider Herzkammern) und einer Abnahme des HZV beim gesunden Herzen.

b. **Richtig.** NTG kann sublingual, oral, transdermal und intravenös verabreicht werden. Durch die sublinguale Applikation entstehen Plasmaspitzenspiegel innerhalb von 4 min. Die transdermale Applikation führt zwar zu geringeren Plasmaspiegeln, schützt aber vor Angina-pectoris-Anfällen. Häufig kommt es zu einer Tachyphylaxie.

c. **Richtig.** NTG hat eine sehr kurze Plasmahalbwertszeit von 2 min. Die parenterale Gabe muss daher als i.v.-Infusion erfolgen. Bei oraler Gabe unterliegt NTG einem großen First-pass-Effekt und wird durch Glutathionreduktasen zu Dinitraten reduziert. Durch das anfallende anorganische Nitrit kann Methämoglobin entstehen.

d. **Richtig.** NTG führt zu einem Abfall des pulmonal vaskulären Widerstand. Zusätzlich wird die glatte Muskulatur von Bronchien, Sphinkter Oddi, Ureteren und Uterus relaxiert.

e. **Falsch.** Bei niedriger Dosierung von NTG wird der peripher vaskuläre Widerstand nicht herabgesetzt. Erst höhere Dosierungen führen zu einer Verminderung des Afterloads. Der Blutdruckabfall unter Gabe von NTG ist stärker vom Volumenstatus des Patienten abhängig und damit mehr von der Verminderung des Preload als vom Afterload.

❓ 165 Captopril:

a. ist ein Angiotensin-II-Rezeptorenblocker.

b. senkt den peripher vaskulären Widerstand.

c. kann zu einem angioneurotischen Ödem führen.

d. ist kontraindiziert bei Patienten mit einer Nierenarterienstenose.

e. erhöht die Bradykininkonzentration im Plasma.

✅ Antworten

a. **Falsch.** Captopril ist ein Angiotensin-converting-enzyme- (ACE-) Inhibitor, d. h. die Umwandlung von Angiotensin I (AT I) nach AT II wird reversibel blockiert. Losartan ist ein AT-II-Rezeptorenblocker.

b. **Richtig.** Aufgrund der Verminderung der Aldosteronproduktion (verminderte Natriumrückresorption und Wasserresorption) und der Hemmung von Angiotensin (Verminderung der Vasokonstriktion) wird der peripher vaskuläre Widerstand gesenkt (s. Antwort e).

c. **Richtig.** Eine lebensbedrohliche Nebenwirkung von Captopril ist ein angioneurotisches Ödem, das bei ausgeprägtem Larynxödem eine Tracheotomie zur Sicherung der Atemwege notwendig machen kann. Als medikamentöse Therapie wird die sofortige Verabreichung von Adrenalin empfohlen.

d. **Richtig.** Die glomeruläre Filtrationsrate (GFR) bei Patienten mit einer Nierenarterienstenose ist von erhöhten Reninspiegeln abhängig, weswegen eine Verminderung von Renin zu einer Verminderung der GFR führen kann und damit zu einer Niereninsuffizienz.

e. **Richtig.** Da der Metabolismus von Bradykinin ebenfalls von ACE-Hemmern vermindert wird, findet man erhöhte Serumspiegel von Bradykinin bei einer ACE-Hemmertherapie. Ein Teil der blutdruck-senkenden Wirkung wird der gefäßrelaxierenden Eigenschaft von Bradykinin zugeschrieben.

3.6   Diuretika

? **166 Mannit:**

a. wird im Pentosephosphatweg verstoffwechselt.
b. wird glomerulär filtriert und tubulär reabsorbiert.
c. erhöht die Plasmaosmolarität.
d. erhöht den Hämatokrit.
e. führt zu einer intrazellulären Dehydratation.

✓ **Antworten**

a. **Falsch.** Mannit ist eine Hexose, die metabolisch inert ist und nicht verstoffwechselt wird.
b. **Falsch.** Mannit wird nur glomerulär filtriert und nicht reabsorbiert. Hierdurch wird die Osmolarität im Primärharn erhöht und vermehrt Wasser osmotisch gebunden und ausgeschieden. Daneben werden praktisch alle Elektrolyte vermehrt ausgeschieden.
c. **Richtig.** Mannit 20–40 % ist hyperosmolar und wird in einer Dosis von 0,25–1,0 g/kgKG als Kurzinfusion verabreicht. Durch die fehlende Verstoffwechselung bleibt die Hyperosmolarität bei normaler Nieren-funktion ca. 2 h erhalten. Die HWZ beträgt rund 45 min.

d. **Falsch.** Durch die Erhöhung der Plasmaosmolarität strömt interstitielles Wasser nach intravasal. Hierdurch wird der Hämatokrit erniedrigt, die Viskosität gesenkt und das extrazelluläre Volumen und der renale Blutfluss erhöht. Patienten mit einer kardialen Insuffizienz können bei der Anwendung von Mannitlösungen dekompensieren und ein Lungenödem entwickeln.

e. **Richtig.** Dadurch, dass interstitielles Wasser nach intravasal verschoben wird, wird wiederum intrazelluläres Wasser nach interstitiell verschoben und somit letzlich intrazellulär dehydriert. Dies ist die Grundlage der Therapie des Hirnödems mit Mannit. Voraussetzung ist eine intakte Blut-Hirn-Schranke, da sonst mit einem Rebound-Phänomen gerechnet werden muss. Es kommt zu einem erneuten Anstieg des Hirndrucks durch Einlagerung von Mannit in das Hirnparenchym.

? 167 Hydrochlorothiazid:
a. ist ein Thiaziddiuretikum.
b. ist kontraindiziert bei Patienten mit einer Sulfonamidallergie.
c. erhöht die Kalziumausscheidung.
d. kann zu einer Hyponatriämie und Hypokaliämie führen.
e. kann zu einer Hyperglykämie führen.

✓ Antworten
a. **Richtig.** Thiaziddiuretika sind Medikamente, die den NaCl-Kotransport im distalen Tubulus blockieren. Sie sind noch bis zu einer GFR der Nieren von rund 50 ml/min diuretisch wirksam.
b. **Richtig.** Da Thiaziddiuretika ebenso wie Furosemid eine Sulfonamidstruktur enthalten, können sie bei Patienten mit einer Allergie gegen Sulfonamide ein Schocksyndrom auslösen.
c. **Falsch.** Die Kalziumausscheidung wird vermindert, d. h. es kann zu einem Kalziumanstieg unter der Therapie mit Thiaziddiuretika kommen.
d. **Richtig.** Die diuretische Wirkung wird durch eine Blockierung der Reabsorption von Natrium im distalen Tubulus herbeigeführt. Es kann daher eine Hyponatriämie entstehen. Daneben werden auch Kalium, Magnesium und Bikarbonat vermehrt ausgeschieden. Eine hypochlorämische metabolische Alkalose kann sich entwickeln.
e. **Richtig.** Der genaue Wirkmechanismus ist nicht bekannt. Eine diabetische Stoffwechsellage kann durch die Thiazidtherapie verschlimmert werden.

? **168 Furosemid:**

a. hat bei einer Azidose eine verminderte diuretische Wirkung.
b. kann einen erhöhten intrakraniellen Druck (ICP) senken.
c. fördert die Ausscheidung von Lithium.
d. potenziert die Ototoxizität von Aminoglykosidantibiotika.
e. erhöht die Kalziumausscheidung.

✓ **Antworten**

a. **Falsch.** Eine Azidose hat keinen Einfluss auf die diuretische Wirkung von Furosemid. Auch die Wirkung von Thiaziddiuretika wird dadurch nicht beeinflusst.
b. **Richtig.** Furosemid inhibiert einen Na-2Cl-K-Symporter, der in vielen Geweben vorkommt. Furosemid vermindert die Liquorproduktion und senkt dadurch den ICP. Außerdem kommt es durch eine Abnahme des Extrazellulärvolumens zu einer Abnahme des ICP (vgl. Frage 7e).
c. **Falsch.** Die Lithiumausscheidung hängt von der Natriumreabsorption umgekehrt proportional ab. Da die Natriumreabsorption durch Furosemid blockiert wird, vermindert sich die Lithiumausscheidung. Dies kann bei einer Dauertherapie mit Lithium zu Intoxikationserscheinungen führen.
d. **Richtig.** Die Aminoglykosidantibiotika haben sowohl ototoxische als auch nephrotoxische Nebenwirkungen, die beide unter der Therapie mit Furosemid potenziert werden können.
e. **Richtig.** Im Gegensatz zu Thiaziddiuretika fördern Schleifendiuretika die Kalziumelimination.

3.7   Antidepressiva

? **169 Patienten, die regelmäßig Phenelzin einnehmen:**

a. reagieren auf Phenylephrin verstärkt.
b. reagieren auf Noradrenalin vermindert.
c. dürfen als Opioid auf keinen Fall Fentanyl erhalten.
d. vertragen Pethidin problemlos.
e. weisen eine Verminderung der zerebralen Monoamine auf.

✔ Antworten

a. **Falsch.** Phenelzin ist einer der ersten MAO-Inhibitoren (Monoaminooxidasehemmer). MAO-Inhibitoren haben aufgrund ihrer unerwünschten Eigenschaften erst durch neuere Derivate wieder Anwendung in der klinischen Praxis gefunden. MAOI hemmen den Abbau katecholaminartiger Neurotransmitter und erhöhen damit deren Konzentration (Dopamin). Bei der Gabe von indirekt wirkenden Sympathomimetika wie Ephedrin wird die Wirkung von Noradrenalin und Adrenalin in der Peripherie verstärkt (hypertone Blutdruckentgleisung). Dies trifft jedoch nicht auf die Gabe von direkt angreifenden Vasokonstriktoren wie Phenylephrin oder Noradrenalin zu. Diese können aber durch einen anderen Mechanismus, nämlich einer Upregulation der postsynaptischen α-Rezeptoren, ebenfalls in ihrer Wirkung verstärkt sein. Daher ist vorsichtig titrierend zu dosieren.

b. **Falsch.** Das Umgekehrte trifft zu.

c. **Falsch.** Mit Ausnahme von Pethidin können alle Opioide problemlos eingesetzt werden.

d. **Falsch.** Wird Pethidin Patienten verabreicht, die MAOI einnehmen, kann es zu lebensgefährlichen Interaktionen kommen. Die Verstoffwechselung von Pethidin, selbst ein Monoamin, wird beeinträchtigt, und dies führt zu einem gemischten Bild aus Hyperthermie, Schwitzen, Muskelrigidität, arteriellem Hypotonus und Ventilations- und Bewusstseinsstörungen.

e. **Richtig.** Anfänglich wird durch die Enzyminhibition die Konzentration der zerebralen Monoamine erhöht, langfristig wird aber deren Konzentration durch einen negativen Feedbackmechanismus vermindert (Wirkung bei Schizophrenie).

❓ 170 Eine Vergiftung bzw. Überdosierung mit trizyklischen Antidepressiva vom Amitriptylin-Typ äußert sich in:

a. Agitation
b. zerebralen Krampfanfällen und Myokloni
c. Koma
d. Miosis
e. trockener geröteter Haut

✔ Antworten

a. **Richtig.** Die Vergiftung mit trizyklischen Antidepressiva kann einen lebensbedrohlichen Verlauf nehmen. Agitation tritt dabei häufig als erstes Symptom auf.

b. **Richtig.** Die Symptome der ZNS-Toxizität können rasch voranschreiten und Myokloni, zerebrale Krampfanfälle und schließlich Koma mit Atemdepression einschließen.

c. **Richtig.** Siehe Antwort b.

d. **Falsch.** Aufgrund der anticholinergen Wirkung kommt es zusätzlich zu einer Mydriasis, trockener geröteter Haut, Harnverhalt und Tachykardie.

e. **Richtig.** Siehe Antwort d. Hinzu kommen myokardiale Depression mit Verlängerung des QRS-Komplexes und ventrikuläre Arrhythmien.

Die Behandlung der Vergiftung besteht in der frühen Phase (innerhalb der ersten 10 h) in einer Magenspülung und Kohleinstillation. Eine Hämoperfusion oder Hämodialyse ist aufgrund der hohen Proteinbindung nutzlos. Krampfanfälle werden mit Diazepam und Phenytoin, das auch antiarrhythmisch wirkt, durchbrochen. Eine Alkalisierung mit Natriumbikarbonat und die kontrollierte Hyperventilation kann die myokardiale Toxizität vorübergehend mildern. Bei AV-Blockierungen ist die Gabe von Isoproterenol, bzw. Orciprenalin indiziert, bei Auftreten einer Hypotension steht die Volumen- und Katecholamintherapie im Vordergrund.

❓ 171 Überprüfen Sie die folgenden Aussagen zu den Monoaminooxidasehemmern (MAO-Hemmer, z. B. Tranylcypromin):

a. MAO-Hemmer sind Medikamente der 1. Wahl bei der Behandlung der endogenen Depression.

b. Patienten unter MAO-Hemmerbehandlung klagen häufig über orthostatische Hypotension.

c. Tranylcypromin hemmt reversibel die Isoenzyme MAO-A und MAO-B.

d. Tranylcypromin hat anticholinerge (atropinartige) Nebenwirkungen.

e. Einige MAO-Hemmer sind hepatotoxisch.

✅ Antworten

a. **Falsch.** MAO-Hemmer sind nicht Medikamente der 1. Wahl bei der Behandlung der endogenen Depression. Aufgrund erheblicher Nebenwirkungen werden sie nur bei Verlaufsformen eingesetzt, die auf die Behandlung mit trizyklischen Antidepressiva nicht ansprechen.

b. **Richtig.** Die orthostatische Hypotension ist unter MAO-Hemmerbehandlung häufig; sie wird möglicherweise durch die Anhäufung des Neurotransmitters Octopamin verursacht, der zu einer Reduktion des Sympathikotonus führt.

c. **Falsch.** Tranylcypromin ist ein irreversibler Hemmstoff der genannten Isoenzyme.

d. **Richtig.** Aufgrund der atropinartigen Nebenwirkungen kann es besonders bei prädisponierten Patienten (z. B. mit Glaukom oder Prostatahypertrophie) zu Augeninnendruckerhöhung oder zum Harnverhalt kommen.

e. **Richtig.** Besonders hydrazinenthaltende MAO-Hemmer sind hepatotoxisch.

? 172 Überprüfen Sie die folgenden Aussagen zur Narkoseführung bei Einnahme von MAO-Hemmern:

a. Pethidin kann zur postoperativen Schmerztherapie eingesetzt werden.

b. Benzodiazepine sind zur Prämedikation geeignet.

c. Regionale Anästhesietechniken können primär indiziert sein.

d. Als Vasopressoren sollten bevorzugt indirekt wirkende Substanzen zur Anwendung kommen.

e. Die Gabe von Opioiden ist in aller Regel problemfrei möglich.

✓ Antworten

a. **Falsch.** Pethidin ist bei Einnahme von MAO-Hemmern absolut kontraindiziert, da es zu einem exzitatorischen Koma mit Hyperthermie und Hypertonie führen kann, welches letal enden kann.

b. **Richtig.** Benzodiazepine gelten als unbedenklich, solange beachtet wird, dass sie in ihrer Wirkung verstärkt sein können. Angst und Schmerz sollten adäquat bekämpft werden, um eine Stimulation des sympathoadrenergen Systems zu vermeiden.

c. **Richtig.** Da Barbiturate, Benzodiazepine sowie Opioide verstärkt wirksam sein können – Gefahr der Atemdepression bei üblicher Dosierung – bieten sich regionale Anästhesietechniken besonders an.

d. **Falsch.** Indirekt wirksame Sympathomimetika sollten grundsätzlich vermieden werden, da hierbei mit exzessiver Wirkungsverstärkung gerechnet werden muss. Direkt wirkende Sympathomimetika (z. B. Noradrenalin) sollten bevorzugt werden.

e. **Falsch.** Alle Opiode können in ihrer Wirkung massiv verstärkt sein (bis hin zur Entwicklung eines Komas). Daher sind die titrierte Verabreichung sowie die sorgfältige Überwachung der Wirkung dieser Substanzen unabdinglich.

3

? 173 Folgende Aussagen treffen auf die Narkoseführung für Patienten unter Therapie mit trizyklischen Antidepressiva (TAD) zu:

a. Die Inzidenz perioperativer Herzrhythmusstörungen ist erhöht.
b. Der Bedarf an Anästhetika kann erhöht sein.
c. Die Wirkung von Atropin kann verstärkt sein.
d. Die Wirkung von Alkohol und Sedativa ist verstärkt.
e. Die Wirkung indirekter Sympathomimetika kann bedrohlich verstärkt sein.

✓ Antworten

a. **Richtig.** Die meisten trizyklischen Antidepressiva haben eine proar-rhythmische Wirkung. Als Ursache wird eine intrinsische membranstabi-lisierende Wirkung vermutet, was am Herzen Reizleitungsstörungen mit Arrhythmien bedingen soll.
b. **Richtig.** Im zentralen Nervensystem ist die Menge exzitatorischer Neurotransmitter am synaptischen Spalt erhöht, dies kann eine Dosis-erhöhung der Anästhetika notwendig machen.
c. **Richtig.** TAD haben eine anticholinerge (atropinartige) Nebenwirkung. Exogen zugeführtes Atropin kann daher potenziert werden.
d. **Richtig.** An die mögliche Wirkungsverstärkung z. B. einer Prämedikation muss gedacht werden.
e. **Richtig.** TAD hemmen neuronal die Wiederaufnahme von Neurotrans-mittern in die Synapse. TAD hemmen ebenso peripher die Wieder-aufnahme endogen freigesetzter Katecholamine, sodass mit einer Wirkungsverstärkung indirekt wirkender Substanzen gerechnet werden muss. Es ist daher besser, direkt wirkende Sympathomimetika wie z. B. Noradrenalin einzusetzen.

? 174 Folgende Aussagen treffen auf Lithium zu:

a. Der Bedarf an volatilen Anästhetika ist erhöht.
b. Der angestrebte therapeutische Lithiumplasmapiegel liegt bei ca. 2 mmol/l.
c. Polyurie und Polydipsie sind häufige Nebenwirkungen der Lithium-therapie.
d. Die Wirkung von Muskelrelaxanzien kann verstärkt sein.
e. Lithium sollte vor Elektiveingriffen abgesetzt werden

Antworten

a. **Falsch.** Der Bedarf an volatilen Anästhetika als auch Injektionsanästhetika ist eher verringert, da Lithium selbst sedierend wirkt.

b. **Falsch.** Die therapeutische Breite von Lithium ist gering, sie beträgt nur 2. Sichere therapeutische Plasmawirkspiegel liegen zwischen ca. 0,8 und 1,2 mmol/l. Toxische Nebenwirkungen korrelieren eng mit dem Plasmaspiegel von Lithium und treten schon ab 2 mmol/l auf. Anästhesierelevant sind Verbreiterungen des QRS-Komplexes im EKG und Herzrhythmusstörungen, zerebrale Krämpfe und Koma bei Lithium-überdosierung.

c. **Richtig.** Die häufigsten Nebenwirkungen der Lithiumtherapie betreffen die Nieren. Mehr als 20 % der behandelten Patienten scheiden täglich 3 l hypotonen Urin aus (Gefahr des Exsikkose bei ungenügender Flüssig-keitsaufnahme). Dies ist darauf zurückzuführen, dass die Konzentra-tionsfähigkeit der Nieren durch Lithium gestört wird. Eine hypothyreote Struma tritt bei 5 % der Patienten auf, weswegen häufig eine L-Thyroxin-therapie notwendig wird.

d. **Richtig.** Sowohl die Wirkung depolarisierender als auch nicht depolari-sierender Muskelrelaxanzien kann verstärkt sein.

e. **Falsch.** Ein Absetzen der Lithiumtherapie ist nicht notwendig; allerdings sollte vor Wahleingriffen eine aktuelle Bestimmung des Lithiumspiegels vorliegen.

3.8 Katecholamine

175 Noradrenalin (NA) führt zu einer Kontraktion der glatten Muskulatur:

a. der Bronchiolen
b. der Pupillen
c. des Dünndarms
d. der Arteriolen
e. des Ziliarkörpers des Auges

Antworten

a. **Falsch.** Noradrenalin ist ein α- und β-Agonist. In den Bronchiolen führt NA aufgrund der vorhandenen β-Rezeptoren zu einer Dilatation der glatten Muskulatur.

b. **Falsch.** Der M. constrictor pupillae unterliegt der parasympathischen Kontrolle, d. h. ACh führt zu einer Kontraktion. NA führt dagegen am M. dilatator pupillae zu einer Kontraktion und erweitert die Pupille.

c. **Falsch.** NA führt über α-Rezeptoren zu einer Dilatation der glatten Muskulatur des Dünndarms.

d. **Richtig.** Die glatte Muskulatur der Arteriolen wird durch die α-Rezeptorstimulation kontrahiert.

e. **Falsch.** Der Ziliarkörper des Auges exprimiert β-Rezeptoren, d. h. NA hat hier eine relaxierende Wirkung.

❓ 176 Adrenalin:

a. führt zu einem β_1-rezeptorvermittelten Anstieg der Herzfrequenz.

b. führt zu einem β_2-rezeptorvermittelten Anstieg des Serumkaliums.

c. 10 µg/min i.v. führen zu einem vergrößerten Pulsdruck.

d. 10 µg/min i.v. führen zu einem Abfall des peripher-vaskulären Widerstands.

e. führt zu einem ausgeprägten Anstieg des arteriellen Mitteldrucks (MAP).

✔ Antworten

a. **Richtig.** Adrenalin hat eine ausgeprägte positiv chronotrope Wirkung, die über β_1-Rezeptoren vermittelt wird. β_2-Rezeptoren sind die überwiegend extrakardial vorhandenen Rezeptorsubtypen.

b. **Falsch.** Adrenalin führt über β_2-Rezeptoren zu einem anhaltenden Serumkaliumabfall, vermutlich durch die Aktivierung der Na-K-Pumpe. Kurzzeitig kann es aber auch zu einem nicht lang anhaltenden Kaliumanstieg kommen, der mit der Freisetzung von Kalium aus der Leber erklärt wird (Goodman, S. 208).

c. **Richtig.** Eine Adrenalingabe vergrößert den Pulsdruck (vergrößerte Blutdruckamplitude). Es kommt dabei zu einer β_2-rezeptorvermittelten Abnahme des diastolischen Drucks und über β_1-Rezeptoren zu einem Anstieg des Schlagvolumens und des HZV, sodass der systolische Blutdruck ansteigt.

d. **Richtig.** Der β_2-rezeptorvermittelte Abfall des peripher-vaskulären Widerstands äußert sich in einem Abfall des diastolischen Blutdrucks. Diese Wirkung ist stark dosisabhängig und sollte nicht vergessen lassen, dass Adrenalin der stärkste natürlich vorkommende Vasokonstriktor ist.

e. **Falsch.** Der MAP ändert sich nur geringfügig, weil sich systolischer Blutdruckanstieg und diastolischer Blutdruckabfall gegenseitig aufheben. In

Gegenwart von β-Rezeptorenblockern kommt es zur sog. Adrenalin-
umkehr (Adrenalin verhält sich wie Noradrenalin), d. h. niedrige
Dosierungen führen zu einem massiven Blutdruckanstieg.

❷ 177 Noradrenalin (NA):
a. wirkt nur an α-Rezeptoren.
b. wirkt äquipotent an $α_1$- und $β_1$-Rezeptoren.
c. 10 μg/min i.v. führen zu einem vergrößerten MAP.
d. führt zu einem $β_1$-rezeptorvermittelten Anstieg der Herzfrequenz.
e. 10 μg/min i.v. führen zu einer gleich großen Hyperglykämieneigung
   wie Adrenalin.

✔ Antworten
a. **Falsch.** NA wirkt an $α_1$- und $β_1$-Rezeptoren, nicht aber an $β_2$-Rezeptoren.
b. **Richtig.** NA wirkt äquipotent an $α_1$- und $β_1$-Rezeptoren (Stoelting,
   S. 267).
c. **Richtig.** Durch die α-sympathomimetische Wirkung wird der peripher
   vaskuläre und der pulmonal-vaskuläre Widerstand erhöht; der diastolische, mittlere und systolische Blutdruck wird erhöht, der Pulsdruck steigt
   ebenso wie das Schlagvolumen, das HZV bleibt gleich oder fällt ab.
d. **Falsch.** NA wirkt zwar an $β_1$-Rezeptoren, zeigt aber keine positiv chronotrope Wirkung, da eine barorezeptorvermittelte Reflexbradykardie
   vorherrscht.
e. **Falsch.** Diese Aussage trifft nur auf Adrenalin zu. NA hat bezüglich des
   Glukosestoffwechsels (Hyperglykämie) keine Hormonwirkung in
   klinischen Dosierungen.

3.9 Adrenerge Rezeptorenblocker

**❷ 178 Folgende Pharmaka haben eine ausgeprägte Wirkung an
$β_2$-Rezeptoren:**
a. Terbutalin
b. Fenoterol
c. Dopexamin
d. Phenylephrin
e. Dobutamin

✅ Antworten

a. **Richtig.** Terbutalin und Fenoterol sind relativ selektive β_2-Rezeptor-agonisten. β_2-Rezeptoragonisten werden klinisch hauptsächlich zur Behandlung des Asthma bronchiale und der Tokolyse unter der Vorstellung eingesetzt, weniger β_1-vermittelte Nebenwirkungen hervorzurufen.

b. **Richtig.** Siehe oben.

c. **Richtig.** Dopexamin ist ein relativ β_2-selektiver Agonist, der zusätzlich noch an Dopaminrezeptoren wirkt.

d. **Falsch.** Phenylephrin ist ein synthetisches Katecholamin, das hauptsächlich an α_1-Rezeptoren wirkt.

e. **Falsch.** Dobutamin ist ein selektiver β_1-Agonist. Es setzt weder indirekt NA frei (wie Dopamin), noch wirkt es an Dopaminrezeptoren. Seine pharmakologischen Eigenschaften sind komplex, und seine Stereoisomere wirken unterschiedlich stark an β-Rezeptoren.

❓ 179 Folgende Pharmaka sind α-Rezeptorenblocker:

a. Phentolamin
b. Phenoxibenzamin
c. Labetalol
d. Prazosin
e. Urapidil

✅ Antworten

a. **Richtig.** Phentolamin ist ein nichtselektiver α-Rezeptorenblocker. Seine blutdrucksenkende Wirkung setzt prompt ein und hält nur 10–15min an. Der Blutdruckabfall führt zu einer Reflextachykardie.

b. **Richtig.** Phenoxibenzamin ist ein irreversibler nichtselektiver α-Rezeptorenblocker. Die Wirkung setzt langsam ein, da zunächst eine Biotransformation zur wirksamen Substanz erfolgen muss. Die Wirkdauer ist variabel und hängt von der Neubildung von α-Rezeptoren ab. Die Eliminationshalbwertszeit beträgt 24 h.

c. **Richtig.** Labetalol ist sowohl ein α- als auch β-Rezeptorantagonist.

d. **Richtig.** Prazosin ist ein selektiver α_1-Rezeptorantagonist. Venen und Arterien werden gleich stark dilatiert. Dadurch kommt es sowohl zu einer Nachlast- als auch Vorlastsenkung und damit zu nur geringen Änderungen von HZV und Herzfrequenz.

e. **Richtig.** Urapidil ist ein selektiver α_1-Rezeptorenblocker, der vermutlich aufgrund seiner zentralen α_2-agonistischen Wirkung keine Reflextachykardie hervorruft. Prompter Wirkbeginn, eine HWZ von 3 h und eine überwiegend renale Elimination der Metabolite kennzeichnen die Phamakokinetik.

? 180 Propranolol:

a. ist ein gemischter α- und β-Rezeptorenblocker.

b. zeigt eine hohe Plasma-Eiweißbindung von über 90 %.

c. kann die Clearance von Bupivacain um 35 % vermindern.

d. führt zu einem Anstieg des HZV.

e. hat einen ausgeprägten First-pass-Effekt.

✓ Antworten

a. **Falsch.** Propranolol ist ein reiner β-Blocker ohne intrinsische Aktivität wie z. B. Pindolol oder Timolol. Propranolol hat keine α-antagonistischen Eigenschaften. Es gehört zu der Klasse der nicht kardioselektiven β-Blocker.

b. **Richtig.** Die hohe Plasmaeiweißbindung von bis zu 95 % kann dazu führen, dass unter Gabe von Heparin vermehrt Propranolol aus der Proteinbindung verdrängt und die freie Konzentration verdoppelt wird. Propranolol wird in der Leber zu dem aktiven Metaboliten 4-Hydroxipropranolol metabolisiert. Die Eliminationshalbwertszeit liegt bei rund 3 h.

c. **Richtig.** Propranolol führt zu einer Verminderung des hepatischen Blutflusses und zu einer Verminderung der Metabolisierungsleistung der Leber. Amidlokalanästhetika können daher in Gegenwart von Propranolol vermindert metabolisiert werden, was zu einer Erhöhung der Toxizität beitragen kann.

d. **Falsch.** Durch die β-Blockade kommt es zu einem Abfall des HZV durch eine Verminderung des Schlagvolumens und der Herzfrequenz.

e. **Richtig.** Rund 90 % der oral verabreichten Dosis von Propranolol wird in der Leber durch einen First-pass-Effekt metabolisiert.

? 181 Unerwünschte Nebenwirkungen von β-Rezeptorenblockern sind:

a. Übelkeit, Erbrechen und Durchfall

b. eine Verschleierung der Symptome einer Hypoglykämie

c. Provokation einer Bronchokonstriktion

d. Herzrythmusstörungen

e. Provokation von Vasospasmen

✓ Antworten

a. **Richtig.** Daneben kann es zu Hautausschlägen, Fieber, Myopathie, Alopezie und Thrombozytopenie kommen.

b. **Richtig.** Durch die β-Blockade wird die Glykogenolyse gestört. Symptome einer Hypoglykämie wie Tremor werden aufgrund der $β_2$-antagonistischen Aktivität maskiert. Die durch eine Hypoglykämie verursachte Tachykardie wird ebenfalls unterdrückt.

c. **Richtig.** Bei Patienten mit einer COPD ist die Anwendung von β-Blockern sehr genau zu bedenken, da Bronchospasmen ausgelöst werden können. Auch sog. kardioselektive β-Blocker sind – wenn auch weniger ausgeprägt – mit diesem Risiko behaftet.

d. **Richtig.** Bestehende Störungen der AV-Überleitungszeit können verschlimmert werden, was im Extremfall zu einem kompletten AV-Block bzw. Asystolie führt. Durch die negativ inotrope Wirkung kann es insbesondere bei Patienten, die durch einen hohen endogenen Katecholaminspiegel gerade noch kardial kompensiert sind, zur akuten kardialen Insuffizienz kommen.

e. **Richtig.** Patienten mit einer AVK oder mit einer Raynaud-Erkrankung sind unter der Gabe von β-Blockern für Vasospasmen prädisponiert.

❓ 182 Labetalol:

a. ist ein selektiver $α_1$-Rezeptorenblocker.

b. ist ein nichtselektiver β-Rezeptorenblocker.

c. wird in der Leber glukuronidiert und renal ausgeschieden.

d. führt bei i.v.-Gabe initial zu einem Blutdruckanstieg.

e. hat eine intrinsische Aktivität an $β_1$-Rezeptoren.

✓ Antworten

a. **Richtig.** Labetalol ist ein selektiver $α_1$-Rezeptorenblocker. Da es keine antagonistische Wirkung an präsynaptischen $α_2$-Rezeptoren hat, wird die Feedback-Hemmung der Ausschüttung von Noradrenalin nicht beeinträchtigt.

b. **Richtig.** Labetalol ist auch ein nichtselektiver β-Rezeptorenblocker. Die α-antagonistische Aktivität ist ca. 10-fach schwächer als die von Phentolamin, und die β-antagonistische Aktivität beträgt $1/3$ der Aktivität von Propranolol. Die Ratio von β- zu α-blockierender Akivität ist 7:1 bei i.v.-Gabe. Diese komplexe Wirkung wird dadurch erklärt, dass es 4 Stereoisomere von Labetalol gibt, die jeweils die unterschiedlichen Wirkqualitäten hervorbringen.

c. **Richtig.** Labetalol unterliegt bei oraler Gabe einem starken First-pass-Effekt und wird auch in der Leber oxidativ metabolisiert und glukoronidiert. Lebererkrankungen können die HWZ von 8 h verlängern, Nierenerkrankungen führen zu keiner Verlängerung der HWZ.

d. **Falsch.** Labetalol führt bei i.v.-Gabe innerhalb von 5 min zu einem zuverlässigen Blutdruckabfall, der durch die gleichzeitig vorhandene β-Blockade mit einer abgeschwächten Reflextachykardie einhergeht.

e. **Richtig.** Labetalol hat darüber hinaus eine intrinsische Aktivität an β_1-Rezeptoren. Diese agonistische Aktivität sollte theoretisch dazu beitragen, das Risiko unerwünschter Nebenwirkungen der β_1-Blockierung zu verringern (Bradykardie, Herzinsuffizienz). Das Risiko für einen Bronchospasmus ist vergleichbar mit den β_1-selektiven β-Blockern.

3.10 Antiarrhythmika

? 183 Adenosin:

a. muss bei i.v.-Gabe extrem langsam appliziert werden, um proarrhythmische Wirkungen zu vermeiden.

b. ist indiziert für die Behandlung ventrikulärer Tachykardien.

c. ist indiziert für die Behandlung von supraventrikulären Tachykardien.

d. hat eine Serumhalbwertszeit von 10 min.

e. kann zu einem Bronchospasmus führen.

✓ Antworten

a. **Falsch.** Adenosin muss extrem schnell als Bolus i.v. gegeben werden, damit es überhaupt eine Wirkung entfalten kann. Die initiale Dosis für den Erwachsenen beträgt 6 mg. Ist diese nicht effektiv, kann die Dosis verdoppelt und verdreifacht werden.

b. **Falsch.** Ventrikuläre Tachykardien und Vorhofflattern und -flimmern sprechen auf die Gabe von Adenosin nicht an. Es ist kontraindiziert bei Patienten mit einem AV-Block höheren Grades.

c. **Richtig.** Die Behandlung und Diagnostik der supraventrikulären Tachykardie (Schmalkomplextachykardie) ist die Domäne von Adenosin. Über die Aktivierung von Adenosinrezeptoren und die Wirkung auf ACh-sensitive Kaliumkanäle wird das atrioventrikuläre Reizleitungssystem hyperpolarisiert und verlangsamt. Dies kann zu kurzfristigen Asystolien führen. Unter EKG-Monitoring kann dann bei verlangsamter Herzfrequenz nach Gabe von Adenosin die Differenzialdiagnose gestellt werden, und manchmal ist dies auch schon die definitive pharmakologische Therapie.

d. **Falsch.** Adenosin hat nur eine Plasmahalbwertszeit von Sekunden. Daher können repetitive Gaben oder eine intravenöse Infusion ohne Gefahr der Kumulation gegeben werden. Adenosin wird von Transportproteinen in praktisch alle Gewebe (auch Erythrozyten und Endothel) aufgenommen und zu Inosin deaminiert.

e. **Richtig.** Unerwünschte Nebenwirkungen von Adenosin umfassen Bronchospasmus, Luftnot, Engegefühl der Brust und Gesichtsröte (»flush«). Patienten, die unter Medikation mit Theophyllinpräparaten stehen, benötigen eine höhere Dosierung, da Methylxanthine eine adenosinrezeptorblockierende Eigenschaft haben. Dosisreduktionen sind nötig bei Patienten, die eine Herztransplantation hatten (vermehrte Anzahl an Adenosinrezeptoren) oder die Dipyridamol einnehmen (Adenosinaufnahmehemmer).

? **184 Die Dauer des QRS-Komplexes wird durch folgende Antiarrhythmika verlängert:**

a. Chinidin
b. Lidocain
c. Propranolol
d. Amiodaron
e. Verapamil

✓ Antworten

a. **Richtig.** Chinidin gehöhrt zur Klasse IA nach Vaughan u. Williams und verlängert die Dauer des Aktionspotenzials und die Dauer des QRS-Komplexes.

b. **Falsch.** Lidocain verkürzt die Dauer des Aktionspotenzials und verlängert daher nicht die Dauer des QRS-Komplexes. Lidocain gehört zur Klasse IB.

c. **Falsch.** Propranolol hat als Klasse-II-Antiarrhythmikum keinen Einfluss auf die Dauer des Aktionspotenzials oder des QRS-Komplexes.

d. **Richtig.** Amiodaron, der Klasse III zugehörig, verlängert deutlich die Aktionspotenzialdauer und die Dauer des QRS-Komplexes.

e. **Falsch.** Verapamil, als Kalziumkanalblocker, verkürzt die Aktions-potenzialdauer und hat keinen Einfluss auf die Dauer des QRS-Komplexes.

❓ 185 Amiodaron:

a. ist wirksam in der Behandlung von supraventrikulären Tachykardien.
b. ist indiziert bei ventrikulärer Tachykardie.
c. hat eine Wirkdauer von ca. 4 h bei einmaliger Gabe von 5 mg/kgKG i.v.
d. kann eine hyperthyreote Krise provozieren.
e. akkumuliert bei renaler Insuffizienz.

✅ Antworten

a. **Richtig.** Amiodaron ist sowohl bei supraventrikulären als auch ventri-kulären Tachykardien wirksaM. Außerdem kann es eine medikamentöse Konversion eines Vorhofflimmerns oder -flatterns herbeiführen.
b. **Richtig.** Siehe Antwort a.
c. **Richtig.** Die akute Therapie mit 5 mg/kgKG i.v. Amiodaron hat eine Wirk-dauer von 4 h, da Amiodaron aufgrund seiner hohen Lipophilie in das Fettgewebe umverteilt wird. Die Plasmahalbwertszeit nach chronischer Therapie beträgt dagegen rund 30 Tage.
d. **Richtig.** Amiodaron ist ein Strukturanalogon von Thyroxin und enthält ca. 37 % Iodid. Hierdurch kann bei vorbestehender Schilddrüsendysfunk-tion eine akute Hyperthyreose ausgelöst werden. Daneben ist eine Vielzahl von Nebenwirkungen bekannt: Hypotension, AV-Block, Verlän-gerung des QT-Intervalls, Lungenfibrose, Photosensibilität der Haut, Corneaeinlagerung, Blaufärbung des Gesichtes, periphere Neuropathie und Muskelschwäche.
e. **Falsch.** Amiodaron akkumuliert nicht bei einer renalen Insuffizienz. Der Hauptmetabolit ist Desmethylamiodaron mit einer noch längeren Halbwertszeit als die Muttersubstanz, es ist selbst aktiv. Der genaue Eliminationsweg dieser beiden Substanzen ist nicht genau bekannt.

❓ 186 Digoxin:

a. inhibiert dosisabhängig die Na-K-Pumpe.
b. führt zu einer Erhöhung des intrazellulären Natriums.
c. hat eine Plasmahalbwertszeit von 6 h.
d. wird überwiegend hepatisch eliminiert.
e. kann durch die Gabe von spezifischen Antikörpern eliminiert werden.

✓ Antworten

a. **Richtig.** Die Na-K-Pumpe der Zytoplasmamembran der Herzmuskelzelle ist der primäre Wirkort der Digitalisglykoside.

b. **Richtig.** Durch die Hemmung der Na-K-Pumpe wird das intrazelluläre Natrium erhöht. Durch den resultierenden verminderten transmembranösen Natriumgradienten wird die Funktion des Na-Ca-Austauschers gemindert und damit das intrazelluläre Kalzium erhöht.

c. **Falsch.** Digoxin hat eine Plasmahalbwertszeit von ca. 36 h. Bei Gabe der einfachen Tagesdosierung werden daher erst nach 7 Tagen eine Aufsättigung und ein »steady state« erreicht.

d. **Falsch.** Digoxin wird überwiegend unverändert renal eliminiert, weswegen bei eingeschränkter Nierenfunktion Dosisanpassungen notwendig werden. Digoxin zeigt eine geringe (25 %) Plasma-Eiweißbindung und einen minimalen enterohepatischen Kreislauf im Vergleich zu Digitoxin.

e. **Richtig.** Bei einer lebensbedrohlichen Digitalistoxizität können spezifische Anti-Digoxin-Fab-Antikörperfragmente im Sinne einer Immunotherapie eingesetzt werden.

❓ 187 Die Toxizität der Therapie mit Digitalispräparaten:

a. wird durch die gleichzeitige Therapie mit Diuretika erhöht.

b. ist nur durch die Bestimmung der Plasmaspiegel zu diagnostizieren.

c. äußert sich in Nausea und Erbrechen.

d. zeigt sich in Störungen des visuellen Systems.

e. kann sich in einem AV-Block III. Grades äußern.

✓ Antworten

a. **Richtig.** Eine diuretikainduzierte Hypokaliämie und Hypomagnesiämie erhöhen die Digitalisempfindlichkeit der Herzmuskelzellen. Die Substitutionstherapie mit Kalium ist daher sowohl für eine Akuttherapie als auch Dauertherapie einer Digitalisbehandlung sinnvoll.

b. **Falsch.** Die Bestimmung der Plasmaspiegel der Digitalispräparate ist nicht ausreichend, um eine Intoxikation zu beweisen. Die Korrelation zwischen Intoxikationssymptomen und Plasmaspiegeln ist nicht eindeutig, sodass der Plasmaspiegel nur hinweisend sein kann. Eine Hypokaliämie kann z. B. zu Intoxikationssymptomen führen, obwohl der Plasmaspiegel der Digitalispräparate im therapeutischen Bereich liegt.

c. **Richtig.** Gastrointestinale Symptome wie Appetitlosigkeit, Nausea und Erbrechen sind hinweisende Symptome, die durch die direkte Aktivierung der im Hirnstamm gelegenen Chemorezeptortriggerzone hervorgerufen wird.

d. **Richtig.** Störungen des visuellen Systems wie Doppelbilder, Gelbsehen, verschleiertes Sehen oder das Auftreten von Skotomen können als toxische Nebenwirkungen auftreten.

e. **Richtig.** Neben einer Zunahme der Autonomie der Myokardzellen, die zu einem Vorhofflimmern und letalem Kammerflimmern führen können, wird indirekt die AV-Überleitung verlängert, sodass alle Grade eines AV-Blocks auftreten können. Zur Therapie eignen sich die Gabe von Atropin, eine vorübergehende Schrittmachertherapie des Herzens und die Anwendung von Phenytoin.

? **188 Verapamil:**
a. führt zu einer Abnahme des Schlagvolumens des Herzens.
b. führt zu einer Abnahme der AV-Überleitungszeit.
c. ist geeignet, einen durch Halothan induzierten AV-Block zu behandeln.
d. kann eine neuromuskuläre Blockade verstärken.
e. erhöht die Herzfrequenz.

✓ **Antworten**
a. **Richtig.** Verapamil führt zu einer Abnahme des Schlagvolumens, d. h. es wirkt negativ inotrop; dies beruht auf der Blockierung von Kalzium-kanälen vom L-Typ.

b. **Falsch.** Die AV-Überleitungszeit wird verlängert, d. h. es kommt zu einer Verlängerung der PQ Zeit und zu einem AV-Block.

c. **Falsch.** Aufgrund seiner Eigenschaft, die AV-Überleitungszeit zu verlän-gern ist es nicht geeignet, einen durch Halothan induzierten AV-Block zu behandeln. Die Wirkung von β-Blockern auf die AV-Überleitungszeit wird durch Verapamil ebenso potenziert.

d. **Richtig.** Die Blockierung der Kalziumkanäle führt über eine verminderte Freisetzung von ACh aus den synaptischen Vesikeln zu einer Beeinträch-tigung der neuromuskulären Übertragung, die sich in einer verlänger-ten Wirkdauer von Muskelrelaxanzien bemerkbar machen kann.

e. **Falsch.** Kalziumantagonisten vom Verapamiltyp erniedrigen die Herz-frequenz.

3

? **189 Atropin:**
  a. erhöht den Druck des unteren Ösophagussphinkters.
  b. passiert nicht die Blut-Hirn-Schranke.
  c. kann im Gegensatz zu Scopolamin kein zentrales anticholinerges Syndrom auslösen.
  d. kann zu einem Körpertemperaturanstieg führen.
  e. wird im Plasma durch unspezifische Esterasen hydrolysiert.

✓ **Antworten**
  a. **Falsch.** Atropin vermindert den Druck des unteren Ösophagussphinkters. Dies kann theoretisch einen gastroösophagealen Reflux begünstigen.
  b. **Falsch.** Atropin ist wie Scopolamin ein tertiäres Amin und kann die Blut-Hirn-Schranke gut passieren.
  c. **Falsch.** Beide Substanzen können zu einem zentralen anticholinergen Syndrom (ZAS) führen, da sie die Blut-Hirn-Schranke leicht passieren. Glykopyrronium oder Ipratropiumbromid, beides quarternäre Amine, können die Blut-Hirn-Schranke nur schwer passieren und sind daher nicht mit diesem Risiko behaftet.
  d. **Richtig.** Insbesondere bei kleinen Kindern kann die Hemmung der Schweißsekretion zu einem Anstieg der Körpertemperatur führen (Atropinfieber).
  e. **Falsch.** Atropin wird nicht im Plasma hydrolysiert, sondern in der Leber. Etwa 50 % werden unverändert renal eliminert. Atropin hat eine Wirkdauer von ca. 60 min und eine Plasmahalbwertszeit von 4 h.

? **190 Folgende Substanzen können zur Behandlung von ventrikulären Tachyarrhythmien gegeben werden:**
  a. Amiodaron
  b. Digitalis
  c. Kalzium
  d. Kalium
  e. Verapamil

✓ **Antworten**
  a. **Richtig.** Amiodaron kann bei supra- und ventrikulären Tachyarrhythmien eingesetzt werden.
  b. **Falsch.** Die Wirkung von Digitalis ist auf supraventrikuläre Tachyarrhythmien beschränkt.

c. **Falsch.** Die Gabe von Kalzium ist keine etablierte Therapie und führt evtl. zur Verstärkung der Tachykardie. Theoretisch ist allerdings das Ionengleichgewicht für die Empfindlichkeit der Zellmembran entscheidend, wobei es auf das ionisierte Kalzium ankommt. Hier ist es denkbar, dass eine Hypokalzämie zur Entstehung von ektopen Erregungszentren führt. Magnesiumgabe ist gleichsinnig wirksam und insbesondere bei der Torsade-de-pointes-Tachykardie indiziert.

d. **Richtig.** Eine Hypokaliämie begünstigt Arrythmien. Hier sollten hochnormale Werte (>4,5 mmol/l) angestrebt werden.

e. **Falsch.** Verapamil wirkt als Kalziumantagonist bei supraventrikulären Tachykardien, nicht bei ventrikulären.

Anästhesie

4

? **191 Sichere Zeichen einer endotrachealen Intubation sind:**

a. Beschlagen der Tubusinnenwand

b. Auskultation von Atemgeräuschen

c. direkte Inspektion des Tubusverlaufs durch die Stimmritze

d. bronchoskopische endobronchiale Lagekontrolle

e. CO_2-Nachweis in der Exspirationsluft

✓ **Antworten**

a. **Falsch.** Obwohl das Beschlagen der Tubusinnenwand mit Atemfeuchtig-keit hinweisend sein kann, ist es kein sicheres Zeichen für eine endotra-cheale Tubuslage.

b. **Falsch.** Auch das Auskultieren von Atemgeräuschen ist kein sicheres Zeichen einer endotrachealen Tubuslage. Bei Kindern kann eine endotracheale Lage eines Tubus vorgetäuscht werden, indem man vermeintliche Atemgeräusche auskultiert, die aber tatsächlich Insuffla-tionsgeräusche des Magens sind. Die Schallleitungsbedingungen des kindlichen Thorax lassen diese Fehllage nicht sicher ausschließen.

c. **Richtig.** Von den 3 sicheren Zeichen einer endotrachealen Tubuslage ist die direkte Inspektion bei guten Laryngoskopiebedingungen am einfachsten durchzuführen.

d. **Richtig.** Die Verifikation der endobronchialen Tubuslage mit dem Bronchoskop ist eine sichere Methode.

e. **Richtig.** Der Nachweis von exspiratorischem CO_2 über mehrere Minuten ist ein sicheres Zeichen. Eine Fehlerquelle sind CO_2-produzierende Antazida und CO_2-haltige Getränke, die kurz vor Intubation noch oral eingenommen wurden. Zum anderen kann ein Fehlen des CO_2-Nach-weises auch auf einer Lungenembolie oder einem »cardiac low output syndrome« beruhen und damit falsch-negativ sein.

? **192 Kontraindikationen für eine Gesichtsmasken- oder Larynx-maskennarkose sind:**

a. Schwangere in der 9. Schwangerschaftswoche

b. voraussichtliche Operationsdauer über 45 min

c.   Patienten mit einer Ösophagusgleithernie

d.   Patienten mit Adipositas permagna

e.   intraabdominelle Eingriffe

✅ **Antworten**

a.   **Falsch.** Schwangere ab der 12. Schwangerschaftswoche gelten aufgrund der gastrointestinalen Veränderungen als aspirationsgefährdet und sollten daher intubiert werden.

b.   **Falsch.** Eine Operationsdauer von über 45 min stellt keine Kontraindikation für die Durchführung einer Maskennarkose dar. Bis zu einer Operationsdauer von 2 h gilt die Larynxmaskennarkose als praktikabel und sicher, wobei die Grenze fließend ist, ab der von einer Aspirationsgefährdung auszugehen ist.

c.   **Richtig.** Alle Patienten, die einem erhöhten Aspirationsrisiko ausgesetzt sind, müssen intubiert werden. Hierzu gehören Patienten mit Ösophagusgleithernien, Pylorusstenose, akutem Abdomen, Ileus, Schock etc.

d.   **Richtig.** Bei einer Adipositas permagna ist die Sicherung der Atemwege mit der Gesichts- oder Larynxmaske nicht zufriedenstellend zu lösen. Erhöhte Atemwegswiderstände bei vorhandener COPD oder restriktive Widerstände aufgrund des erhöhten intraabdominellen Drucks in Rückenlage können eine ausreichende Maskenbeatmung unmöglich machen.

e.   **Richtig.** Alle intraabdominellen Manipulationen können zu einer Regurgitation von Darminhalt und Aspiration führen.

❓ **193 Nach der Einteilung von Cormack und Lehane unterscheidet man folgende Grade der Laryngoskopie:**

a.   Grad I bedeutet, die Stimmbänder sind komplett einsehbar.

b.   Bei Grad II ist nur die Hälfte der Stimmbänder zu sehen.

c.   Bei Grad III nur noch die hintere Kommissur.

d.   Bei Grad IV nur die Epiglottis.

e.   Bei Grad V nur der weiche Gaumen, die Epiglottis ist nicht mehr sichtbar.

✅ **Antworten**

a.   **Richtig.** Grad I nach Cormack u. Lehane bedeutet, dass alle Larynxanteile frei einsehbar sind. Die Stimmbänder sind in ihrer ganzen Länge zu verfolgen. Die Einteilung beruht hauptsächlich auf der Einsehbarkeit der Stimmbänder, da deren Sichtbarkeit abnimmt, je weiter kranial und je weiter ventral der Kehlkopf gelagert ist; dies erlaubt eine Aussage über die Schwierigkeit der Intubation. Bei Grad III und IV ist mit einer schwierigen Intubation zu rechnen, obwohl man zur klaren Unterscheidung zwischen einer schwierigen Laryngoskopie und einer schwierigen Intubation unterscheiden sollte.

b. **Falsch.** Grad II bedeutet, nur hinterer Abschnitt der Stimmbänder mit Aryknorpeln ist zu sehen.

c. **Falsch.** Grad III bedeutet, nur die Epiglottis ist sichtbar, kein Anteil der Stimmritze mehr, auch keine hintere Kommissur.

d. **Falsch.** Grad IV bedeutet, dass auch keine Epiglottis mehr zu sehen ist, sondern nur der weiche Gaumen.

e. **Falsch.** Grad V gibt es nach der Einteilung von Cormack und Lehane nicht.

❓ 194 Bezüglich der schwierigen Intubation treffen folgende Aussagen zu:

a. Sie ist bei Schwangeren etwa 10-mal häufiger als bei Nichtschwangeren.

b. Patienten mit Diabetes mellitus haben eine erhöhte Inzidenz der schwierigen Intubation.

c. Die Larynxmaske ist im ASA-Algorithmus der schwierigen Intubation als Alternative zur konventionellen Intubation enthalten.

d. Ein Mallampati Grad IV sagt eine schwierige Intubation zu 90 % richtig voraus.

e. Sie ist häufig bei einem Pierre-Robin-Syndrom.

✔ Antworten

a. **Richtig.** Schwangere haben eine ca. 10-fach erhöhte Inzidenz der schwierigen Intubation gegenüber Nichtschwangeren. Dies wird auf eine generelle Wassereinlagerung im Gewebe mit Expansion des Extra-zellulärvolumens in Verbindung gebracht. Eine Schwellung im Hals-bereich vermindert damit die direkte Einsehbarkeit des Larynx.

b. **Richtig.** Diabetiker können ein sog. Stiff-man-Syndrom aufweisen, welches die Bänder kalzifizieren lässt und die HWS-Beweglichkeit erheblich einschränken kann.

c. **Richtig.** Weitere alternative Atemwegshilfen sind der Kombitubus und die transtracheale Jetventilation. Wenn auch diese Methoden versagen, sollte ein definitiver chirurgischer Atemweg hergestellt werden (Koniotomie, Tracheotomie).

d. **Falsch**. Ein Mallampati Grad IV sagt leider nur zu 50 % eine schwierige Intubation richtig voraus.

e. **Richtig**. Syndrome wie Pierre-Robin, Treacher-Collins, Francheschetti, Klippel-Feil, Pfaundler-Hurler und Akromegalie sind mit einer erhöhten Inzidenz der schwierigen Intubation verknüpft.

❓ 195 Bezüglich der Anatomie des Kehlkopfes treffen folgende Aussagen zu:

a. Beim Erwachsenen liegt der Kehlkopf in Höhe des 5. Halswirbelkörpers.

b. Beim Neugeborenen liegt der Kehlkopf etwa 2 Wirbelkörper höher als beim Erwachsenen.

c. Die engste Stelle des Erwachsenenkehlkopfes ist die Cartilago cricoidea.

d. Die sensible Innervation des Kehlkopfes läuft über den N. glossopharyngeus.

e. Die motorische Innervation des Kehlkopfes läuft über den N. vagus.

✅ Antworten

a. **Richtig**. Der Kehlkopf des Erwachsenen liegt in Höhe des 5. Halswirbelkörpers (HWK) und erstreckt sich in seiner Gesamtheit von Epiglottis bis Ringknorpel etwa vom 4.–6. HWK.

b. **Richtig**. Beim Neugeborenen liegt der Kehlkopf etwa in Höhe des 3. HWK und mit 3 Jahren in Höhe des 4. HWK, um mit der Pubertät in seine endgültige Position des Erwachsenenalters zu gelangen.

c. **Falsch**. Die engste Stelle des Erwachsenenkehlkopfes ist die Stimmritze in Höhe der Stimmbänder, während beim kindlichen Kehlkopf die engste Stelle in Höhe des Ringknorpels (Cartilago cricoidea) zu finden ist.

d. **Falsch**. Die sensible Innervation erfolgt durch den N. vagus. Der N. laryngeus superior internus versorgt sensibel die Schleimhaut bis in Höhe der Stimmbänder und der N. laryngeus recurrens die Schleimhaut unterhalb der Stimmbänder.

e. **Richtig**. Der N. laryngeus superior externus versorgt den M. cricothyroideus, während der N. laryngeus recurrens sämtliche anderen Kehlkopfmuskeln (Stimmbandadduktoren und -abduktoren) versorgt.

? 196 Der Berufsverband Deutscher Anästhesisten hat die folgenden Mindestforderungen und Qualitätsstandards für den Bereich der ambulanten Anästhesie als unabdingbar erklärt:

a. Durchführung von Allgemeinnarkosen nur durch einen »Facharzt für Anästhesiologie«.

b. Es muss Assistenzpersonal anwesend sein, das über spezielle Kenntnisse und Erfahrungen in der Anästhesie verfügt.

c. Der Einsatz der Pulsoximetrie bei Anästhesien ist zwingend vorgeschrieben.

d. Ein Anästhesievorbereitungsraum muss vorgehalten werden.

e. Ein Aufwachraum muss vorgehalten werden.

✔ Antworten

a. **Richtig.** In der Anästhesiepraxis sollten alle Allgemeinanästhesien sowie Regionalanästhesien, die erfahrungsgemäß mit einer Beeinträchtigung vitaler Funktionen verbunden sein können, durch einen Facharzt für Anästhesiologie durchgeführt werden.

b. **Richtig.** Personal, welches nicht an den regelmäßigen Umgang mit Patienten unter Einwirkung von Anästhetika gewöhnt ist, genügt den Anforderungen ausdrücklich nicht.

c. **Richtig.** Sowohl der Einsatz der Pulsoximetrie und der Kapnographie sind obligatorisch! Es wird u. a. eine EKG-Überwachung sowie die Vorhaltung eines Defibrillators sowie Schrittmachers gefordert.

d. **Richtig.** Es muss ein Raum für die Anästhesieeinleitung und die Wiederaufbereitung von Anästhesieinstrumentarium und -geräten vorliegen.

e. **Richtig.** Es müssen Liege- und Überwachungsplätze vorgehalten werden, an denen ggf. auch reanimiert werden kann.

? 197 Die hypoxische pulmonale Vasokonstriktion (HPV):

a. reduziert die venöse Beimischung.

b. setzt innerhalb von Minuten ein und erreicht nach Ablauf von mehreren Stunden ihr Maximum.

c. wird durch einen Abfall des alveolären Sauerstoffpartialdrucks ausgelöst.

d. wird durch Opioide nicht beeinflusst.

e. wird durch Inhalationsanästhetika abgeschwächt.

✅ **Antworten**

a. **Richtig.** Die hypoxisch-pulmonale Vasokonstriktion (Euler u. Liljestrand 1946) ist ein Reflex der Lungenstrombahn, der die venöse Beimischung reduziert. Venöse Beimischung beschreibt den Sachverhalt von funktionellem Shunt (Durchblutung nichtbelüfteter Alveolen). Fällt in einer Alveole der Sauerstoffpartialdruck ab, verengen sich die die Alveolen versorgenden Gefäße. Das Blut wird dadurch in besser ventilierte Lungenbereiche umgeleitet, und die venöse Beimischung wird reduziert.

b. **Falsch.** Der Reflex setzt innerhalb von Sekunden ein und erreicht seine volle Wirkung innerhalb weniger Minuten.

c. **Richtig.** Der Mechanismus für die HPV wird lokal vermittelt, da der Reflex auch in denervierten und isolierten Lungenpräparaten auftritt. Es handelt sich dabei wahrscheinlich um eine Freisetzung von parakrinen vasokonstriktorischen Substanzen von periarteriellen Mastzellen (Stoelting, S. 656).

d. **Richtig.** Opiode haben keinen Einfluss auf die HPV

e. **Falsch.** Im Tierexperiment wurden Hinweise für eine Abschwächung der HPV gefunden. In neueren Untersuchungen an Patienten konnte dieser Effekt der volatilen Anästhetika nicht nachgewiesen werden.

❓ **198 Im Rahmen der HNO-Laserchirurgie:**

a. sollte möglichst mit Raumluft beatmet werden.

b. ist der Einsatz eines Lasertubus aus Edelstahl obligat.

c. können volatile Anästhetika problemfrei eingesetzt werden.

d. kann Lachgas problemfrei eingesetzt werden.

e. müssen Augen von Patient und Personal durch lasersichere Brillen geschützt werden.

✅ **Antworten**

a. **Richtig.** Der Tubusbrand ist die gefürchtete Komplikation der Laserchirurgie. Die Gefahr einer laserbedingten Knallgasexplosion steigt proportional mit der Höhe der applizierten O_2-Konzentration an und ist bei über 40 Vol.-% hoch. Aus diesem Grund wird grundsätzlich die niedrigstmögliche, mit einer ausreichenden Oxigenierung vereinbare F_IO_2 verwendet.

b. **Falsch.** Ein Lasertubus aus Edelstahl bietet sich an weil er – anders als ein Standardtubus aus Gummi oder Kunststoff – durch das Auftreffen des Laserstrahls nicht zerstört bzw. entflammt werden kann. Der

Laserstrahl wird beim Auftreffen auf den Edelstahltubus diffus gestreut. Der Einsatz des Stahltubus ist aber nicht obligat, da ein Standardtubus mit laserreflektierenden Schutzfolien ummantelt werden und damit eine ähnliche Sicherheit wie der Stahltubus bieten kann.

c. **Falsch.** Volatile Anästhetika können im Fall eines Brandes zu potenziell toxischen Pyrolyseprodukten umgebaut werden, daher wird ihr Einsatz allgemein abgelehnt.

d. **Falsch.** Lachgas muss grundsätzlich gemieden werden, da es Verbrennungsvorgänge unterhält.

e. **Richtig.** Beim akzidentellen Auftreffen eines Laserstrahls auf das Auge, inbesondere der Retina, kann es zu schweren Verletzungen mit Erblindungsgefahr kommen. Die Augen von Patient und Personal müssen daher durch Brillen geschützt werden.

? 199 Im Rahmen einer transurethralen Resektion der Prostata (TURP) kann es zu folgenden Veränderungen und Problemen kommen:

a. Hypernatriämie
b. Abfall des zentralen Venendrucks (ZVD)
c. Gerinnungsstörungen
d. Lungenödem
e. intravasale Hämolyse

✓ Antworten

a. **Falsch.** Im Rahmen einer TURP kann es zur Einschwemmung großer Mengen hypotoner Spülflüssigkeit durch Eröffnung von Venen des Plexus prostaticus in das Gefäßsystem kommen. Daraus entsteht eine hypotone Hyperhydratation, d. h. eine Hyponatriämie und Hypervolämie mit Anstieg des ZVD.

b. **Falsch.** Es kommt zu einem Anstieg des ZVD (s. Antwort a).

c. **Richtig.** Durch die Einschwemmung der Spülflüssigkeit während TURP kann es zu einer gerinnungsrelevanten Verdünnung der Thrombozyten und Gerinnungsfaktoren kommen (Verdünnungskoagulopathie).

d. **Richtig.** Bei ausgeprägter Einschwemmung von Spülflüssigkeit mit akuter Hypervolämie ist das Auftreten eines Linksherzversagens mit Lungenödem möglich.

e. **Richtig.** Bei einem Abfall des Serumnatriumspiegels auf 110 mmol/l kann es zu einer osmotischen intravasalen Hämolyse (Anschwellen der Erythrozyten) kommen.

❓ 200 Bei Behandlung eines TUR-Syndroms können die folgenden Maßnahmen indiziert sein:

a. Gabe von Furosemid

b. Gabe von hypertoner Kochsalzlösung

c. Gabe von Inotropika

d. Intubation und Beatmung

e. Flüssigkeitsrestriktion

✓ Antworten

a. **Richtig.** Die Gabe von Furosemid dient der Verringerung der Volumenüberlastung und lässt das Serumnatrium durch die induzierte Diurese ansteigen.

b. **Richtig.** Hirnödem und zerebrale Krämpfe können die Gabe von hypertoner NaCl-Lösung notwendig machen. Akute Hyponatriämien können sofort ausgeglichen werden, da keine Adaptationsvorgänge in Gang gesetzt wurden. Bei einer chronischen Hyponatriämie besteht die Gefahr einer zentralen pontinen Myelinolyse bei zu schneller Wiederherstellung der Normonatriämie. Therapieziel sollte daher ein subnormaler Serumnatriumwert von ca. 125–130 mmol/l sein.

c. **Richtig.** Bei einer Linksherzinsuffizienz kann eine Entwässerungstherapie und Katecholamintherapie notwendig werden.

d. **Richtig.** Bei ausgeprägter Volumenüberladung kann es zum Linksherzversagen mit Lungenödem kommen, die eine entsprechende Therapie notwendig machen.

e. **Richtig.** Die Gabe von Kristalloiden sollte gestoppt und eine entwässernde Therapie eingeleitet werden.

❓ 201 Das TUR-Syndrom:

a. hat eine Inzidenz von 2–10 % aller TUR-Prostataoperationen.

b. wird durch glyzinhaltige, hypoosmolare Spüllösungen begünstigt.

c. wird nicht durch eine lange Resektionszeit begünstigt.

d. wird beim beatmeten Patienten durch kontinuierliche Überwachung des ZVD und engmaschige Überwachung des Serumnatriums frühzeitig erfasst.

e. Zur TUR-Operation sind rückenmarknahe Anästhesieverfahren der Allgemeinanästhesie vorzuziehen.

4

✅ **Antworten**

a. **Richtig.** Das TUR-Syndrom ist keine Rarität und tritt besonders bei der Resektion großer Adenome (lange Operationszeiten) und damit unvermeidlicher Verwendung großer Mengen hypotoner Spülflüssigkeit auf.

b. **Richtig.** Zerebral äußert sich das TUR-Syndrom in Übelkeit, Unruhe, Bewusstseinstrübung und Koma. Die in den Spüllösungen enthaltene Aminosäure Glyzin (Agonist an NMDA-Rezeptoren) kann ihrerseits zerebrale Krämpfe auslösen und so das Auftreten von hypoosmolaren, neuronalen Störungen noch zusätzlich verschärfen.

c. **Falsch.** Die Wahrscheinlichkeit des Auftretens korreliert mit der Länge der Resektionszeit und dem Druck, mit dem die Spülflüssigkeit einströmt. In der Regel wird daher eine TUR-Operation auf 1 h begrenzt, und der Spülbeutel sollte nicht höher als 60 cm über Patientenniveau aufgehängt sein.

d. **Richtig.** Bei wachen Patienten erkennt man das Entstehen eines hypoosmolaren Hirnödems am Auftreten zerebraler Symptome wie Unruhe, Halluzinationen etc. Unter Allgemeinanästhesie sind diese maskiert, und es müssen andere Parameter (ZVD, Serumnatrium) herangezogen werden.

e. **Richtig.** Siehe Antwort d.

❓ **202 Typisch bei einem Phäochromozytom sind:**

a. Hypovolämie

b. Schwitzen

c. verminderter Reninspiegel

d. erhöhter Hämatokrit

e. Kopfschmerzen

✅ **Antworten**

a. **Richtig.** Über die Wirkung der ausgeschütteten Katecholamine kommt es zu einer Hypovolämie.

b. **Richtig.** Zur typischen Präsentation des Patienten bei Phäochromozytom gehört die Trias aus Schwitzen, Tachykardie und Kopfschmerzen.

c. **Falsch.** Das Reninsystem ist nicht gestört. Es werden in der Regel normale Werte gemessen.

d. **Richtig.** Durch Hypovolämie kommt es auch zu einer Erhöhung des Hämatokrits.

e. **Richtig.** Siehe Antwort b. Der Nachweis eines Phäochromozytoms wird durch fraktionierte Bestimmung des 24-h-Urins vorgenommen, wobei der Urin auf Abbauprodukte der Katecholamine untersucht wird. Katecholamine führen zu einer erhöhten Aufnahme von Kalium in die Zelle; es kommt zu einer Hypokaliämie.

? 203 Welche Aussagen zur ambulanten Anästhesie sind richtig?

a. Ein wesentlicher Vorteil der Tageschirurgie/ambulanten Anästhesie liegt in der Vermeidung bzw. Reduzierung von nosokomialen Infektionen.

b. Ambulante Eingriffe sollten grundsätzlich nicht länger als 60–90 min dauern.

c. Ambulante Eingriffe sollten bei Säuglingen (<1 Jahr) und älteren Patienten (>65 Jahre) nicht durchgeführt werden.

d. Bei ambulanten Eingriffen kann die Anästhesieaufklärung am Operationstag erfolgen.

e. Vor ambulanten Eingriffen ist bei Patienten ab 40 Jahren grundsätzlich die Bestimmung des Hämoglobingehalts und des Blutzuckerspiegels notwendig.

✓ Antworten

a. **Richtig.** Die wesentlichen medizinischen Vorteile der Tageschirurgie sind darüberhinaus die Förderung des Rekonvaleszenz durch rasche Rückkehr des Patienten in sein soziales Umfeld sowie die Verhinderung hospitalismusbedingter Schäden bei Kindern.

b. **Falsch.** Die prinzipielle Beschränkung ambulanter Eingriffe auf den angegebenen Zeitraum ist nicht gerechtfertigt, da in der gegenwärtig geübten Praxis der Anästhesie keine Korrelation zwischen Länge der Operation und Länge der postanästhetischen Aufwachphase besteht.

c. **Falsch.** Generell gilt: Auswahl der Patienten nach physiologischem Status, nicht nach Alter. Aufgrund der in den extremen Altersgruppen geringeren physiologischen Kompensationsmechanismen bzw. Reserven sollten ambulante Anästhesien in diesen Altersgruppen zurückhaltend durchgeführt werden.

d. **Richtig.** Dem Patienten muss vor der Anästhesie genügend Zeit verbleiben, um die Risiken des Betäubungsverfahrens abzuwägen. Bei ambulanten Anästhesien kann die Anästhesieaufklärung am Operationstag zulässig sein, wenn

1. die chirurgische Eingriffsaufklärung am Vortag schon erfolgt ist,

2. keine risikoerhöhenden Begleiterkrankungen beim Patienten vorliegen,

3. der Patient einwilligungsfähig ist (z. B. nicht schon prämediziert wurde) und

4. er sein Einverständnis in freier Selbstbestimmung erteilt.

e. **Falsch.** Der Wert von Routineuntersuchungen bei Patienten ohne klinische Symptomatik ist heftig umstritten. Der Berufsverband Deutscher Anästhesisten fordert vor einer ambulanten Anästhesie nur die sorgfältige Anamnese und klinische Untersuchung des Patienten.

? 204 Welche der folgenden Aussagen zu rechtlichen Aspekten der Anästhesie sind richtig?

a. Im Zivilrecht gilt beim Vorwurf eines ärztlichen Behandlungsfehlers ein »objektiver« Schuldstandard.

b. Der Patientenvorwurf der mangelhaften ärztlichen Aufklärung kann im Zivilrecht zur »Beweislastumkehr« führen.

c. Im Strafrecht gilt beim Vorwurf eines ärztlichen Behandlungsfehlers ein »subjektiver« Schuldstandard.

d. Im Strafrecht gibt es keine Beweislastumkehr zu Ungunsten des Beschuldigten oder Angeklagten.

e. Der Arbeitgeber des angestellten oder beamteten Arztes ist verpflichtet, für den Arzt eine Berufshaftpflichtversicherung abzuschließen.

✓ Antworten

a. **Richtig.** Der Arzt schuldet seinem Patienten diejenige Qualität der Behandlung, die ein (fiktiver) gewissenhafter, durchschnittlich qualifizierter Facharzt in der gleichen Situation mit der gebotenen Sorgfalt durchgeführt hätte. In den Standard fließen also keine individuellen unter- oder überdurchschnittlichen Kenntnisse ein. Dies ist mit »objektivem« Schuldstandard gemeint.

b. **Richtig.** Nicht der klagende Patient, sondern der beklagte Arzt muss nachweisen, dass er den Patienten über die allgemeinen und speziellen Risiken des Betäubungsverfahrens aufgeklärt hat. Dies unterstreicht die herausragende Bedeutung der adäquaten Dokumentation des Aufklärungsgesprächs durch den Arzt.

c. **Richtig.** Anders als im Zivilrecht wird im Strafrecht immer ein »subjektiver« Schuldstandard angelegt, d. h. das Verhalten des angeklagten

Arztes wird unter Berücksichtigung seiner persönlichen Kenntnisse und Fähigkeiten geprüft.

d. **Richtig.** Das Strafrecht kennt keine Beweislastumkehr zu Ungunsten des beklagten Arztes; seine Schuld muss ohne Zweifel nachgewiesen werden (in dubio pro reo: Im Zweifel ist für den angeklagten Arzt zu entscheiden).

e. **Falsch.** Jeder Arzt hat die standesrechtliche Pflicht, eine adäquate Berufshaftpflichtversicherung abzuschließen. Die Pflicht liegt also grundsätzlich beim Arzt; der Arbeitgeber kann sie aber (freiwillig) dem Arzt abnehmen.

? 205 Folgende Aussagen zur Anästhesie von Patienten zur Lebertransplantation sind richtig:

a. Häufig liegt bei den Patienten ein erhöhter systemischer Gefäßwiderstand (TPR) vor.

b. Ein niedrignormaler paO2 bei Raumluft besteht häufig.

c. Störungen der Blutgerinnung liegen vor.

d. Die Nierenfunktion ist beinträchtigt.

e. Bei hepatischer Enzephalopathie ist die Empfindlichkeit für Anästhetika vermindert.

✓ Antworten

a. **Falsch.** Aufgrund von erhöhten peripheren AV-Shunts ist die TPR häufig erniedrigt. Oft liegt auch ein Herzzeitvolumen von >10 l/min vor.

b. **Richtig.** Der regelmäßig vorliegende Aszites verlagert das Zwerchfell nach kranial, die Lunge wird komprimiert, die funktionelle Residualkapazität sinkt, und die Oxigenierung verschlechtert sich. Zusätzlich liegt auch in der pulmonalen Endstrombahn eine erhöhte Anzahl arteriovenöser Kurzschlussverbindungen vor. Dies führt zu einer Zunahme des intrapulmonalen Rechts-links-Shunts (Perfusion ohne Ventilation). Auch dies verschlechtert die Oxigenierung.

c. **Richtig.** Aufgrund der gestörten Entgiftungsfunktion der Leber kann es zur Knochenmarkdepression mit Thrombozytopenie kommen. Diese wird durch den häufig vorliegenden Hypersplenismus verstärkt. Die Produktion von plasmatischen Gerinnungsfaktoren ist praktisch immer vermindert.

d. **Richtig.** Das hepatorenale Syndrom ist eine Nierenfunktionsstörung mit Azotämie und Oligurie/Anurie, welche bei der dekompensierten

Leberzirrhose auftritt. Die Nierenfunktionsstörung ist nach Lebertransplantation häufig reversibel.

e. **Falsch.** Bei erhöhten Ammoniakspiegeln (normal bis zu maximal ca.
50 µmol/l) ist die Empfindlichkeit für Hypnotika, Benzodiazepine und
Opiode gesteigert.

4

? **206 Welche der Aussagen zur Anästhesie in der Augenheilkunde
sind richtig?**

a. Eine Retrobulbäranästhesie eignet sich zur Versorgung einer perforierenden Augenverletzung.

b. Eine durch Retrobulbäranästhesie ausgelöste Hypoventilation ist
klinisch nicht relevant.

c. Die Gabe von Succinylcholin ist bei Vorliegen einer perforierenden
Augenverletzung absolut kontraindiziert.

d. Barbiturate reduzieren den intraokularen Druck.

e. Bei wiederholter Auslösung des okulokardialen Reflexes kommt es zu
einer Steigerung der Reflexantwort.

✓ Antworten

a. **Falsch.** Eine Retrobulbäranästhesie ist bei Vorliegen einer perforierenden Augenverletzung kontraindiziert, da durch die Injektion des
Lokalanästhetikums hinter den Bulbus der intraokulare Druck erhöht
wird. Dies kann zum Glaskörperprolaps und kompletten Visusverlust des
Auges führen.

b. **Falsch.** Die Applikation eines Lokalanästhetikums in die Orbita (z. B. ca.
5 ml Lidocain 1 %ig) kann zu einer Anästhesie des Hirnstamms mit
anhaltender Apnoe führen, die eine Intubation und Beatmung erforderlich macht. Es wird vermutet, dass das Lokalanästhetikum über die
Nervenscheide des Sehnervs in den zerebralen Liquor gelangt. Mit dem
Auftreten einer Apnoe ist innerhalb von 20 min nach Injektion des
Lokalanästhetikums zu rechnen. Sie ist von einem Bewusstseinsverlust
begleitet.

c. **Falsch.** Die Frage, ob Succinylcholin bei perforierenden Augenverlet-
zungen gegeben werden darf, wird seit langem diskutiert. Unstrittig ist
in diesem Zusammenhang nur, dass Succinylcholin über das Faszikulie-
ren der äußeren Augenmuskeln den intraokularen Druck kurzfristig
(um ca. 5 mmHg für ca. 5 min) erhöht. In der Literatur finden sich keine
Fallberichte, die eine Erblindung bei Vorliegen einer perforierenden

Augenverletzung durch die Gabe von Succinylcholin beschrieben haben. Entscheidender für die Prognose ist es wahrscheinlich, dass die Intubation in ausreichender Anästhesietiefe ohne Auslösung von Hustenstößen erfolgt, da beim Hustenstoß im Vergleich zu Succinylcholin wesentlich höhere intraokulare Druckanstiege zu verzeichnen sind (Anstiege um bis zu 30 mmHg).

d. **Richtig.** Barbiturate führen zu einem ausgeprägten Abfall des Augeninnendrucks; der genaue Mechanismus dieser Drucksenkung ist unklar.

e. **Falsch.** Der okulokardiale Reflex (Bradykardie bis Asystolie nach Druck oder Zug am Bulbus) ermüdet nach wiederholter Auslösung, das Auftreten einer Bradykardie kann gänzlich verschwinden.

❓ 207 Das Pickwick-Syndrom:

a. liegt bei etwa 1–2 % der Patienten mit Adipositas per magna vor.
b. geht mit Schlafapnoe und einer obstruktiven Lungenfunktionsstörung einher.
c. geht mit einer Hypotonieneigung und einer erhöhten Inzidenz des Rechtsherzversagens einher.
d. kann zu erheblichen Problemen beim »airway management« führen.
e. führt zu einer Wirkungsabschwächung der Opioide.

✅ Antworten

a. **Falsch.** Das Pickwick-Syndrom findet sich bei 10 % der Patienten mit chronischer Adipositas per magna und ist somit relativ häufig.

b. **Falsch.** Das Syndrom beinhaltet eine Adipositas per magna, eine Schlafapnoe und eine *restriktive* Lungenfunktionsstörung, die zu chronischer Hypoventilation mit Hyperkapnie und Hypoxämie führt (globale respiratorische Insuffizienz).

c. **Falsch.** Die chronische Hyperkapnie und Hypoxämie führt zu einem kompensatorischen Hämatokritanstieg und einer Erhöhung des zirkulierenden Blutvolumens, was wiederum mit einer arteriellen Hypertonie assoziiert ist. Die alveoläre Hyperkapnie und Hypoxämie führt zur Ausbildung einer pulmonalen Hypertonie. Die Inzidenz des biventrikulären Herzversagens ist erhöht.

d. **Richtig.** Aufgrund der anatomischen Verhältnisse kann eine Intubation erheblich erschwert sein, nicht selten kommt es zur Ausbildung einer profunden Hypoxie kurz nach Induktion der Narkose (»rapid sequence

4

induction«). Einige Autoren empfehlen daher die primäre fiberoptische Wachintubation dieser Patienten.

e. **Falsch.** Die Sensibilität dieser Patienten auf Opioide ist häufig extrem erhöht. Opioide sollten vorsichtig titriert gegeben werden. Bei 40 % dieser Patienten kommt es im Rahmen eines über 2 h dauernden operativen Eingriffs zu pulmonalen und kardialen Komplikationen.

? 208 Welche Aussagen zur Epiglottitis sind richtig?

a. Sie tritt vorzugsweise im Alter zwischen 3 Monaten und 3 Jahren auf.

b. Bei klinischem Verdacht auf Epiglottitis ist die Inhalation eines Kochsalz-Adrenalin-Gemischs und die Gabe von Kortison i.v. in der Regel ausreichend.

c. Viren sind die häufigste Ursache der akuten Epiglottitis.

d. Die Intubation zur Sicherung der Atemwege ist nur selten notwendig.

e. Häufig besteht gleichzeitig eine Pneumonie.

✓ Antworten

a. **Falsch.** Die Hauptmanifestationszeit der Epiglottitis liegt zwischen dem 3. und 6. Lebensjahr.

b. **Falsch.** Die akute Epiglottitis ist eine potenziell lebensbedrohliche Erkrankung. Sie manifestiert sich mit hohem Fieber, einem Ödem des Hypopharynx und insbesondere der Epiglottis, die ballonförmig aufgetrieben sein kann. Die Kinder können kaum noch schlucken und entwickeln einen inspiratorischen Stridor. Der Verlust der Atemwege ist jederzeit möglich, daher muss bei Verdacht die Klinikeinweisung erfolgen.

c. **Falsch.** Häufigster Erreger ist Haemophilus influenza Typ B. Therapie der Wahl ist die hochdosierte i.v.-Gabe eines Cephalosporins, da der Erreger häufig auf Ampicillin resistent ist.

d. **Falsch.** Die Kinder sollten im OP unter Hinzuziehung eines in der Nottracheotomie erfahrenen Chirurgen intubiert werden. In aller Regel klingt die Epiglottitis innerhalb von 24–72 h ab, sodass zu diesem Zeitpunkt bereits wieder extubiert werden kann.

e. **Richtig.** Etwa 25 % der Kinder haben gleichzeitig eine behandlungsbedürftige Pneumonie.

❓ 209 Eine kontrollierte Beatmung mit intermittierend positivem Druck (IPPV) im Rahmen einer Allgemeinanästhesie:

a. führt zu einer Reduktion des Herzzeitvolumens.

b. führt zu einer Erhöhung des intrakraniellen Drucks (ICP).

c. führt zur Erhöhung der glomerulären Filtrationsrate.

d. führt zur Steigerung der Leberdurchblutung.

e. führt zu einer Reduktion der Nachlast des linken Ventikels.

✅ Antworten

a. **Richtig.** Aufgrund des erhöhten intrapulmonalen und damit auch intrathorakalen Drucks fällt die Vorlast des Herzens; das Schlagvolumen und das HZV sinken entsprechend ab.

b. **Richtig.** Der erhöhte intrathorakale Druck reduziert den zerebralen venösen Blutabfluss. Dies erhöht das intrakranielle Blutvolumen und somit den ICP.

c. **Falsch.** Durch das reduzierte Herzzeitvolumen fällt der renale Blutfluss ab und damit die glomeruläre Filtrationsrate.

d. **Falsch.** Die Leberdurchblutung sinkt aufgrund des reduzierten HZV ebenso.

e. **Richtig.** IPPV und auch PEEP reduzieren die linksventrikuläre Nachlast durch eine Erhöhung des intrathorakalen Drucks. Somit wird der zu überwindende Druckgradient des linken Ventrikels geringer, die Nachlast nimmt ab.

❓ 210 Ein junger, gesunder Mann:

a. hat eine Vitalkapazität von 60–70 ml/kgKG.

b. kann einen Ausatemdruck von mehr als 100 mmHg aufbauen.

c. kann einen Inspirationssog von etwa –80 mmHg aufbringen.

d. hat eine Totraumventilation von ca. 2 ml/kgKG.

e. hat eine Ruheatemfrequenz von 12–16/min.

✅ Antworten

a. **Richtig.** Dies entspricht einer Vitalkapazität von etwa 4–5 l.

b. **Richtig.** Beim Pressversuch nach Valsalva (maximale Ausatemanstrengung gegen geschlossenen Mund und Nase) können kurzfristig positive intrapulmonale Drücke bis etwa 125 mmHg aufgebaut werden.

c. **Richtig.** Beim Müller-Manöver (= maximale Einatemanstrengung bei geschlossener Stimmritze) ist der Aufbau eines Inspirationssogs von etwa –80 mmHg möglich.

d.   **Richtig.** Dies entspricht den im Schrifttum genannten Zahlen.

e.   **Richtig.** Siehe Antwort d.

? **211 Welche Aussagen zu Anästhetika und Chemotherapeutika treffen zu?**

a.   Nach einer Chemotherapie mit Vincristin sollte Succinylcholin vermieden werden.

b.   Die Gabe von nichtsteroidalen Antirheumatika (NSAR) erhöht die Toxizität des Chemotherapeutikums Methotrexat (MTX).

c.   Methotrexat verlängert die Wirkung nichtdepolarisierender Muskelrelaxanzien.

d.   Cyclophosphamid verlängert die Wirkung von Succinylcholin.

e.   Doxorubizin ist ausgesprochen kardiotoxisch.

✓ **Antworten**

a.   **Richtig.** Vincristin, ein pflanzliches Alkaloid, wird zur Behandlung der Leukämie sowie verschiedener maligner Lymphome eingesetzt. Ein weiteres wichtiges Einsatzgebiet ist die Chemotherapie des Neuroblastoms. Vincristin ist ausgesprochen neurotoxisch und kann zum Auftreten einer Polyneuropathie führen. Darüber hinaus findet sich eine ausgeprägte Muskelatrophie (»muscle wasting«). Nach Gabe von Succinylcholin ist ein exzessiver Kaliumanstieg mit konsekutivem Herz-Kreislauf-Stillstand möglich.

b.   **Richtig.** Der Antimetabolit MTX wird u. a. in der Behandlung des primären Leberkarzinoms eingesetzt. MTX ist ausgesprochen nephro- und hepatotoxisch. Die Gabe von NSAR führt zu einer Erhöhung der MTX-Toxizität.

c.   **Richtig.** Die Wirkdauer nichtdepolarisierender Muskelrelaxanzien wird durch MTX deutlich verlängert. Der Wirkmechanismus ist unklar.

d.   **Richtig.** Cyclophosphamid, ein alkylierendes Chemotherapeutikum, wird u. a. in der Behandlung des Mammakarzinoms eingesetzt. Es ist ein starker Cholinesteraseinhibitor und verlängert die Succinylcholin-wirkung durch Inhibition des esteraseabhängigen Succinylcholin-abbaus.

e.   **Richtig.** Doxorubizin, ein Anthracyclin, wird u. a. in der Behandlung von Hodentumoren eingesetzt. Es hat eine akute, dosisunabhängige Kardiotoxizität, die sich in einer Linksherzinsuffizienz, malignen Herzrhythmusstörungen und einer erhöhten Inzidenz des plötzlichen Herztodes manifestiert. Darüberhinaus wird eine chronische, dosisabhängige Kardiotoxizität beschrieben, die zum biventrikulären Herzversagen führen kann.

? **212 Die Anlage eines Kapnoperitoneums im Rahmen der minimal-invasiven Chirurgie:**

a. kann zu einem Abfall des Herzzeitvolumens von bis zu 50 % führen.

b. erhöht die kardiale Arrhythmiebereitschaft.

c. kann zur endobronchialen Tubusdislokation führen.

d. führt zu einer gleichmäßigen und kontinuierlichen Resorption von insuffliertem CO_2.

e. führt zur Erniedrigung der funktionellen Residualkapazität.

✓ **Antworten**

a. **Richtig.** Durch die Insufflation von CO_2 oder Luft in die Bauchhöhle steigt der intraabdominelle Druck (IP) an. Es kommt dadurch einerseits zur Behinderung des venösen Rückflusses aus der unteren Körperhälfte, und andererseits erhöht sich die linksventrikuläre Nachlast infolge der Kompression der intraabdominellen Arterien. Die Kombination einer erniedrigten Vorlast mit einer gleichzeitig erhöhten Nachlast kann zu einem ausgeprägten Abfall des Herzzeitvolumens führen.

b. **Richtig.** Durch den Zug und die Dehnung des Peritoneums kommt es zu einer vagalen Reizung und damit zur Begünstigung hämodynamisch relevanter Arrhythmien. Bei Verwendung von CO_2 (Kapnoperitoneum) wird ein Teil des insufflierten CO_2 resorbiert. Eine arterielle Hyperkapnie erhöht die Irritabilität des Myokards noch weiter.

c. **Richtig.** Der erhöhte IP führt nicht nur zu einer Verlagerung des Zwerchfells nach kranial, sondern verlagert mitunter auch den Lungenhilus nach kranial. Dies kann mit einer Dislokation des korrekt platzierten Tubus in einen Hauptbronchus einhergehen.

d. **Falsch.** Bei Verwendung von CO_2 erfolgt die CO_2-Resorption nicht kontinuierlich, sondern ist zu Beginn und am Ende der Gasinsufflation am größten. Dies wird auf eine geringere peritoneale Kapillarkompression (verbesserte intravasale Aufnahme von CO_2) am Anfang und am Ende der CO_2-Insufflation zurückgeführt.

e. **Richtig.** Durch den IP-Anstieg wird das Zwerchfell nach kranial verlagert, die funktionelle Residualkapazität nimmt ab.

Regionalanästhesie

? 213 Die epidurale Anwendung von Opioiden:

a. führt zu pharmakologisch wirksamen Konzentrationen im Liquor.

b. hat bei Fentanylgabe einen Plasmaspitzenspiegel innerhalb von 10 min zur Folge.

c. produziert gleich hohe Plasmaspiegel wie nach i.m.-Gabe derselben Dosis.

d. kann zu Pruritus, Harnverhalt, Übelkeit und Erbrechen führen.

e. wie z. B. Morphin kann auch nach 36 h zu einer späten Atemdepression führen.

✓ Antworten

a. **Richtig.** Im Liquor werden nach epiduraler Gabe wirksame Spiegel festgestellt. Dabei kommt es auf die Lipidlöslichkeit der Opioide an, die bestimmt, wie schnell sie die Dura mater penetrieren können. Spitzenspiegel im Liquor werden bei Fentanyl nach 20 min und bei Sufentanil nach 6 min erreicht, während Morphin erst innerhalb von 1–4 h zu Spitzenspiegeln führt.

b. **Richtig.** Sufentanil erreicht seinen Plasmaspitzenspiegel sogar noch schneller, während Morphin nach ca. 15 min seine maximale Plasmakonzentration erreicht.

c. **Richtig.** Morphin, Fentanyl und Sufentanil, epidural verabreicht, produzieren etwa gleich große Plasmaspitzenspiegel wie nach i.m.-Gabe.

d. **Richtig.** Dies sind die häufigen Nebenwirkungen epidural verabreichter Opioide, die mit Naloxon aufgehoben werden können.

e. **Falsch.** Die späte Atemdepression tritt nach 6–12 h auf, klinisch relevante Atemdepressionen nach Ablauf von 24 h sind bisher nicht beschrieben worden.

? 214 Bupivacain:

a. ist ein Esterlokalanästhetikum.

b. ist ein Gemisch aus 2 Stereoisomeren.

c. hat eine längere Wirkdauer als Ropivacain.

d. hat keine anästhesiologische Wirkung bei einer i.v.-Regionalanästhesie nach Bier.

e. unterliegt einem First-pass-Effekt der Lunge.

✔ Antworten

a. **Falsch.** Bupivacain ist ein Amidlokalanästhetikum.

b. **Richtig.** Bupivacain besteht aus einem Razemat aus S- und R-Enantiomeren (50 % zu 50 %). Das S-Enantiomer von Bupivacain ist weniger kardiotoxisch als das R-Enantiomer. Ropivacain besteht dagegen nur aus dem S-Enantiomer.

c. **Falsch.** Bupivacain, Ropivacain und Etidocain gehören alle zur Gruppe der langwirkenden Lokalanästhetika (LA) und wirken zwischen 240 und 480 min. Lidocain und Prilocain haben eine Wirkdauer von 60–120 min und Mepivacain von 90–180 min.

d. **Falsch.** Alle LA haben gemäß ihrer pharmakodynamischen Wirkung eine lokalanästhesiologische Wirkung. Für eine i.v.-Regionalanästhesie nach Bier sind die LA unterschiedlich geeignet, weil hier mit dem Auftreten von unerwünschten Nebenwirkungen durch systemische Absorption zu rechnen ist. Aus diesem Grund ist die Anwendung von Bupivacain kontraindiziert. Geeignet sind Prilocain und Lidocain.

e. **Richtig.** Bupivacain wird von der Lunge absorbiert, genauso wie Lidocain und Prilocain. Mögliche systemische Nebenwirkungen von LA können durch diesen First-pass-Effekt abgemildert werden. Die Wechselwirkung mit Propranolol ist dabei auch von Interesse, da Propranolol mit Bupivacain wahrscheinlich um die pulmonale Aufnahme konkurriert (s. auch Antwort 180c).

❓ 215 Prilocain:

a. hat einen pK-Wert oberhalb von 7,4.

b. wirkt bei einer Infiltrationsanästhesie in einem entzündeten Gewebe besonders gut.

c. liegt bei einem pH-Wert von 7,2 zu einem geringeren Teil nichtdissoziiert vor als bei physiologischem pH-Wert.

d. kann eine Lippenzyanose bedingen.

e. wird von Cholinesterasen gespalten.

✅ **Antworten**

a. **Richtig.** Prilocain hat, wie alle LA, einen pK-Wert, der oberhalb des physiologischen pH-Wertes liegt. Je höher der pK-Wert des LA vom physiologischen pH-Wert entfernt ist, desto größer ist dessen Anteil als dissoziertes (ionisiertes) Kation.

b. **Falsch.** Weil bei Abnahme des pH-Wertes der relative Anteil des ionisierten Kations von Prilocain (analog zu allen LA) zunimmt, wirkt es nur vermindert. Die Wirkform der LA ist zwar das Kation, um aber an Nervenmembranen wirken zu können, muss Prilocain durch das Gewebe diffundieren. Die Penetrationsfähigkeit ist an den Anteil der nichtionisierten Base gebunden. Dieser ist aber bei geringem pH-Wert, wie er in entzündetem Gewebe zu finden ist, vermindert.

c. **Richtig.** Mit abnehmendem pH-Wert steigt der dissoziierte Anteil, und der nichtdissoziierte Anteil fällt.

d. **Richtig.** Ab einer Gesamtmenge von über 600 mg steigt die Gefahr der Methämoglobinbindung. Prilocain wird in der Leber zu o-Toluidin verstoffwechselt. o-Toluidin ist ein Methämoglobinbildner, und wenn 3–5 g/dl Methämoglobin vorhanden sind, entsteht eine Lippenzyanose. Die Therapie besteht aus der Gabe von Methylenblau.

e. **Falsch.** Prilocain gehört zu den Amidlokalanästhetika und wird hepatisch hydrolysiert. Die Ester-LA werden von Cholinesterasen hydrolysiert.

❓ **216 Nebenwirkungen von Lokalanästhetika sind:**

a. am häufigsten allergische Reaktionen

b. Cauda-equina-Syndrom

c. Tinnitus

d. Grand-mal-Anfälle

e. Herzstillstand

✅ **Antworten**

a. **Falsch.** Die häufigsten Nebenwirkungen (NW) sind nicht allergischer Genese, im Gegenteil, allergische Reaktionen gehören zu den seltenen NW der LA. Viel häufiger sind toxische NW aufgrund zu hoher Plasmaspiegel. Bei den Ester-LA ist häufig die Metabolisierung zu Paraaminobenzoesäure das Allergen, für das Patienten durch Sulfonamide oder Konservierungsstoffe sensibilisiert wurden. Bei den Amid-LA ist eine allergische Reaktion häufiger auf den Zusatz der Konservierungsstoffe

Methylparaben oder Natriumdisulfit (in 50-ml-Flaschen) zurückzuführen als auf eine allergische Reaktion auf die Substanz selbst. Es besteht keine Kreuzallergie zwischen den Ester- und Amid-LA.

b. **Richtig.** Neurotoxische Schäden bei einer Spinalanästhesie können in Form eines Cauda-equina-Syndroms, transienter radikulärer Symptome oder eines Spinalis-anterior-Syndroms auftreten.

c. **Richtig.** Tinnitus, Sehstörungen, Gähnen und Schläfrigkeit, Taubheit von Zunge und perioral sowie Metallgeschmack sind Ausdruck einer systemischen Toxizität von LA.

d. **Richtig.** Grand-mal-Anfälle treten meist erst im Gefolge der unter Antwort c aufgeführten Symptome auf, können aber auch direkt ohne diese Warnsymptome verzeichnet werden.

e. **Richtig.** Ein Herzstillstand kann als Folge eines Atemstillstands im Zuge der zerebralen Toxizität der LA auftreten, aber auch auf die direkt kardiotoxischen Nebenwirkungen der LA zurückzuführen sein. Die systemische Toxizität nimmt in der Reihenfolge ab:
Bupivacain > Etidocain > Ropivacain > Lidocain = Prilocain > Mepivacain > Procain (Barash, S. 527).

? **217 Die Höhe der Ausbreitung einer Spinalanästhesie bei Gabe von isobaren Lokalanästhetika ist abhängig von:**

a. der Körperlänge
b. dem Körpergewicht
c. dem Vorliegen einer Schwangerschaft
d. der Höhe des spinalen Punktionsorts
e. dem injizierten Volumen

✓ Antworten

a. **Richtig.** Patienten mit einer geringen Körperlänge haben eine höhere Ausbreitung der Spinalanästhesie gegenüber Patienten mit einer größeren Körperlänge. Diese Differenz ist nicht so groß, um zu geschlechtsspezifischen Unterschieden zu führen, ist aber bedeutend für die Spinalanästhesie bei Kindern.

b. **Falsch.** Das Körpergewicht (bei gleicher Körperlänge) hat keinen Einfluss auf die Ausbreitungshöhe einer Spinalanästhesie.

c. **Richtig.** Durch den erhöhten intraabdominellen Druck werden die epiduralen Venenplexus erweitert und verdrängen somit den spinalen Liquorraum, d. h. eine gegebene Menge LA verteilt sich auf ein geringeres Liquorvolumen. Dies trifft auch auf Patienten mit Aszites und intraabdominellen Tumoren zu.

d. **Richtig.** Ein Punktionsort, der höher gelegen ist, führt auch zu einer höheren Anästhesieausbreitung.

e. **Richtig.** Obwohl nur von geringer klinischer Bedeutung (Unterschiede der Dermatomhöhen von 2–4 Segmenten), ist dieser Effekt bei der Verwendung von hyperbaren Lösungen ausgeprägter. Drei Faktoren sind bei der Frage nach dem Einfluss des injizierten Volumens miteinander verwoben: Menge, Konzentration und Volumen des LA.

? 218 Nach einer Spinalanästhesie (lumbale Punktion zur Leistenhernienoperation):

a. steigt die Herzfrequenz in der Regel an.
b. fällt der zentralvenöse Druck ab.
c. erhöht sich das Herzzeitvolumen.
d. kann es zur Abduzensparese kommen.
e. ist eine postoperative Blasenatonie möglich.

✓ Antworten

a. **Falsch.** Die Herzfrequenz fällt. Als Ursache werden zwei Mechanismen diskutiert: die Lähmung der Nn. accelerantes und der Bainbridge-Reflex. Die Spinalanästhesie führt zur Lähmung der das Herz versorgenden sympathischen Nn. accelerantes (Th1–Th4) mit einem konsekutiven Überwiegen des Vagotonus mit Bradykardie. Nach dem Bainbridge-Reflex führt ein Anstieg der atrialen Wandspannung zur Reizung des Sinusknotens mit Frequenzanstieg. Ein Abfall der atrialen Wandspannung (Abfall des venösen Rückstroms) könnte daher frequenzsenkend wirken.

b. **Richtig.** Die Spinalanästhesie führt zu einer Sympathikolyse mit Vasodilatation und Abfall des venösen Rückstroms zum Herzen; dies äußert sich in einem ZVD-Abfall.

c. **Falsch.** Aufgrund der reduzierten Vorlast sinkt nach dem Frank-Starling-Mechanismus das kardiale Schlagvolumen; die gleichzeitig bestehende Bradykardie vermindert das HZV zusätzlich.

d. **Richtig.** Die postpunktionelle Abduzensparese führt zu Doppelbildern. Sie hat eine Inzidenz von ca. 0,5 % und tritt zwischen dem 2.–5. Tag nach Spinalanästhesie auf.

e. **Richtig.** Die Blasenatonie wird mit einer anhaltenden Blockade der sakralen parasympathischen Bahnen (S2–S4) erklärt. Die Anspannung des Detrusormuskels und die Erschlaffung des Blasensphinkters ist nicht möglich, was zum Harnverhalt führt. In der Literatur wird die postspinale Blasenatonie mit einer Inzidenz von bis zu 56 % angegeben. Die Therapie besteht bei fehlender Kontraindikation in der Gabe eines Parasympathomimetikums oder in der Einmalkatheterisierung.

? 219 Folgende Aussagen zur Toxizität von Lokalanästhetika sind richtig?

a. Periorale Taubheit sowie Taubheit der Zunge sind typische präkonvulsive Warnzeichen bei Überdosierung von Lokalanästhetika.

b. Präkonvulsive Warnzeichen nach Lokalanästhetikaüberdosierung treten nur bei etwa 0,15 % der Patienten auf.

c. Bei Auftreten von präkonvulsiven Warnzeichen sollte der Patient aufgefordert werden zu hyperventilieren.

d. Bei Auftreten von präkonvulsiven Warnzeichen muss mit einer Beeinträchtigung des Herz-Kreislauf-Systems gerechnet werden.

e. Die Gabe von Benzodiazepinen kann die Krampfschwelle des Gehirns gegenüber Lokalanästhetika heraufsetzten.

✓ Antworten

a. **Richtig.** Weitere Zeichen sind: Metallgeschmack, Schwindelgefühl, Ohrklingen (Tinnitus), Sehstörungen (Nystagmus), Muskelzittern und verwaschene Sprache.

b. **Falsch.** Präkonvulsive Warnzeichen treten bei etwa 1,5 % aller Patienten auf; Krämpfe entwickeln sich bei etwa 0,15 %.

c. **Richtig.** Das Auftreten von präkonvulsiven Warnzeichen erfordert:
   1. Abbruch der weiteren Gabe des Lokalanästhetikums;
   2. Hyperventilation, da eine zerebrale Vasokonstriktion durch Hypokapnie den Antransport von LA vermindert;
   3. i.v.-Gabe von Diazepam 2,5–5 mg (Antikonvulsivum).

d. **Richtig.** Insbesondere Bupivacain hat eine hohe Neuro- und Kardiotoxizität.

e. **Richtig.** Die prophylaktische orale Gabe von 10 mg Diazepam ist nach etwa 60 min maximal ausgeprägt und hält für etwa 5 h an.

? 220 Im Vergleich zur Periduralanästhesie (PDA; »single shot«) ist bei der Spinalanästhesie (SPA):

a. das Ausmaß der arteriellen Hypotonie geringer.

b. die Qualität der Analgesie zuverlässiger.

c. die Gefahr systemischer Nebenwirkungen der applizierten Anästhetika geringer.

d. die Gefahr permanenter Rückenmarkschädigungen geringer.

e. die Infektionsgefahr geringer.

✓ **Antworten**

a. **Falsch.** Bei der Spinalanästhesie kommt es zur abrupten Sympathikolyse mit Gefäßdilatation; die Hypotension ist ausgeprägter als bei der PDA, bei der die Sympathikolyse erst verzögert auftritt. Die physiologischen Kompensationsmechanismen können somit besser greifen.

b. **Richtig.** Die Schmerzempfindung wird mit der SPA zuverlässiger ausgeschaltet als mit der PDA. Dies hat zwei Gründe:

1. Im Periduralraum sind die Spinalnervenwurzeln durch Gewebehüllen besser »geschützt« als im Subarachnoidalraum, in dem die Nervenwurzeln nur von Liquor umgeben sind.

2. Im gefäßreichen Periduralraum wird mehr Lokalanästhetikum resorbiert und abtransportiert als im gefäßarmen Subarachnoidalraum.

c. **Richtig.** Bei der PDA werden größere Mengen Lokalanästhetikum zur Erzielung einer adäquaten Anästhesie benötigt, daher ist die Gefahr systemischer Nebenwirkungen größer.

d. **Falsch.** Im Hinblick auf bleibende neurologische Schäden unterscheiden sich die beiden Verfahren nicht.

e. **Falsch.** Im Hinblick auf Infektionen (Inzidenz <0,1 %) unterscheiden sich die beiden Verfahren nicht.

❓ **221 Welche Aussagen zur Regionalanästhesie sind richtig?**

a. Bei einer Blockade des Plexus brachialis breitet sich die Blockade von distal nach proximal aus.

b. Der Terminus »Differenzialblock« besagt, dass verschiedene Lokalanästhetika eine unterschiedliche Wirkstärke haben.

c. Unter dem Begriff »Wedensky-Block« versteht man das Phänomen, dass ein einzelner Schmerzreiz nicht empfunden und ein Dauerschmerzreiz empfunden wird.

d. Lokalanästhetika besitzen eine Spezifität für sensorische Nervenfasern.

e. Allergische Reaktionen auf Lokalanästhetika sind bei amidartigen häufiger als bei esterartigen Lokalanästhetika.

✓ Antworten

a. **Falsch.** Die Blockade breitet sich von proximal nach distal aus. Dies hat anatomische Gründe: periphere Nerven sind so aufgebaut, dass die äußeren Mantelfasern die proximalen, stammnahen Teile der Extremität (Oberarm) versorgen, während die inneren Kernfasern die distalen, stammfernen Anteile (Unterarm/Finger) innervieren. Die Applikation des Lokalanästhetikums schaltet daher zuerst die Mantelfasern und dann die Kernfasern aus. Andererseits hält die Blockade distal länger an als proximal, d. h. die Finger erholen sich langsamer als der Oberarm.

b. **Falsch.** Mit dem Begriff Differenzialblock wird die Tatsache beschrieben, dass die verschiedenen Modalitäten nach Applikation eines Lokalanästhetikums nicht gleichzeitig, sondern in einer typischen Reihenfolge ausgeschaltet werden: zuerst tritt die Sympathikusblockade ein, danach verliert sich die Empfindung auf Nadelstiche; anschließend kommt es zum Verlust der Temperatur- und Berührungsempfindung und zuletzt erlischt die Propriozeption (Lageempfindung) und Motorik. Die Grundlage hierfür ist nicht geklärt, die Dicke der Myelinscheiden wurde bisher (nicht überzeugend) angeführt. A_δ-Fasern und C-Fasern (Schmerzempfindung) besitzen nur eine dünnere Myelinscheide, während A_α- und B-Fasern (Motorik und Propriozeption) über eine dickere Myelinscheide verfügen.

c. **Richtig.** Häufig wird der zur Testung der Anästhesie applizierte Nadelstich (Einzelreiz) nicht empfunden, während der darauffolgende Schnitt des Chirurgen (Dauerreiz) Schmerzen auslöst. Ursache ist eine unzureichende Blockade des Nervs infolge einer ungenügenden Menge an Lokalanästhetikum; der Wedensky-Block kann daher durch Nachinjektion von Lokalanästhetikum komplettiert werden.

d. **Falsch.** Insbesondere Bupivacain und Ropivacain schalten die Schmerzleitung fast vollständig aus, ohne gleichzeitig die Motorik wesentlich zu beeinflussen. Leider existiert bislang kein Lokalanästhetikum, mit dem eine zuverlässige chirurgische Anästhesie ohne Beeinträchtigung der Motorik möglich ist.

e. **Falsch.** Allergische Reaktionen auf amidartige Lokalanästhetika sind sehr selten. Treten sie dennoch auf, sind sie in der Regel auf einen dem Lokalanästhetikum beigegebenen Stabilisator (z. B. Methylparaben) zurückzuführen.

② 222 Welche Aussagen zur Anatomie des Plexus brachialis sind richtig?

a. Der N. axillaris vorläuft im Fasciculus posterior.
b. Der N. musculocutaneus innerviert motorisch die Oberarmstrecker.
c. Der N. radialis hat als Wurzeln C6–Th1.
d. Der N. medianus beugt bei Stimulation das Handgelenk.
e. Der N. ulnaris adduziert den Daumen.

✓ Antworten

a. **Falsch**. Der N. axillaris (C5–6) verläuft außerhalb der Fasciculi und versorgt sensorisch die Seitenfläche von Schulter und Oberarm.
b. **Falsch**. Der N. musculocutaneus (C5–C7) verläuft im Fasciculus lateralis und versorgt sensorisch den lateralen Unterarm und Daumenballen. Er innerviert motorisch die Oberarmbeuger.
c. **Falsch**. Der N. radialis hat als Ursprung C5–C8. Er versorgt sensorisch die Streckseite des Oberarms.
d. **Richtig**. N. medianus: Wurzel C6–Th1, Verlauf im Fasciculus lateralis und medialis; Sensorik: Beugeseite Finger D1 bis zur Hälfte von D4; Motorik: Beugung Handgelenk sowie des Daumens und des Zeige- und Mittelfingers.
e. **Richtig**. Der N. ulnaris hat als Wurzeln C8–Th1 und beugt alle Fingergrundgelenke.

② 223 Welche Aussagen zu Lokalanästhetika (LA) treffen zu?

a. LA blockieren Natrium- und Kaliumkanäle.
b. Die meisten gebräuchlichen LA sind Isomergemische (Razemate).
c. Die Isomere der LA weisen in der Regel relevante Unterschiede in Toxizität, Potenz und Pharmakokinetik auf.
d. Bupivacain (0,75 %ig) ist in der Geburtshilfe absolut kontraindiziert.
e. Die Beimischung von Vasokonstriktoren zum LA ist bei der Leitungsanästhesie nach Oberst und beim Peniswurzelblock absolut kontraindiziert.

✓ Antworten

a. **Falsch.** LA sind reine Natriumkanalblocker, ohne nachgewiesene Wirkung auf die Kaliumkanäle.
b. **Richtig.** Die meisten LA sind Razemate. Es werden zunehmend Präparate, die nur ein Enantiomer enthalten, hergestellt und zur Anwendung gebracht (z. B. Levobupivacain).

c. **Richtig.** Levobupivacain ist z. B. deutlich weniger kardiotoxisch als Bupivacain.

d. **Richtig.** Die Anwendung von 0,75 %igem Bupivacain wurde in Zusammenhang mit mütterlichen Todesfällen gebracht, vermutlich aufgrund der hohen Kardiotoxizität von Bupivacain.

e. **Richtig.** Der Zusatz von Vasokonstriktoren kann in Endstrombahngebieten (Akren) zu schwerster Ischämie mit nachfolgender Nekrose führen.

? 224 Die Wirkdauer eines Lokalanästhetikums (LA) korreliert:

a. mit der Proteinbindung.
b. mit der chemischen Struktur (Amid- oder Ester-LA).
c. mit dem Molekulargewicht.
d. mit dem pK-Wert des LA.
e. mit der Lipidlöslichkeit.

✓ Antworten

a. **Richtig.** LA wirken im Zellinneren, indem sie an den intrazellulären Proteinanteilen der Natriumkanäle binden; die Stärke dieser Bindung ist der entscheidende Faktor im Hinblick auf die Wirkdauer.

b. **Falsch.** Die chemische Struktur der LA ist entscheidend für das Risiko allergischer Reaktionen, da z. B. beim Abbau von Ester-LA der Metabolit Paraaminobenzoesäure (PABA) entsteht.

c. **Falsch.** Das Molekulargewicht des LA hat keine Bedeutung für die Wirkdauer.

d. **Falsch.** Je näher der pK-Wert des LA im Bereich des physiologischen pH-Werts liegt, desto mehr LA liegt in Form der ungeladenen Base vor. Da nur die ungeladene Base in das Zellinnere eindringen und dort ihre Wirkung entfalten kann, ist der pK-Wert des LA entscheidend für die Anschlagzeit.

e. **Falsch.** Die Lipidlöslichkeit eines LA determiniert entscheidend die Wirkstärke.

? 225 Welche Aussagen zu Lokalanästhetika (LA) treffen zu?

a. LA wirken positiv chronotrop.
b. Lokalanästhetika vom Amid-Typ wirken stärker als LA vom Ester-Typ.
c. Das Vorliegen einer Gewebsazidose kann einen Wirkverlust des LA verursachen.

d. Die Lipidlöslichkeit eines Lokalanästhetikums korreliert direkt mit dessen Wirkstärke.

e. Lidocain ist bei ventrikulären und supraventrikulären Tachyarrhythmien wirksam und indiziert.

✅ Antworten

a. **Falsch.** LA wirken generell negativ inotrop, negativ chronotrop, negativ bathmotrop und negativ dromotrop. Aufgrund dieser Eigenschaften kann z. B. Lidocain zur Behandlung ventrikulärer Rhythmusstörungen eingesetzt werden.

b. **Falsch.** Die chemische Struktur hat mit der Potenz eines LA nur wenig zu tun.

c. **Richtig.** Im sauren Milieu (z. B. bei Entzündung) wird ein großer Teil des LA protoniert und einfach positiv geladen (quaternäre Ammonium-struktur). Dadurch kann das LA nicht in das Zellinnere (dem Wirkort) gelangen und es kommt zu einem ausgeprägten Wirkungsverlust.

d. **Richtig.** Die Lipidlöslichkeit eines LA ist entscheidend für seine Affinität zum lipidhaltigen Nervengewebe und bestimmt somit wesentlich seine Potenz.

e. **Falsch.** Lidocain hat keine klinisch relevante Wirkung bei supraventrikulären Rhythmusstörungen.

❓ 226 Im Vergleich zu Bupivacain ist Ropivacain

a. weniger kardiotoxisch.

b. das S-Enantiomer von Bupivacain.

c. weniger neurotoxisch.

d. durch eine schnellere Anschlagzeit ausgezeichnet.

e. bei gleich guter Analgesie weniger motorisch blockierend.

✅ Antworten

a. **Richtig.** Ropivacain ist weniger kardiotoxisch als Bupivacain.

b. **Falsch.** Ropivacain ist zwar ein reines S-Enantiomer, aber nicht von Bupivacain, wovon es sich durch eine veränderte Molekülstruktur unterscheidet. Levobupivacain ist das L-Enantiomer von Bupivacain.

c. **Falsch.** Bei Einsatz von Ropivacain zur Spinalanästhesie hat sich im Vergleich zu Bupivacain eine höhere Inzidenz transienter neurologischer Symptome (TNS) ergeben. TNS sind gekennzeichnet durch lumbale Rückenschmerzen und Dysästhesien und treten meist nach einer

Single-shot-Spinalanästhesie auf. Lidocain und Mepivacain hat in dieser Hinsicht die höchste Auftretenswahrscheinlichkeit; als sicherste LA gelten Bupivacain und Prilocain.

d. **Falsch.** In der Anschlagzeit gibt es zwischen den beiden LA keinen klinisch relevanten Unterschied.

e. **Richtig.** Tatsächlich scheint Ropivacain in äquipotenter Dosierung zu Bupivacain eine geringere motorische Blockade zu bewirken. Dieser Umstand macht Ropivacain sehr geeignet zur Periduralanalgesie unter der Geburt (»walking epidural«).

? 227 Überprüfen Sie die folgenden Aussagen zu Lokalanästhetika (LA):

a. Die systemische Absorption eines LA hängt im Wesentlichen von der Vaskularisierung des Gebiets, in das das LA eingebracht wurde, ab.

b. Bei Überdosierung eines LA geht die ZNS-Toxizität der Kardiotoxizität in der Regel voraus.

c. Bei Verwendung von Lidocain, Mepivacain, und Ropivacain zur Spinalanästhesie muss nur in einem geringen Prozentsatz mit transienten neurologischen Symptomen gerechnet werden.

d. Bupivacain (0,5 %) ist zur Technik der intravenösen Regionalanästhesie geeignet.

e. Eine durch Prilocain hervorgerufene Methämoglobinämie wird durch die Gabe von Methylenblau behandelt.

✓ Antworten

a. **Richtig.** In der Tat ist dies der entscheidende Faktor. Bei der topischen Analgesie der Trachealschleimhaut werden beispielsweise Serumspitzenwerte des LA bestimmt, die nur wenig unter denjenigen bei intravenöser Gabe liegen.

b. **Richtig.** Metallgeschmack, Tinnitus und periorale Missempfindungen sind die klassischen Prodromi einer LA-Intoxikation, es folgt der LA-induzierte Krampfanfalls. Die Kardiotoxizität folgt generell erst bei noch höherer Plasmakonzentration und später als die ZNS-Toxizität.

c. **Falsch.** Bei Verwendung der genannten LA muss in bis zu 30 % der Fälle mit TNS (frühere Bezeichnung: transiente radikuläre Irritationen) gerechnet werden.

d. **Falsch.** Bupivacain darf in der genannten Konzentration nicht zur iv.-Regionalanästhesie verwandt werden, da es eine hohe kardiovasku-

läre Toxizität aufweist. Zu bevorzugen für die iv.-Regionale sind
Prilocain, Lidocain, Mepivacain.

e. **Richtig.** Die Methämoglobinämie kann durch die Gabe von 1–5 mg/
    kgKG Methylenblau oder durch 2–4 mg/kgKG Ascorbinsäure (Vitamin C)
    behandelt werden und sollte nur bei ausgeprägter Methämoglobinämie
    vorgenommen werden.

5.1   Neuroanästhesie

❓ 228 Welche der folgenden Anästhetika vermindern den zerebrovaskulären Widerstand (Resistance)?

a. Thiopental
b. Ketamin
c. Isofluran
d. Halothan
e. Midazolam

✅ Antworten

a. **Falsch.** Thiopental erhöht den zerebrovaskulären Widerstand und
    reduziert damit den zerebralen Blutfluss und den intrakraniellen Druck.
    Daher ist Thiopental das Mittel der Wahl zur Narkoseinduktion bei
    neurochirurgischen Eingriffen und wird auch auf der Intensivstation zur
    Sedierung bzw. Behandlung von Schädel-Hirn-Traumata eingesetzt
    (Verminderung des zerebralen O_2-Verbrauchs).
b. **Richtig.** Ketamin erhöht den zerebralen Blutfluss, den intrakraniellen
    Druck und den zerebralen Metabolismus und führt zur zerebralen
    Vasodilatation.
c. **Richtig.** Isofluran erhöht unter Normokapnie den zerebralen Blutfluss
    bis zu einer Konzentration von 1 MAC nicht. Bei höheren alveolären
    Konzentrationen wird der zerebrale Blutfluss dagegen erhöht.
d. **Richtig.** Der zerebrale Blutfluss und der intrakranielle Druck steigt unter
    Halothangabe konzentrationsabhängig an. Dies bedeutet eine
    Abnahme der zerebrovaskulären Resistance. Diese Beziehung gilt für
    die meisten volatilen Anästhetika.
e. **Falsch.** Midazolam hat keine zerebrale Vasodilatation zur Folge. Es vermindert den zerebralen Blutfluss, den zerebralen Metabolismus und den
    ICP.

? **229 Welche der folgenden Pharmaka haben eine antikonvulsive Eigenschaft?**
a. Phenytoin
b. Dantrolen
c. Tetrazepam
d. Chlorpromazin
e. Bupivacain

✓ Antworten
a. **Richtig.** Phenytoin hebt die Krampfschwelle an und wird daher zur Behandlung der Epilepsie eingesetzt (Serumspiegel nicht <15 mg/dl).
b. **Richtig.** Dantrolen hat eine ZNS-dämpfende Wirkung, wird aber nicht zur Behandlung der Epilepsie empfohlen.
c. **Richtig.** Tetrazepam, ein Benzodiazepinabkömmling, hat eine antiepileptische Wirkung.
d. **Falsch.** Chlorpromazin erniedrigt wie andere Neuroleptika die Krampfschwelle. Im EEG werden bei der Applikation im Gegenteil Krampfäquivalente registriert.
e. **Falsch.** Bupivacain hat, wie andere Lokalanästhetika auch, membranstabilisierende Eigenschaften. Es führt zunächst zu einer Dämpfung höherer kortikaler Zentren und damit evtl. zu einer Aktivierung untergeordneter Zentren (Temporallappenanfälle) durch Disinhibition. Hieraus erklären sich die bekannten klinischen Nebenwirkungen wie Exzitation, Nausea und epileptische Anfälle (initial Erregung, dann Dämpfung). Erst zuletzt entsteht eine komplette zerebrale Depression. Bupivacain hat demnach keine klinisch nutzbaren antikonvulsiven Eigenschaften.

? **230 Folgende Substanzen können die Blut-Hirn-Schranke passieren:**
a. Dopamin
b. Succinylcholin
c. GABA
d. Propranolol
e. Edrophonium

✓ Antworten
a. **Falsch.** Dopamin hat unter systemischer Gabe keine zentrale Wirkung, da es die Blut-Hirn-Schranke nicht passieren kann. Zur Behandlung der Parkinson-Krankheit wird die Vorstufe L-Dopa eingesetzt.

b. **Falsch**. Da Succinylcholin eine quarternäre Ammoniumgruppe trägt, kann es die Blut-Hirn-Schranke nicht passieren.

c. **Falsch**. γ-Aminobuttersäure kann die Blut-Hirn-Schranke nicht passieren. Ein lipophileres Derivat (Baclofen) wird hingegen erfolgreich zur Behandlung der muskulären Spastik eingesetzt.

d. **Richtig**. Bekannte Nebenwirkung der β-Blockertherapie sind Schlafstörungen und Träume, insbesondere bei den lipidlöslichen Substanzen.

e. **Falsch**. Edrophonium (ein kurzwirksames indirektes Parasympathomimetikum) trägt eine quarternäre Ammoniumgruppe und kann somit die Blut-Hirn-Schranke nicht passieren. Es wirkt nur peripher. Physostigmin hat keine quarternäre Ammoniumgruppe und kann daher eine zentrale parasympathikomimetische Wirkung entfalten.

? 231 Der Liquor cerebrospinalis:

a. wird in den Plexus choroidei gebildet.

b. wird durch die Pachioni-Granulationen (Villi arachnoidales) resorbiert.

c. enthält nur wenig Glukose.

d. ist der einzige Nahrungslieferant des Gehirns.

e. enthält große Mengen Protein.

✓ Antworten

a. **Richtig**. Ungefähr die Hälfte des Liquors wird in den Plexus gebildet, die andere Hälfte überwiegend durch die Ependymzellen des Ventrikelsystems und zu einem geringen Teil durch zerebrale Gefäße. Der Mensch hat eine Liquormenge von 2 ml/kgKG, die ca. 5-mal innerhalb von 24h ausgetauscht wird.

b. **Richtig**. Der Liquor fließt von den inneren zu den äußeren Liquorräumen und wird dort in den Pachioni-Granulationen der Sinus resorbiert.

c. **Falsch**. Der Liquor enthält ca. 50 % der Plasmaglukose, d. h. ca. 50 mg/dl.

d. **Falsch**. Die Hauptfunktion des Liquor cerebrospinalis besteht in einer Halte- und Stoßdämpferfunktion. Der wichtigste Nährstofflieferant ist hingegen das Blut, auch wenn dem Liquor eine untergeordnete nutritive Funktion zugeschrieben wird.

e. **Falsch**. Der Liquor enthält nur ca. 5 % des Plasmaproteins, d. h. zwischen 15 und 45 mg/dl.

② **232 Bei einer Schädigung des Kleinhirns:**
a. werden Willkürbewegungen ataktisch.
b. tritt ein Intentionstremor auf.
c. besteht ein Ruhetremor.
d. ist der Finger-Nase-Test positiv.
e. ist die Funktion der Basalganglien beeinträchtigt.

✅ Antworten
a. **Richtig.** Ataktische Willkürbewegungen zusammen mit einem Intentions-tremor sind die charakteristischen Merkmale einer Kleinhirnschädigung.
b. **Richtig.** In Ruhe tritt kein Tremor auf, erst bei zielgerichteten Bewegungen.
c. **Falsch.** Dies ist ein Zeichen der Parkinson-Krankheit.
d. **Richtig.** Beim Finger-Nase-Test trifft der Finger neben die Nasenspitze (Dysmetrie). Der Test ist positiv, wenn das Ergebnis abnormal ist (wie bei den meisten Deutungen positiver Testergebnisse).
e. **Falsch.** Die Basalganglien, bestehend aus Nucleus caudatus, Putamen und Globus pallidus, funktionieren unabhängig vom Kleinhirn. Sie sind für die Speicherung eingeübter Motorik verantwortlich und dienen als subkortikale Schaltstelle bei der Ausführung unterbewusst ablaufender Motorik.

② **233 Der zerebrale Blutfluss:**
a. zeigt große regionale Unterschiede.
b. ist größer als der koronare Blutfluss.
c. wird durch Veränderungen des arteriellen pCO_2 stark beeinflusst.
d. unterliegt der Autoregulation
e. sinkt bei fallendem arteriellen pO_2

✅ Antworten
a. **Richtig.** Es existieren abhängig vom Aktivitätsgrad verschiedener Hirn-regionen erhebliche regionale Blutflussunterschiede, wobei eine Kopp-lung zwischen zerebralem Metabolismus und Durchblutung besteht.
b. **Richtig.** Auf den koronaren Blutfluss entfallen rund 5 %, auf den zere-bralen Blutfluss rund 15 % des HZV. Diese Beziehung gilt aber nur bei Betrachtung der absoluten Flussmengen. Auf das jeweilige Gewebe-gewicht bezogen, resultiert ein fast doppelt so großer Blutfluss des Herzens gegenüber dem des Gehirns (0,8 ml/g vs. 0,5 ml/g).

c. **Richtig.** Es besteht eine direkt proportionale Beziehung zwischen der Größe des zerebralen Blutflusses und der Höhe des pCO_2. Eine Verdoppelung des pCO_2 führt zu einer Verdoppelung des CBF. Der Mechanismus wird wahrscheinlich durch den sich verändernden Liquor-pH-Wert gesteuert, der von Chemorezeptoren am Boden der Rautengrube gemessen wird.

d. **Richtig.** Der zerebrale Blutfluss wird beim Gesunden in einem Bereich von MAP 50–150 konstant gehalten. Bei Über- oder Unterschreiten dieser Druckwerte folgt er druckpassiv dem vorherrschenden MAP.

e. **Falsch.** Der zerebrale Blutfluss steigt enorm an, wenn der p_aO_2 unter 50 mmHg abfällt.

234 Hinsichtlich des intrakraniellen Drucks (ICP) gilt:

a. Der Normalwert liegt zwischen 10 und 15 mmHg.
b. Eine Erhöhung des ICP führt zu einer Erhöhung des zerebralen Perfusionsdrucks.
c. Unter Normokapnie führt Lidocain zu einer Erhöhung des ICP.
d. Durch Hyperventilation kann ein erhöhter ICP am schnellsten vermindert werden.
e. Diuretika vom Typ des Furosemid vermindern den ICP.

✓ Antworten

a. **Richtig.** Erst Werte über 15 mmHg sind pathologisch.

b. **Falsch.** Der zerebrale Perfusionsdruck ist die Differenz aus mittlerem arteriellem Druck und intrakraniellem Druck: CPP=MAP–ICP. Daher sinkt bei steigendem ICP der CPP. Als gegenregulatorische Antwort kann der MAP ansteigen und in gewissen Grenzen den CPP konstant halten (Cushing-Reflex).

c. **Falsch.** Lidocain wirkt (wie auch Etomidat und Thiopental) vasokonstriktorisch, sodass der ICP fällt.

d. **Richtig.** Hyperventilation wirkt sofort. Osmotische Diuretika wirken innerhalb von 15 min, Schleifendiuretika innerhalb von 45 min und Steroide innerhalb von Stunden.

e. **Richtig.** Furosemid wirkt nicht nur auf das Natriumchloridtransportprotein der Tubuluszellen der Nieren, sondern auch auf die Ependym- und Plexus-choroideus-Zellen des Gehirns und führt damit zu einer Verminderung der Liquorproduktion und damit zu einer Abnahme des ICP. Die Kammerwasserproduktion des Auges wird über den selben Wirkmechanismus reduziert.

? **235 Der zerebrale Blutfluss:**
  a. besteht zu gleichen Teilen aus den Flussgebieten der A. carotis interna und der A. vertebralis.
  b. ist im Hirnparenchym regional gleich verteilt.
  c. nimmt im Bereich des p_aCO_2 von 30–50 mmHg um 4 % pro mmHg p_aCO_2-Anstieg zu.
  d. beträgt bei Erwachsenen 50 ml/100 g Hirngewebe/min.
  e. ist auch bei einem als »hirntot« diagnostizierten Patienten vorhanden.

✓ Antworten
  a. **Falsch.** Der überwiegende Teil des hirnversorgenden Blutstroms wird über die Karotiden geleitet.
  b. **Falsch.** Die graue Substanz wird ca. 6-fach stärker durchblutet als die weiße Substanz. Es bestehen abhängig vom Aktivitätsgrad des jeweiligen Hirnareals erhebliche regionale Unterschiede der Größe des Blutflusses.
  c. **Richtig.** Dies ist die Grundlage für die kurzzeitig wirksame Therapie des erhöhten intrakraniellen Drucks durch Hyperventilation.
  d. **Richtig.** Das entspricht rund 650–750 ml/min oder 15 % des HZV.
  e. **Falsch.** Ein als »hirntot« diagnostizierter Patient hat keinen zerebralen Blutfluss mehr. Dies wurde früher durch eine arterielle zerebrale Angiographie nachgewiesen, neuerdings mittels der weniger invasiven PET-Perfusionsmessung.

? **236 Welches Untersuchungsverfahren ist geeignet, um Luftembolien sicher nachzuweisen:**
  a. exspiratorische CO_2-Messung
  b. transthorakale Echokardiographie (TEE)
  c. Messung des zentralen Venendrucks (ZVD)
  d. EKG
  e. venöse Blutgasanalyse (BGA)

✓ Antworten
  a. **Richtig.** Die endtidale, exspiratorische CO_2-Messung zeigt einen starken Abfall bei einer Luftembolie und gehört daher zum obligatorischen Monitoring.
  b. **Richtig.** Mittels TEE können Luftembolien als kleine echogene Luftblasen direkt visualisiert werden. Es ist das Verfahren mit der höchsten Sensitivität.

c.   **Falsch.** Kein geeignetes Verfahren.

d.   **Falsch.** Kein geeignetes Verfahren. Bei koronarer Luftembolie kann man ST-Streckenhebungen erkennen.

e.   **Falsch.** In der arteriellen BGA sieht man eine Zunahm des pCO_2.

5.2   Neurologie

237 Der Nervus trigeminus versorgt sensibel folgende Bereiche:

a.   die Schleimhaut des weichen Gaumens

b.   das Trommelfell

c.   die Haut über dem Kieferwinkel des Unterkiefers

d.   die Nasenflügel

e.   die Konjunktiven

Antworten

a.   **Richtig.** Dieser Bereich wird über den N. maxillaris V_2 versorgt. Die Endäste laufen über den N. palatinus major und minor.

b.   **Richtig.** Ebenfalls über V_3. Endast: N. auriculotemporalis.

c.   **Falsch.** Dieses Areal wird vom N. auricularis magnus mitversorgt.

d.   **Richtig.** Ausbreitungsgebiet des N. maxillaris V_2.

e.   **Richtig.** Ausbreitungsgebiet des N. ophthalmicus V_1.

238 Ein myasthenisches Syndrom (Eaton-Lambert-Syndrom) kommt vor bei:

a.   Hypokaliämie

b.   Thyreotoxikose

c.   Schädigung des 2. Motoneurons

d.   Thymuskarzinom

e.   Bronchialkarzinom

Antworten

a.   **Richtig.** Die familiär gehäuft auftretenden periodischen Paralysen sind sowohl mit Hypo- als auch Hyperkaliämien verknüpft.

b.   **Richtig.** Die Thyreotoxikose kann eine periodische thyreotoxische Paralyse auslösen. Sie kann auch eine bestehende Myasthenie verschlimmern.

c. **Falsch.** Hier handelt es sich um eine Schädigung des Motoneurons, sodass die Pathologie aus den Zeichen der Denervierung resultiert und nicht aus einer zunehmenden Muskelschwäche aufgrund einer Pathologie der ACh-Rezeptoren.

d. **Richtig.** Die Myasthenia gravis ist in 75 % mit einer Veränderung des Thymus vergesellschaftet. In 15 % handelt es sich dabei um ein Thymom.

e. **Richtig.** Das Bronchialkarzinom ist die typische Neoplasie, die zu einem paraneoplastischen myasthenischen Syndrom führen kann. Man geht beim Eaton-Lambert-Syndrom davon aus, dass Antikörper gegen die präsynaptischen spannungssensitiven Ca^{2+}-Kanäle (Berne, S. 25) gebildet werden, wohingegen bei der Myasthenia gravis Antikörper gegen die postsynaptischen ACh-Rezeptoren gebildet werden. Klinische Unterscheidungsmerkmale zwischen den Syndromen bestehen im Ausbleiben der Besserung bei Gabe von ACh-Hemmern beim Eaton-Lambert-Syndrom und in der vorübergehenden Besserung unter Belastung, d. h. Aktivität der Muskulatur.

? 239 Autonomes (vegetatives) Nervensystem:
a. Es besteht nur aus efferenten Fasern.
b. Es besteht aus sympathischen und parasympathischen Fasern.
c. Sowohl die präganglionären als auch die postganglionären Fasern sind myelinisiert.
d. Acetylcholin ist der einzige Neurotransmitter des parasympathischen Nervensystems.
e. Es wird hauptsächlich im Hypothalamus verschaltet.

✓ Antworten
a. **Falsch.** Das autonome Nervensystem (ANS) besteht sowohl aus efferenten als auch aus afferenten Fasern.

b. **Richtig.** Das ANS wird in das sympathische und parasympathische NS eingeteilt. Eine Aktivierung des sympathischen NS führt zu einer Zunahme des Energieverbrauchs des Körpers durch Stimulation der Glykogenolyse und Glukoneogenese, Anstieg des Blutdrucks und Herzfrequenz.

c. **Falsch.** Nur die präganglionären Fasern sind myelinisiert, die postganglionären Fasern sind unmyelinisiert. Das Nebennierenmark wird nur sympathisch innerviert durch präganglionäre sympathische cholinerge

Fasern. Das Nebennierenmark ist daher als ein Ganglion des sympathischen Nervensystems aufzufassen, das Adrenalin und Noradrenalin in einer Größenordnung von 0,02 µg/kgKG/min ausschüttet.

d. **Richtig.** ACh ist aber auch der Transmitter für die präganglionären sympathischen Nervenfasern.

e. **Richtig.** Hauptintegrationsort des ANS ist der Hypothalamus. Von hier aus wird auch auf hormonellem Weg über die Adeno- und Neurohypophyse der Stoffwechsel gesteuert.

? 240 Parkinson-Patienten:
a. haben einen ausgeprägten Intentionstremor.
b. haben ein sog. Zahnradphänomen bei der Prüfung des Muskeltonus.
c. haben einen erhöhten Bedarf an Muskelrelaxanzien.
d. können Atropin ohne nachteilige Folgen erhalten.
e. können Metoclopramid ohne nachteilige Folgen erhalten.

✓ Antworten
a. **Falsch.** Parkinson-Patienten haben einen Ruhetremor. Ein Intentionstremor ist das Zeichen einer Kleinhirnschädigung.
b. **Richtig.** Es besteht eine Muskelrigidität, die bei Prüfung des Muskeltonus zahnradartig nachgibt. Weiterhin besteht ein sog. »Salbengesicht«, also fettige Haut.
c. **Falsch.** Der Bedarf an Muskelrelaxanzien ist unbeeinflusst von der Parkinson-Krankheit.
d. **Richtig.** Da bei der Parkinson-Krankheit ein Überwiegen von Acetylcholin und ein Mangel an Dopamin vorliegt, sind Pharmaka, die gegensinnig wirken, prinzipiell erlaubt. Atropin passiert die Blut-Hirn-Schranke und wirkt positiv auf die Parkinson-Krankheit, da es zerebral anticholinerg wirkt.
e. **Falsch.** Siehe Antwort d. Metoclopramid verstärkt durch seine antidopaminerge Wirkung die Parkinson-Symptome. Es sollten keine Antiemetika eingesetzt werden, die die Blut-Hirn-Schranke passieren und eine antidopaminerge Wirkung haben. Daher sind auch Neuroleptika kontraindiziert.

? 241 Dopaminantagonisten:
a. sind antiemetisch wirksam.
b. können lebensbedrohliche Herzrhythmusstörungen auslösen.
c. beschleunigen die Magenentleerung.

d. erhöhen die Urinausscheidung über eine Dilatation der Nierengefäße.

e. können extrapyramidale Syndrome auslösen.

✓ Antworten

a. **Richtig.** In der Anästhesie werden Dopaminantagonisten, wie z. B. Haldol, Droperidol und Metoclopramid, hauptsächlich wegen ihrer guten antiemetischen Eigenschaften eingesetzt.

b. **Richtig.** Dopaminantagonisten verlängern das QT-Intervall. Dies ist mit dem Auftreten von lebensbedrohlichen Tachyarrhythmien wie »Torsades des pointes«, ventrikuläre Tachykardie und Kammerflimmern verbunden.

c. **Richtig.** Der Dopaminantagonist Metoclopramid erhöht den Tonus des unteren Ösophagusspinkters und beschleunigt die Magenentleerung.

d. **Falsch.** Dopaminantagonisten können diese vermindern. Dopamin erhöht die Urinausscheidung über eine Zunahme des renalen Blutflusses, aber die glomeruläre Filtrationsrate nimmt nicht zu.

e. **Richtig.** Extrapyramidale Nebenwirkungen, wie z. B. okulogyre Krisen, sind nicht selten.

❓ 242 Die autonome Hyperreflexie (AHR):

a. ist ein Synonym für eine sog. Reflexblase.

b. wird am besten verhindert durch eine adäquate Allgemein- oder Regionalanästhesie.

c. besteht in einer ausgeprägten arteriellen Hypertension.

d. kann zu einer Gesichtsröte führen.

e. kann zu einer Hirnblutung führen.

✓ Antworten

a. **Falsch.** Eine sog. Reflexblase ist eine motorisch übererregbare Harnblase, die auf sensible Reizung der Bauchhaut und direkte mechanische Reizung mit einer Kontraktion reagiert. Dies tritt v. a. bei einem Querschnittsyndrom (QSS) auf.

b. **Richtig.** Eine adäquate Allgemein- oder Regionalanästhesie ist die beste Prävention für eine AHR. Man kann die AHR als vegetatives Äquivalent einer motorischen Hyperreflexie bei einem QSS auffassen. Hierbei kommt es durch Stimulation unterhalb der Rückenmarkdurchtrennung zu einer Reizung der im intakten Rückenmarkgrau anterolateral liegenden sympathischen Nervenzellen auf spinaler Ebene. Dadurch werden entsprechend Katecholamine ausgeschüttet, die zu einem plötzlichen Blutdruckanstieg führen.

c. **Richtig.** Die auf spinaler Ebene durch chirurgische Stimulation ausgelöste Sympathikusaktivierung kann zu einem starken Blutdruckanstieg führen. Am wahrscheinlichsten ist die Entwicklung einer AHR bei Schädigung des Rückenmarks in den mittleren thorakalen Segmenten.

d. **Richtig.** Ein Flush und ein Anschwellen der Nasenschleimhaut sind Ausdruck der Vasodilatation oberhalb der QS-Läsion.

e. **Richtig.** Als physiologische Gegenregulation auf den Blutdruckanstieg kommt es zu einer Vasodilatation in dem Gebiet oberhalb der QS-Läsion (das noch einer intakten nervalen Innervation unterliegt), mit Gesichtsrötung, Anschwellen der Nasenschleimhaut etc. Der krisenhafte Blutdruckanstieg kann so stark ausgeprägt sein, dass es zu einer Hirnblutung kommt. Die Behandlung der hypertensiven AHR besteht in einer raschen Vertiefung der Narkose und der Behandlung mit α-Rezeptorenblockern.

? 243 Ein positiver Babinski-Reflex ist ein Hinweis für eine Schädigung folgender Hirnstrukturen:

a. der Pyramidenbahn
b. des Hirnstamms
c. des Kleinhirns
d. der Basalganglien
e. des Rückenmarks

✓ Antworten

a. **Richtig.** Der Babinski-Reflex besteht in einer Dorsalflexion der Großzehe beim Bestreichen des lateralen und plantaren Randes der Fußsohle. Es handelt sich um einen abnormalen Reflex, der nur bei einer Schädigung der Pyramidenbahn des Erwachsenen auftritt. Bei Kindern bis etwa zum 1. Lebensjahr ist er physiologisch. Ein anderes Zeichen einer Pyramidenbahnläsion (Tractus corticospinalis lateralis) ist das Erlöschen oder abgeschwächte Reflexverhalten von polysynaptischen Reflexen wie z. B. dem Bauchhautdeckenreflex und Kremasterreflex.

b. **Falsch.** Schädigungen des Hirnstamms äußern sich auf motorischer Seite in Strecksynergismen der oberen und unteren Extremität sowie in Störungen der Atmung, der Kreislaufregulation und der Blickwendung.

c. **Falsch.** Schädigungen des Kleinhirns äußern sich hauptsächlich in einer Dysmetrie und sind nicht mit dem Auftreten des Babinski-Reflexes assoziiert.

d. **Falsch.** Schädigungen der Basalganglien äußern sich vielmehr durch verschiedene motorische Störungen wie Tremor, Dystonie und Ballismus.

e. **Falsch.** Eine Schädigung auf der Ebene des Rückenmarks führt zu einer schlaffen Parese. Der Babinski-Reflex ist nicht vorhanden.

? **244 Auf die nervale Leitung von Schmerz treffen folgende Aussagen zu:**
a. Der sog. viszerale Schmerz wird durch A_δ-Fasern geleitet.
b. Der sog. somatische Schmerz wird durch C-Fasern geleitet.
c. Sowohl Aδ-Fasern als auch C-Fasern terminieren in der Substantia gelatinosa.
d. Für die Weiterleitung afferenter Schmerzimpulse im Hinterhornneuron spielt Substanz P eine wichtige Rolle.
e. Deszendierende schmerzhemmende Fasern können die Freisetzung von Substanz P inhibieren.

✓ **Antworten**
a. **Falsch.** Der viszerale Schmerz wird in C-Fasern geleitet.
b. **Falsch.** Der somatische Schmerz wird in A_δ-Fasern geleitet.
c. **Falsch.** Nur die C-Fasern terminieren in der Substantia gelatinosa. Das Hinterhorn wird in 6 anatomische Laminae nach Rexed eingeteilt (Stoelting, S. 596). Laminae II und III bilden die Substantia gelatinosa. Die A_δ-Fasern terminieren in den Laminae I und V.
d. **Richtig.** Damit afferente Schmerzimpulse im Tractus spinothalamicus weitergeleitet werden, müssen sie auf das 2. Neuron im Hinterhorn umgeschaltet werden. Hierbei spielen Peptide als Neurotransmitter wie Substanz P, CRGP und VIP eine Rolle.
e. **Richtig.** Deszendierende inhibitorische Bahnen können die Schmerzweiterleitung auf spinaler Ebene dadurch modulieren, dass die Ausschüttung von Substanz P inhibiert wird. Hierbei kommt den Enkephalinen eine besondere Bedeutung zu.

? **245 Beim Patienten mit Myasthenia gravis:**
a. ist die Reaktion auf die Gabe von Succinylcholin in der Regel normal.
b. sind nichtdepolarisierende Muskelrelaxanzien absolut kontraindiziert.
c. ist die oropharyngeale Muskulatur nur wenig beeinträchtigt.

   d. können Benzodiazepine problemlos eingesetzt werden.

   e. kann die Gabe von Aminoglykosidantibiotika die myasthenische Schwäche verstärken.

✅ **Antworten**

   a. **Falsch.** Auch bei der Anwendung von Succinylcholin ist Vorsicht geboten. Normale Intubationsdosierungen können u. U. zu einer Entwicklung eines Phase-II-Blocks, also einer langanhaltenden Muskellähmung wie nach Gabe eines nichtdepolarisierenden Muskelrelaxanz, führen.

   b. **Falsch.** Myastheniker reagieren extrem sensibel auf nichtdepolarisierende Muskelrelaxanzien. Ihre Anwendung ist aber nicht absolut kontraindiziert. Ist ihre Anwendung unvermeidbar, müssen sie in deutlich reduzierter Dosis, titrierend unter Überwachung mit einem Nervenstimulator eingesetzt werden.

   c. **Richtig.** Beim Myastheniker können aber auch die oropharyngealen Schutzreflexe deutlich abgeschwächt sein; dies führt zu einer erhöhten Aspirationsgefahr.

   d. **Falsch.** Benzodiazepine haben zentrale muskelrelaxierende Eigenschaften. Sie können bei normaler Dosierung die Muskelschwäche akut verschlimmern, und ihre Gabe muss damit in deutlich reduzierter Dosis erfolgen.

   e. **Richtig.** Die Gabe von Aminoglykosiden kann zu einer Exazerbation der myasthenischen Muskelschwäche führen. Es werden unterschiedliche Wirkmechanismen sowohl prä- als auch postjunktional diskutiert.

❓ **246 Beim Patienten mit M. Parkinson:**

   a. darf Succinylcholin nicht angewendet werden.

   b. ist die kardiale Arrhythmiebereitschaft erhöht.

   c. ist das intravasale Volumen häufig erhöht.

   d. sollte Levodopa auch am Operationstag gegeben werden.

   e. ist die Anwendung von Diphenhydramin zur Emesisprophylaxe problemlos möglich.

✅ **Antworten**

   a. **Falsch.** Sowohl depolarisierende als auch nichtdepolarisierende Muskelrelaxanzien können bei M. Parkinson eingesetzt werden. Ein Fallbericht über die Entwicklung einer Hyperkaliämie nach Gabe von Succinylcholin konnte durch andere nicht bestätigt werden.

b. **Richtig.** Dopamin selbst passiert die Blut-Hirn-Schranke nicht; aus diesem Grund wird der ZNS-gängige Dopaminpräkursor Levodopa eingesetzt, der intrazerebral durch Dekarboxilierung in Dopamin umgewandelt wird. Die Dekarboxilierung von Levodopa erfolgt aber nicht ausschließlich zerebral, sondern auch peripher, sodass die im Blut zirkulierende Dopaminmenge erhöht und die kardiale Arrhythmiebereitschaft gesteigert ist.

c. **Falsch.** Das intravasale Volumen ist häufig erniedrigt, da Dopamin den renalen Blutfluss und die Natriumausscheidung steigert.

d. **Richtig.** Die Halbwertszeit von Levodopa liegt bei nur 6 h. Aus diesem Grund sollte die Levodopatherapie nicht unterbrochen werden.

e. **Richtig.** Diphenhydramin ist als Antiemetikum bei Parkinson-Patienten gut geeignet, da es im Unterschied zu DHBP und Metoclopramid keine antidopaminerge Nebenwirkung besitzt.

? 247 Folgende Beziehungen zwischen Dermatom und anatomischer Landmarke sind richtig:

a. Dermatom Th4 = Mammille
b. Dermatom L1 = Area inguinalis
c. Dermatom S1 = Ferse
d. Dermatom Th6 = Xiphoid
e. Dermatom Th10 = Umbilicus

✓ Antworten

a. **Richtig.** Die Kenntnis der Dermatome ist notwendig, um die Ausbreitung eines rückenmarknahen Anästhesieverfahrens überprüfen zu können. Die vorliegenden Angaben sind alle richtig.

b. **Richtig.** Siehe Antwort a.
c. **Richtig.** Siehe Antwort a.
d. **Richtig.** Siehe Antwort a.
e. **Richtig.** Siehe Antwort a.

? 248 Folgende Aussagen zum postspinalen Kopfschmerz sind richtig:

a. Der postspinale Kopfschmerz ist lageunabhängig.
b. Die Inzidenz des postspinalen Kopfschmerzes wird durch das Einhalten einer 24-stündigen Rückenlage post punctionem deutlich gemindert.
c. Der postspinale Kopfschmerz tritt in der Regel in den ersten 24 h nach Spinalanästhesie auf.

   d. Der postspinale Kopfschmerz hält gewöhnlich nicht länger als 24 h an.

   e. Der postspinale Kopfschmerz spricht bevorzugt auf die Gabe von Acetylsalicylsäure an.

✅ **Antworten**

   a. **Falsch.** Der postspinale Kopfschmerz verstärkt sich im Sitzen oder Stehen; im Liegen hingegen wird er schwächer oder verschwindet ganz.

   b. **Falsch.** Die postpunktionelle Flachlagerung hat keinen protektiven Effekt.

   c. **Falsch.** Der postspinale Kopfschmerz tritt gehäuft ab dem 2. Tag nach Punktion auf. Seine genaue Ursache ist nach wie vor unklar. Es besteht eine gute Korrelation zwischen dem Spinalnadelkaliber und der Häufigkeit des postspinalen Kopfschmerzes. Nach versehentlicher Duraperforation mit einer 16–18 G starken Tuohy-Nadel liegt die Kopfschmerzinzidenz bei ca. 85 %; bei Punktion des Subarachnoidalraumes mit einer 26-G-Nadel sinkt die Inzidenz auf etwa 1 %. Auch die Spinalnadelform ist von einer gewissen Bedeutung; werden Spinalnadeln mit konischer Spitze (»pencil point«) verwendet, ist die Kopfschmerzinzidenz ebenfalls geringer als bei Verwendung gleichkalibriger Nadeln mit nicht konischem Schliff. Auch das Alter des Patienten ist von Bedeutung: Je jünger der Patient, desto größer die Inzidenz.

   d. **Falsch.** Der postspinale Kopfschmerz tritt häufig okkzipital oder frontal betont auf und ist in der Regel sehr hartnäckig (über Tage bis Wochen).

   e. **Falsch.** Der postspinale Kopfschmerz spricht auf alle nichtsteroidalen Analgetika (mehr oder weniger) gut an.

❓ **249 Beim Schlaganfall:**

   a. kann die Behandlung in spezialisierten Zentren Mortalität und Morbidität signifikant senken.

   b. reduziert die systemische rt-PA-Lyse in der Akutphase die Mortalität bei vertebrobasilärem Insult.

   c. muss vor Beginn einer Lysebehandlung eine Blutung als Ursache des Insultes ausgeschlossen werden.

   d. verbessert die Einlage eines Stents und/oder die Kraniotomie das neurologische Outcome.

   e. verbessert die Gabe von Hydroxiäthylstärke das neurologische Outcome.

✅ **Antworten**

a. **Richtig.** In »stroke units« ist die 10-Tage-Mortalität nach zerebralem Insult um bis zu 40 % geringer als auf Allgemeinstationen. Darüberhinaus wurden günstige Effekte der Behandlung in »stroke units« noch bis zu 18 Monate nach Insult gefunden.

b. **Richtig.** In der Schlaganfallbehandlung liegt das therapeutische Fenster bei 3 bis maximal 6 h. Wird innerhalb dieses Zeitraums bei vertebrobasilärem Insult eine Lyse durchgeführt, sinkt die Mortalität signifikant.

c. **Richtig.** Die umgehend durchgeführte CT-Untersuchung zum Ausschluss einer intrazerebralen Blutung ist unabdingbar. Darüber hinaus sollte eine »stroke unit« über ausreichende Kapazitäten in der interventionellen Radiologie verfügen (Stenteinlage, lokale Lyse).

d. **Falsch.** Aussagen über den Nutzen dieser Therapiemethoden in der Behandlung des zerebralen Insults sind noch nicht möglich. Erste Berichte sind allerdings ermutigend.

e. **Falsch.** Mehrere Studien konnten keinen positiven Effekt von HÄS gegenüber Ringer-Laktat nachweisen. Die moderne Therapie des Schlaganfalls verfolgt 3 Ziele:
   1. Wiederherstellung der Durchblutung (Lyse, Stent);
   2. Hirnprotektion (Vermeidung einer Hyperglykämie, Anwendung einer Hypothermie);
   3. Verbesserung des Perfusionsdrucks (Trepanation).

5.3 Herz-Thorax-Chirurgie

❓ **250 Beim herztransplantierten Patienten treffen folgende Aussagen zu:**

a. Die Herzfrequenz kann unter Belastung nicht zunehmen.

b. Die Herzfrequenz erhöht sich unter Gabe von Atropin weniger stark als beim innervierten Herzen.

c. Die Gabe von Noradrenalin erhöht die Herzfrequenz.

d. Die Ruheherzfrequenz wird unter β-Blockade nicht beeinflusst.

e. Die Gabe von Phenylephrin erhöht die Herzfrequenz.

✅ **Antworten**

a. **Falsch**. Das denervierte Transplantatherz reagiert nicht mehr auf indirekte nervale Stimulation. Humoral wirkende Substanzen können aber die bekannten, durch β-Rezeptoren vermittelten Effekte hervorrufen. Die Ruhefrequenz ist erhöht, da das Transplantatherz nicht mehr dem Vagotonus unterliegt. Unter Belastung steigt der Spiegel der Katecholamine, und die Herzfrequenz erhöht sich.

b. **Falsch**. Das Herz ist vagal denerviert, Atropin hat keinen Einfluss auf die Herzfrequenz.

c. **Richtig**. Noradrenalin ist ein gemischter α- und β-Agonist. Seine β-agonistische Komponente führt zu einer direkten positiven Chronotropie.

d. **Falsch**. Die Ruheherzfrequenz unterliegt der Modulation β-agonistischer Katecholamine. Eine β-Blockade führt daher zu einer Frequenzverlangsamung.

e. **Falsch**. Die Herzfrequenzverlangsamung unter Gabe von α-Agonisten ist kein direkter Rezeptoreffekt, sondern wird indirekt durch den Pressorreflex auf nervalem Wege vermittelt. Die Gabe von reinen α-Agonisten wie Phenylephrin führt daher zu einer Blutdruckzunahme ohne Veränderung der Herzfrequenz.

❓ **251   Die Stimulationsschwelle für Herzschrittmacher kann durch folgende Substanzen oder Zustände geändert werden:**

a. Hypokaliämie
b. Hyperkaliämie
c. Hypoxämie
d. Isofluran
e. Adrenalin

✅ **Antworten**

a. **Richtig**. Bei einer Hypokaliämie wird das Membranpotenzial der Herzmuskelzelle hyperpolarisiert, sodass die Stimulationsschwelle angehoben wird.

b. **Richtig**. Durch die Hyperkaliämie wird das Ruhemembranpotenzial in Richtung Depolarisation verschoben, sodass die Stimulationsschwelle herabgesetzt wird.

c. **Richtig**. Eine Hypoxie greift in die Zellhomöostase ein und beeinträchtigt verschiedene zur Aufrechterhaltung der Membranphysiologie erforderliche Vorgänge. Ein Nebeneinander von leichter und schwerer erregbaren Zellen ist dabei vorstellbar, je nach Grad der Hypoxie und Funktionsbeeinträchtigung der Na-K-Pumpe.

d.   **Falsch.** Inhalationsanästhetika sind nicht für die Veränderung der Stimulationsschwelle von Herzmuskelzellen verantwortlich zu machen.

e.   **Richtig.** Adrenalin hat, wie auch andere Katecholamine, eine positiv bathmotrope Wirkung, d. h. die Reizschwelle wird herabgesetzt.

? 252 Welche Aussagen zum Myokardinfarkt sind richtig?

a.   Beim Myokardinfarkt erreicht der Anstieg der Creatinphosphokinase (CPK) nach ca. 6 h sein Maximum.

b.   Zur Sicherung der Diagnose Myokardinfarkt sollte immer das herzspezifische Isoenzym der Creatinphosphokinase mitbestimmt werden.

c.   Beim beatmeten und sedierten Koronarkranken ist jede unklare Arrhythmie und/oder Hypotension auf einen Myokardinfarkt verdächtig.

d.   Der Nachweis von Troponin T ist ein relativ unempfindlicher Indikator einer Myokardischämie.

e.   Beim Myokardinfarkt erreicht die Glutamat-Oxalacetat-Transaminase (GOT) am 1. Tag und die Laktatdehydrogenase (LDH) am 2. Tag ihr Maximum.

✓ Antworten

a.   **Falsch.** Der geschädigte Herzmuskel setzt in Abhängigkeit des Ausmaßes der Schädigung Enzyme (»Herzenzyme«) frei. Dabei wird das Maximum der CPK erst nach 12 h erreicht.

b.   **Richtig.** Die CPK kommt nicht nur im Herzmuskel, sondern in vielen verschiedenen Geweben (z. B. der Muskulatur) vor. Es sollte deshalb immer das herzspezifischere Isoenzym CPK-MB mitbestimmt werden. Eine Erhöhung des Isoenzyms auf mehr als 6 % der Gesamt-CPK spricht für einen Myokardinfarkt, auch wenn eine Operation oder ein Trauma vorausgegangen sind.

c.   **Richtig.** Der beatmete und sedierte Koronarkranke kann die typischen präkordialen Schmerzen (z. B. Vernichtungsschmerz mit Ausstrahlung in den Kiefer und/oder den Arm) natürlich nicht äußern. Daher gilt, dass jede unklare Arrhythmie und/oder Hypotension auf einen Myokardinfarkt verdächtig ist.

d.   **Falsch.** Das kardiale Protein Troponin T ist ein hochempfindlicher Indikator einer Myokardischämie (Sensitivität und Spezifität >90 %). Es erreicht schon innerhalb von 6 h nach Symptombeginn sein Maximum.

e.   **Richtig.** Die Enzymspiegel erreichen ihre Maxima wie folgt: Troponin T ca. 6 h, CPK/CPK-MB etwa 12 h, GOT etwa 24 h und LDH etwa 48 h nach Symptombeginn.

❓ 253 Die Koronarperfusion ist unter den folgenden Bedingungen erhöht:

a.   bei erhöhter linksventrikulärer Nachlast
b.   bei Tachykardie
c.   bei Hypokapnie (pCO_2 = 20 mmHg)
d.   bei erhöhtem linksventrikulärem enddiastolischem Druck (LVEDP)
e.   bei erhöhtem diastolischem Blutdruck

✅ Antworten

a.   **Falsch.** Bei erhöhter Nachlast sinkt die Koronarperfusion Mit Zunahme der linksventrikulären Nachlast steigt der intraventrikuläre Druck in der Systole an, und der Perfusionsdruck fällt ab. Dies reduziert die ohnehin nur geringe Koronarperfusion während der Systole noch weiter.
b.   **Falsch.** Eine Tachykardie verkürzt die relative Dauer der Diastole, während derer überwiegend die Koronarperfusion des linken Herzens stattfindet.
c.   **Falsch.** Bei ausgeprägter Hypokapnie kommt es zu einer Konstriktion der Koronargefäße und damit zu einer Perfusionsminderung.
d.   **Falsch.** Je höher der enddiastolische Ventrikeldruck ist, desto geringer wird die koronare Perfusion.
e.   **Richtig.** Durch eine Erhöhung des diastolischen Drucks steigt auch der MAP. Die Koronarperfusion wird dadurch erhöht. Der myokardiale Perfusionsdruck (MPP) ist durch folgende Beziehung gegeben: MPP = MAP−LVEDP. Entsprechend verändert sich näherungsweise die Koronarperfusion.

❓ 254 Beim Gesunden wird die Nachlast des linken Ventrikels:

a.   hauptsächlich durch die Aortenklappe bestimmt.
b.   hauptsächlich durch die Dehnbarkeit der großen Schlagadern bestimmt.
c.   am besten durch den arteriellen Mitteldruck wiedergegeben.
d.   durch Vasodilatatoren herabgesetzt.
e.   durch Vasokonstriktoren erhöht.

Antworten

a. **Falsch.** Der Widerstand, den die Aortenklappe dem Blutstrom entgegensetzt, ist Teil der Nachlast des linken Ventrikels, aber nicht deren Hauptdeterminante.

b. **Falsch.** Die Dehnbarkeit der großen Arterien ist Teil der Nachlast des linken Ventrikels, aber nicht deren Hauptdeterminante.

c. **Falsch.** Auch der mittlere arterielle Druck ist Teil der Nachlast des linken Ventrikels. Die Nachlast ist definiert als die Wandspannung des Myokards während der Systole und bezeichnet die Kraft, die der Muskelfaserverkürzung des Myokards entgegensteht (linksventrikuläre endsystolische Wandspannung). Die Größe Nachlast ist komplex, da sie von vielen Faktoren abhängig ist: der Größe und Form des Ventrikels, der Myokarddicke, dem Ventrikelradius, der Aortenimpedanz, der Blutviskosität und dem Blutvolumen in der Aorta. Die beste klinisch nutzbare Abschätzung der Nachlast des linken Ventrikels ist die Berechnung des systemischen Gefäßwiderstands (TPR). Die Formel ist TPR = MAP−ZVD/ HZV×80.

d. **Richtig.** Vasodilatatoren, wie z. B. Phentolamin, senken die Nachlast.

e. **Richtig.** Vasokonstriktoren, wie z. B. Noradrenalin, erhöhen die Nachlast.

? 255 Der myokardiale O_2-Bedarf ist erhöht:

a. bei Tachykardie

b. bei erniedrigter Vorlast (Preload)

c. bei erhöhter Nachlast (Afterload)

d. bei erhöhter Kontraktilität

e. bei erhöhter ventrikulärer Wandspannung

Antworten

a. **Richtig.** Eine höhere Herzfrequenz ist mit einem höheren O_2-Bedarf verknüpft. Dabei ist eine Tachykardie für das Herz besonders belastend, da einerseits der O_2-Bedarf durch die Tachykardie erhöht wird und andererseits die Koronarperfusion durch die Verkürzung der Diastole reduziert wird.

b. **Falsch.** Bei erniedrigter Vorlast sinkt die Vordehnung der Myokardfasern, die Herzarbeit sinkt und damit auch der O_2-Bedarf. Eine erhöhte Vorlast erhöht den O_2-Bedarf.

c. **Richtig.** Eine erhöhte Nachlast erhöht die Herzarbeit und damit den O_2-Bedarf. Wenn der systemische Gefäßwiderstand ansteigt, muss das

Herz mehr (Druck)arbeit leisten, um das gleiche Schlagvolumen gegen den erhöhten Widerstand in den Kreislauf auszuwerfen, wozu mehr Sauerstoff notwendig ist.

d. **Richtig.** Eine erhöhte Kontraktilität ist gleichbedeutend mit einer erhöhten Herzleistung, welche zu einem erhöhten O_2-Bedarf führt.

e. **Richtig.** Ein steifer Ventrikel muss mehr Arbeit zum Auswurf eines gegebenen Schlagvolumens leisten als ein elastischer, er benötigt zu diesem Mehr an Arbeit auch mehr Sauerstoff.

? 256 Die i.v.-Gabe von Kalzium kann:

a. den Gefäßtonus erniedrigen.
b. nach Operationen mit der Herz-Lungen-Maschine notwendig sein.
c. die Kontraktilität des Herzens steigern.
d. die Automatiebereitschaft des Herzens erhöhen.
e. bei digitalisierten Patienten deletäre Auswirkungen haben.

✓ Antworten

a. **Falsch.** Die Gabe von Kalzium führt zu einem Anstieg des Gefäßtonus.
b. **Richtig.** Eine Hypokalzämie ist nach Herzoperationen mit kardiopulmo-nalem Bypass häufig zu beobachten.
c. **Richtig.** Kalzium wirkt positiv inotrop.
d. **Richtig.** Eine Kalziumgabe kann über eine Verkürzung der Phase 4 (langsame diastolische Depolarisation), im EKG an einer Verkürzung der QT-Zeit erkenntlich, die Automatiebereitschaft der Herzmuskelzellen erhöhen.
e. **Richtig.** Bei digitalisierten Patienten kann eine durch i.v.-Gabe von Kalzium bedingte Kalziumüberflutung der Myokardzellen zu einer Abnahme der Ventrikelcompliance und zu einem akuten Herzversagen führen (Kontraktur = »stone heart«).

? 257 Die folgenden Aussagen zur Herz-Kreislauf-Funktion treffen zu:

a. Hauptdeterminante des Schlagvolumens ist die Kontraktilität.
b. Eine Reduktion der Blutviskosität führt zu einer Abnahme der Nachlast.
c. Eine Anämie kann teilweise durch eine Steigerung des Herzzeitvolu-mens kompensiert werden.
d. Eine ungenügende Relaxation des Ventrikels in der Diastole kann zu einem Herzversagen führen.
e. Ein hypertrophierter Ventrikel ist für eine Ischämie besonders anfällig.

Antworten

a. **Falsch.** Die Hauptdeterminanten der Größe des Schlagvolumens (SV) sind die Vorlast, die Kontraktilität und die Nachlast. Das Produkt aus SV und Herzfrequenz bestimmt das Herzzeitvolumen (HZV).

b. **Richtig.** Die Nachlast wird durch einen Abfall der Blutviskosität geringer, da der Strömungswiderstand in den Arterien abnimmt.

c. **Richtig.** Der Gesunde kann den erniedrigten O_2-Gehalt des arteriellen Blutes durch eine Erhöhung des HZV ausgleichen. Eine einfache Überlegung zeigt, dass hierbei erhebliche Anämien toleriert werden können. Die Voraussetzung dabei ist die Aufrechterhaltung einer Euvolämie mittels Plasmaersatzstoffen und Kristalloiden. Das HZV kann ca. um das 5-fache gesteigert werden. Daher kann ein Hämoglobinabfall auf 1/5 (Hb = 3,5 mg/dl) ausgeglichen werden. Dies ist in einigen Fallberichten über Blutungsanämien bei Zeugen Jehovas bestätigt worden. Die Frage nach einer sicheren Grenze (kritischer Hämatokrit) des Abfalls der Hämoglobinkonzentration ist dagegen schwieriger zu beantworten und Gegenstand zahlreicher Diskussionen.

d. **Richtig.** Bekannt ist das Herzversagen als systolisches Pumpversagen. Daneben kommt einem zweiten Mechanismus des Herzversagens eine große Bedeutung zu. Dies ist das diastolische Herzversagen, das eine Dysfunktion aufgrund einer gestörten Relaxation des Ventrikels in der Diastole beschreibt.

e. **Richtig.** Die Myokardhypertrophie führt zu einer Erhöhung der Wandspannung der subendokardialen Myokardschichten und erhöht damit den O_2-Bedarf des Herzens und auch die Anfälligkeit für Ischämien.

258 Bei einer langjährig bestehenden chronisch obstruktiven Bronchitis (COLD) sind folgende Veränderungen typisch:

a. Zunahme der Vitalkapazität
b. Vergrößerung des inspiratorischen Reservevolumens
c. Vergrößerung der funktionellen Residualkapazität (FRC)
d. Zunahme des Residualvolumens
e. Verminderung der Totalkapazität

Antworten

a. **Falsch.** Die Vitalkapazität ist das Volumen, das nach maximaler Inspiration maximal ausgeatmet werden kann. Sie ist bei einer COLD erniedrigt.

b. **Falsch.** Das inspiratorische Reservevolumen ist bei COLD verringert, da der Patient aufgrund seiner Exspirationsbehinderung nicht von einer Mittelstellung aus einatmet, sondern von einer relativen Inspirationsstellung.

c. **Richtig.** Bei COLD ist die FRC aufgrund der chronischen Exspirationsbehinderung (»air trapping«) erhöht.

d. **Richtig.** Die chronische Exspirationsbehinderung führt auch zu einem Anstieg des Residualvolumens.

e. **Falsch.** Chronisch obstruktive Ventilationsstörungen führen zu einer Lungenüberblähung, also einer Zunahme der Totalkapazität (»Fassthorax«).

? **259 Ein zentraler Venendruck (ZVD) von 20 mmHg ist vereinbar mit der Diagnose:**

a. Volumenmangel
b. Linksherzinsuffizienz
c. Rechtsherzinsuffizienz
d. Überinfusion
e. Lungenembolie

✓ Antworten

a. **Falsch.** Der obere Normwert für den ZVD liegt bei etwa 8–12 mmHg; er ist im Beispiel also deutlich erhöht. Ein erhöhter ZVD kommt bei Rechtsherzinsuffizienz, Überinfusion oder auch bei der Lungenembolie vor. Bei Hypovolämie ist er erniedrigt.

b. **Richtig.** Wenn die Linksherzinsuffizienz im Gefolge zu einer Rechtsherzinsuffizienz führt, ist der ZVD erhöht. Ein Anstieg des pulmonalkapillären Verschlussdrucks ist für das Linksherzversagen typisch.

c. **Richtig.** Siehe Antwort a.

d. **Richtig.** Siehe Antwort a.

e. **Richtig.** Siehe Antwort a.

? **260 Für die Anästhesie bei Patienten mit Aortenklappenstenose (AKS) gilt:**

a. Eine Tachykardie ist zu vermeiden.
b. Barbiturate sind als Induktionshypnotika gut geeignet.
c. Ein Blutdruckabfall sollte mit Adrenalin therapiert werden.
d. Ein Vorhofflimmern lässt das HZV nicht abfallen.
e. Eine Bradykardie ist zu vermeiden.

✔ Antworten

a. **Richtig.** Herzfrequenzen (HR) >100/min führen zu einer relativen Abnahme der Diastolendauer und vermindern zum einen die Ventrikelfüllung und damit das SV, zum anderen erhöhen sie die Ischämiewahrscheinlichkeit des Myokards durch eine Abnahme der Koronarperfusion. Tachykardien sollten daher vermieden werden.

b. **Falsch.** Barbiturate haben eine negativ inotrope Wirkung und vermindern den systemischen Widerstand (TPR) und damit den mittleren arteriellen Blutdruck (MAP). Die Myokarddurchblutung ist bei AKS kritisch eingeschränkt. Zum einen besteht eine Myokardhypertrophie und zum anderen ist der myokardiale Perfusionsdruck (MPP) vermindert (MPP=MAP–LVEDP). Daher muss besonders auch darauf geachtet werden, den MAP bei der Narkoseinduktion nicht abfallen zu lassen.

c. **Falsch.** Auch die fraktionierte Gabe von Suprarenin führt zu Tachykardien und sollte deshalb zugunsten von Noradrenalin oder Phenylephrin nicht eingesetzt werden, um den MAP anzuheben. Die Vorlast sollte auf hochnormale Werte eingestellt werden, d. h. eine adäquate Volumentherapie zur optimalen Füllung des linken Ventrikels mit seiner erniedrigten Compliance ist für die Behandlung der arteriellen Hypotonie ebenso wichtig.

d. **Falsch.** Bei der AKS sind bis zu 40 % der Ventrikelfüllung von der intakten Vorhofkontraktion abhängig. Akut auftretende supraventrikuläre Herzrythmusstörungen oder Vorhofflimmern müssen daher behandelt werden, um das SV aufrechtzuerhalten.

e. **Richtig.** Eine Bradykardie ist genauso zu vermeiden wie eine Tachykardie. Die Begründung liegt darin, dass das HZV, bei relativ fixiertem SV, hauptsächlich von der Herzfrequenz abhängt und eine Bradykardie zu einem Abfall des HZV und des MAP führt, was sich wiederum negativ auf die Myokarddurchblutung auswirkt. Angestrebt wird eine Herzfrequenz von etwa 70–90/min.

❓ 261 Für die Anästhesie bei Patienten mit Aortenklappeninsuffizienz (AKI) gilt:

a. Eine akute Bradykardie wird gut toleriert.

b. Ein leicht erhöhter systemischer vaskulärer Widerstand ist hämodynamisch günstig.

c. Das effektive HZV ist immer vermindert.

d. Der Pulsdruck ist drastisch vermindert.

e. Die linksventrikuläre Ventrikelcompliance ist erhöht.

✅ **Antworten**

a. **Falsch.** Bei Bradykardie verlängert sich die Diastole relativ mehr als die Systole. Dies führt zu einem erhöhten Regurgitationsvolumen in der Diastole. Eine Bradykardie kann eine deletäre Wirkung auf die Ventrikelfunktion haben, da nun ein erhöhtes enddiastolisches Volumen den Ventrikel überdehnt und so insuffizient machen kann. Eine mäßige Tachykardie ist daher zur Verkleinerung des Regurgitationsvolumens hämodynamisch günstiger.

b. **Falsch.** Auch eine Nachlasterhöhung führt zu einem erhöhten Regurgitationsvolumen. Günstiger ist eine mäßige periphere Vasodilatation, die durch Senkung der Nachlast das Regurgitationsvolumen verringert.

c. **Falsch.** Das effektive HZV (HZV, das dem Systemkreislauf zur Verfügung steht) ist bei einer chronischen AKI bis zum Stadium NYHA III normal. Es kommt zu einer exzentrischen Ventrikelhypertrophie, die das anfallende erhöhte linksventrikuläre enddiastolische Volumen (LVEDV) ohne deutliche Steigerung des enddiastolischen Drucks (LVEDP) kompensieren kann. Im Gegensatz dazu fällt bei einer akuten AKI (meist septischer Genese) oft das effektive HZV so weit ab, dass ein kardiogener Schock besteht.

d. **Falsch.** Der Pulsdruck (Blutdruckamplitude) ist aufgrund des niedrigen diastolischen arteriellen Blutdrucks im Gegenteil stark erhöht.

e. **Richtig.** Im Gegensatz zu einer AKS ist bei einer AKI die linksventrikuläre Compliance erhöht. Dies bedeutet, dass große Veränderungen des LVEDV ohne deutlichen Anstieg des LVEDP aufreten können. Eine Einschätzung der Kontraktilität ist daher bei teilweise massiv dilatierten Ventrikeln mittels hämodynamischer Parameter schwierig (fehlender Anstieg des PCWP).

❓ **262 Zur Anästhesie von Patienten mit Mitralklappenstenose (MKS) gilt:**

a. Atropin sollte möglichst vermieden werden.

b. Es besteht meist ein pulmonalarterieller Hypertonus.

c. Eine Verminderung des totalen peripheren Widerstands (TPR) vergrößert das HZV.

d. Eine vorsichtige Volumensubstitution ist bei arterieller Hypotonie ratsam.

e. Der PCWP reflektiert den LAP zuverlässig.

✅ **Antworten**

a. **Richtig.** Die Füllung des linken Ventrikels ist von einer ausreichend langen Diastolendauer und einer adäquaten Füllung durch die Vorhof-kontraktion abhängig. Da eine Tachykardie die relative Diastolenzeit verkürzt, kann bei einer Tachykardie (Gabe von Atropin) der linke Ventri-kel nicht ausreichend gefüllt werden, und das SV fällt konsekutiv ab.

b. **Richtig.** Aufgrund der MKS besteht eine Erhöhung des linken Vorhof-drucks, der auf die pulmonale Strombahn fortgeleitet wird und so zu einer Erhöhung des pulmonalarteriellen Drucks führt. Gleichzeitig ist aber das LVEDV klein. Es kommt so zu der prima vista paradoxen Situation eines hydrostatischen Lungenödems bei kleinem linkem Ventrikel.

c. **Falsch.** Eine Verminderung des TPR führt im Gegensatz zu einer AKI, nicht zu einer Erhöhung des HZV. Der linke Ventrikel hat ein geringes LVEDV, das sein SV einschränkt. Eine Verminderung der Nachlast des linken Ventrikels hat daher keine Verbesserung des HZV zur Folge und senkt den arteriellen Blutdruck.

d. **Richtig.** Der linke Ventrikel ist bei einer MKS nicht gut gefüllt. Eine vorsichtige Volumensubstitution kann zu einer verbesserten Füllung des linken Ventrikels, einem verbesserten SV und damit einem höheren MAP führen. Die Gabe von reinen Vasokonstriktoren ist mit der Gefahr einer zusätzlichen Erhöhung des Afterloads des rechten Herzens verbunden und sorgfältig abzuwägen. Eine gleichzeitige Therapie mit α- und β-Agonisten scheint daher am besten geeignet zu sein, eine arterielle Hypotonie zu bekämpfen.

e. **Richtig.** Auch bei einer MKS reflektiert der PCWP den LAP, allerdings gilt nicht mehr, dass auf den LVEDV geschlossen werden kann.

❓ **263 Welche der folgenden Aussagen treffen auf die »hibernation« des Myokards bei Ischämie zu?**

a. Der Begriff »hibernation« beschreibt die Reduktion der myokardialen Kontraktilität als Anpassung an eine reduzierte Koronardurchblutung.

b. »hibernation« ist nur für einen relativ kurzen Zeitraum möglich.

c. Nach »hibernation« kann sich die myokardiale Kontraktilität komplett erholen.

d. Langfristige »hibernation« der Myozyten geht mit morphologischen Veränderungen einher.

e. Eine adäquate Reperfusion führt zur Beendigung der »hibernation«.

✅ **Antworten**

a. **Richtig.** Im Gegensatz zum »stunning« ist die »hibernation« ein endogener, protektiver Mechanismus gegenüber der Ischämie. Durch die »hibernation« wird die Vitalität des Myokards langfristig erhalten.

b. **Falsch.** Es ist sowohl eine kurzzeitige als auch eine langandauernde (chronische) »hibernation« der Myozyten möglich.

c. **Richtig.** Das Phänomen der »hibernation« wurde erstmalig von Rahimtoola 1988 beschrieben. Er stellte fest, dass sich die chronische linksventrikuläre Dysfunktion nach erfolgreicher Bypasschirurgie wieder erholen kann.

d. **Richtig.** Beim chronisch hibernierenden Myokard kommt es zu morphologischen Veränderungen (Myofibrillenaplasie und Fibrose).

e. **Richtig.** Auch nach langfristiger »hibernation« erholt sich die Myokardkontraktilität relativ zuverlässig, sobald wieder eine ausreichende Perfusion vorliegt.

❓ **264 Die intraoperative transösophageale Echokardiographie (TEE):**

a. erfordert zur effektiven Nutzung ein hohes Maß an Erfahrung seitens des Anwenders.

b. ist in der Detektion einer Myokardischämie dem EKG überlegen.

c. ist das sensitivste Monitoringverfahren zur Detektion intrakardialer Luft.

d. ist bei Vorliegen eines Vorhofmyxoms absolut kontraindiziert.

e. ist bei Beachtung der Kontraindikationen ohne gravierende Komplikationen für den Patienten.

✅ **Antworten**

a. **Richtig.** Eine »Gelegenheitsechokardiographie« ist nicht möglich. Diese Tatsache hat in vielen Ländern zur Einführung von Standards und Zertifizierungen in der Echokardiographie geführt. In Deutschland wird nach den Richtlinien der DGAI zur Zertifizierung »TEE« gefordert, dass ein 40-stündiger Kurs an einer Weiterbildungsstätte abgeleistet wird und 200 TEE-Untersuchungen durchgeführt werden. Zusätzlich muss noch eine mündliche Prüfung bestanden werden.

b. **Richtig.** Ventrikelwandbewegungsstörungen sind sensitive und spezifische Zeichen einer Myokardischämie bei der TEE-Untersuchung. Sie werden durch den geübten Untersucher zuverlässig entdeckt und gehen zeitlich den ischämiebedingten EKG-Veränderungen (ST-Senkung, T-Negativierung) und den Veränderungen mit einem Monitoring mittels Pulmonalarterienkatheter (Anstieg des PCWP) voraus.

c. **Richtig.** Schon Luftmengen unter 0,5 ml werden zuverlässig entdeckt.

d. **Falsch.** Das Vorliegen eines Vorhofmyxoms mit anamnestischer Embolisation stellt eine relative Kontraindikation dar; als absolute Kontraindikationen gelten Strikturen sowie Varizen des Ösophagus oder vorangegangene Ösophaguschirurgie.

e. **Falsch.** Es wurde über folgende z. T. schwerwiegende Komplikationen berichtet: Ösophagusperforation, (passagere) Stimmbandlähmung, Blutungen sowie Auslösung von hämodynamisch relevanten Arrhythmien.

② 265 Typische Komplikationen im Rahmen der Mediastinoskopie (»mediastinal mass«) sind:

a. Unmöglichkeit der Maskenbeatmung nach Einleitung der Anästhesie

b. Entstehung eines postoperativen Stridors im Aufwachraum

c. Pneumothorax

d. Nervenschädigung

e. schwere Blutung

✓ Antworten

a. **Richtig.** Patienten mit Tumoren im vorderen Mediastinum (»mediastinal mass«) können für den Anästhesisten eine besondere Gefahr darstellen. Nach Einleitung der Narkose besonders in Zusammenhang mit der Wirkung von Muskelrelaxanzien kann es aufgrund der Veränderung der Atemwegsmechanik zur kompletten Verlegung des Luftwegs mit Unmöglichkeit der Maskenbeatmung kommen. Vor Einleitung einer Anästhesie müssen Informationen über die Ausdehnung des Tumors (CT, MRT) vorliegen, um sich ein Bild von der Lokalisation des Tumors in Relation zu den großen Gefäßen und der Trachea machen zu können (V.-cava-Kompression, Trachealverlagerungen und -einengungen, kardiale Kompression).

b. **Richtig.** Auch nach problemfreier Anästhesie muss mit einer verzögert auftretenden Atemwegsverlegung (Ödem) gerechnet werden. Eine ausreichend lange Überwachung des Patienten im Aufwachraum ist obligatorisch.

c. **Richtig.** Im Rahmen einer Mediastinoskopie kommt es nicht selten zu einer Verletzung der verdrängten Lunge mit Ausbildung eines Pneumothorax.

d. **Richtig.** Schädigungen des N. recurrens, des sympathischen Grenzstrangs und des N. phrenicus sind typisch.

e. **Richtig.** Die schwere Blutung, ausgelöst durch die Verletzung ver-
drängter Gefäße, ist häufig im Rahmen einer Mediastinoskopie, und
entsprechende Vorbereitungen sollten getroffen sein.

266 Für die Anwendung von Doppellumentuben gilt:

a. Ein linksseitiger Doppellumentubus ist schwerer zu platzieren als ein
rechtsseitiger Tubus.
b. Eine bronchopleurale Fistel stellt eine Indikation für die Anwendung
eines Doppellumentubus dar.
c. Ein Doppellumentubus kann nicht über ein Tracheostoma eingeführt
werden.
d. Beim Vorliegen eines »vollen Magens« ist der Einsatz eines Doppellumentubus relativ kontraindiziert.
e. Die Lagekontrolle eines Doppellumentubus gelingt in etwa 70 % der
Fälle durch Inspektion und Auskultation des Thorax.

Antworten

a. **Falsch.** Der rechtsseitige Tubus verlegt sehr leicht den Abgang zum
rechten Lungenoberlappen. Aus diesem Grund wird bis auf Sonderfälle
(rechtsseitiger Lungenabszess) der Einsatz von linksseitigen Tuben
empfohlen.
b. **Richtig.** Dies ist eine klassische Indikation für den Einsatz eines Doppellumentubus. Andere Indikationen sind z. B. Isolierung einer Lungenhälfte
bei Blutung oder Notwendigkeit der einseitigen bronchopulmonalen
Lavage.
c. **Falsch.** Die erfolgreiche Platzierung eines Doppellumentubus über ein
Tracheostroma ist möglich. Besser geeignet sind speziell für diesen
Zweck hergestellte doppellumige blockbare Trachealkanülen.
d. **Richtig.** Die Platzierung eines Doppellumentubus ist in der Regel
schwieriger und zeitaufwendiger als die eines konventionellen Tubus.
e. **Falsch.** Nur etwa 30 % der unter Auskultationskontrolle platzierten
Tuben liegen richtig, dies unterstreicht die Notwendigkeit der bron-
choskopischen Lagekontrolle.

267 Bei der Anästhesie eines Patienten mit M. Fallot:

a. ist eine Senkung des peripheren Widerstands (TPR) nützlich.
b. ist Propofol zur Narkoseeinleitung gut geeignet.
c. ist eine Senkung des pulmonalvaskulären Widerstands (PVR) sinnvoll.

d. muss mit einer erhöhten Gerinnungsbereitschaft gerechnet werden.

e. wird die Oxigenierung durch die Anwendung eines PEEP verbessert.

✅ **Antworten**

a. **Falsch.** Der M. Fallot ist ein Beispiel für einen zyanotischen Herzfehler mit ausgeprägtem Rechts-links-Shunt. Es liegt eine Pulmonalklappen-stenose und eine Rechtsherzhypertrophie vor sowie eine über einem Ventikelseptumdefekt abgehende (»reitende«) Aorta. Die massive Auswurfbehinderung des rechten Ventrikels reduziert die Lungendurch-blutung und führt gleichzeitig zu einem Übertritt desoxigenierten Blutes in die linke Herzkammer und in den Systemkreislauf. Eine Ernied-rigung des peripheren Widerstands reduziert den linksventrikulären Druck und erhöht die Shuntfraktion. Somit ist eine zentrale Zielgröße während der Anästhesie die Vermeidung einer arteriellen Hypotension und der Erhalt des systemischen Gefäßwiderstands.

b. **Falsch.** Propofol ist negativ inotrop und führt zu arterieller Hypotension und Erniedrigung des systemischen Gefäßwiderstands. Dies ist (s. Ant-wort a) mit einer Erhöhung des Rechts-links-Shunts verbunden. Propofol eignet sich daher nicht zur Narkoseeinleitung. Im Schrifttum wird vielfach die Einleitung mit Ketamin empfohlen, da Ketamin den TPR erhält bzw. leicht erhöht. Nachteilig ist jedoch die gleichzeitige Erhöhung des PVR, der die Auswurfbehinderung des rechten Ventrikels weiter erhöht. Etomidat hat keinen Einfluss auf PVR oder TPR und bietet sich somit zur Narkoseinduktion an.

c. **Richtig.** Grundsätzlich reduziert eine Senkung des PVR die Auswurf-behinderung des rechten Ventrikels und führt zu einer Verbesserung der Lungenperfusion und damit der Oxigenierung. In der Praxis ist es oft schwierig, den PVR ohne gleichzeitige Senkung des TPR zu erniedrigen. Ziel ist es daher, eine iatrogene Erhöhung des PVR zu vermeiden.

d. **Falsch.** Die Gerinnungsfähigkeit des Blutes ist beim M. Fallot nicht selten erniedrigt. Es wird u. a. postuliert, dass die durch die chronische Hypox-ämie bedingte Polyzythämie zu einer Behinderung der Thrombozyten-bildung und/oder Thrombozytenreifung führt. Es wird auch das Vorliegen einer generalisierten Mikroangiopathie mit erhöhter Kapillar-fragilität diskutiert.

e. **Falsch.** Ein PEEP führt zu einer Erhöhung der rechtsventrikulären Nach-last und reduziert die ohnehin eingeschränkte Lungenperfusion noch weiter. Sinnvoll ist die Applikation reinen Sauerstoffs, welche zwar den anatomisch bedingten Shunt nicht zu reduzieren vermag, aber den physikalisch gelösten O_2-Anteil des Blutes erhöht und darüber die Oxigenierung verbessert.

? **268 Systemisch wirksame Vasodilatatoren sind ungünstig bei:**

a. Aortenstenose
b. Fallot-Tetralogie
c. Rechtsherzinsuffizienz
d. Linksherzinsuffizienz
e. Pulmonalstenose

✓ Antworten

a. **Richtig.** Wird der diastolische Druck gesenkt, kommt es zu einer Minderdurchblutung des linksventrikulären Myokards. Aufgrund des stenosebedingten erhöhten intraventrikulären Drucks werden auch erhöhte diastolische Drücke zur Durchblutung benötigt.

b. **Richtig.** Bei der Fallot-Tetralogie handelt es sich um ein zyanotisches Herzvitium mit Pulmonalstenose (infundibulär oder valvulär), Ventrikelseptumdefekt (VSD) und RV-Hypertrophie bei über dem VSD »reitender« Aorta. Jede Senkung des systemischen Widerstands vergrößert dabei das Shuntvolumen.

c. **Falsch.** In der Regel besteht bei Rechtsherzinsuffizienz aufgrund eines »Rückwärtsversagens« eine Erhöhung des enddiastolischen Drucks mit der Gefahr der Überdehnung der Myofibrillen. Es kommt zu einer Rechtsverlagerung der Frank-Starling-Kurve. Vasodilatatoren können unter Umständen über eine Verminderung des Preload die Herzinsuffizienz rekompensieren.

d. **Falsch.** Eine moderate Senkung des Afterloads durch Vasodilatatoren kann evtl. zu einem höheren HZV führen.

e. **Richtig.** Der rechte Ventrikel muss einen erhöhten Druck aufbringen, um das Blut auszuwerfen. Dies kann dazu führen, dass der rechtsventrikuläre Druck den diastolischen Druck übersteigt und die normalerweise kontinuierliche Durchblutung in der Diastole vermindert bzw. gestoppt wird. Dies kann der rechte Ventrikel aber nur schlecht kompensieren. Daher sollte bei einem erhöhten pumonalen Widerstand der systemische (diastolische) Druck angehoben werden.

5.4 Kinderanästhesie

? **269 Folgende Aussagen zur Anästhesie bei Neugeborenen treffen zu:**

a. Beim Neugeborenen ist eine Hyperglykämie gefährlicher als eine Hypoglykämie.

b. Der systolische Blutdruck des Neugeborenen beträgt etwa 90 mmHg.

c. Das Blutvolumen des Säuglings liegt bei etwa 85 ml/kgKG.

d. Der Hämoglobingehalt des Neugeborenen liegt bei 14 bei 16 g/dl.

e. Beim Neugeborenen ist der Anteil des Gesamtkörperwassers größer als beim Erwachsenen.

✓ **Antworten**

a. **Falsch.** Die Gefahr einer persistierenden ZNS-Schädigung ist besonders bei prolongierter Hypoglykämie gegeben. Eine Hyperglykämie ist im Vergleich hierzu weniger gefährlich, sollte aber entsprechend therapiert werden.

b. **Falsch.** Der systolische Blutdruck des Neugeborenen liegt bei etwa 70 mmHg.

c. **Richtig.** Ein ca. 3 kg schweres Neugeborenes hat ein Blutvolumen von etwa 255 ml.

d. **Falsch.** Der Hämoglobingehalt liegt bei etwa 18–20 g/dl. Es handelt sich um fetales Hämoglobin, dessen O_2-Affinität im Vergleich zu adultem Hämoglobin erhöht ist.

e. **Richtig.** Der Wasseranteil am Gesamtkörpergewicht liegt bei etwa 75 % (Erwachsener ca. 60 %).

? **270 Beim Säugling:**

a. ist die funktionelle Residualkapazität relativ größer als beim Erwachsenen.

b. ist die Verschlusskapazität kleiner als die funktionelle Residualkapazität.

c. ist durch Auskultation eine Abschätzung des Volumenstatus möglich.

d. ist der Anteil der Totraumventilation [ml/kgKG] so groß wie beim Erwachsenen.

e. ist die glomeruläre Filtrationsrate (GFR) sowie der renale Blutfluss – bezogen auf die Körperoberfläche – vergleichbar mit der des Erwachsenen.

✅ **Antworten**

a. **Falsch.** Die funktionelle Residualkapazität ist beim Säugling sogar etwas geringer als beim Erwachsenen. Die Gefahr einer Hypoxie, z. B. bei Narkoseeinleitung, ist daher erhöht, ebenso durch den 3-fach erhöhten Sauerstoffbedarf.

b. **Falsch.** Die Verschlusskapazität ist größer als die Residualkapazität, in der Folge kommt es am Ende der Exspiration zu einem Verschluss der kleineren Atemwege (Erhöhung des Shunts!)

c. **Richtig.** Bei Säuglingen und kleinen Kindern besteht eine gute Korrelation zwischen Lautstärke des 1. Herztons (Schluss der Atrioventrikularklappen) und Volumenstatus/Blutdruck.

d. **Richtig.** Die Totraumventilation ist anteilsmäßig etwa so groß wie beim Erwachsenen und liegt bei rund 30 % eines Atemhubes (= 2 ml/kgKG).

e. **Falsch.** Die glomeruläre Filtrationsrate des Neugeborenen ist mit 20 ml/min/1,73 m^2 deutlich kleiner als die des Erwachsenen. Obwohl sich GFR und RBF innerhalb der ersten Lebenswochen verdoppeln, werden – bezogen auf die Körperoberfläche – erst nach Ende des ersten Lebensjahres Erwachsenenwerte erreicht. Auch die Fähigkeit zur Harnkonzentrierung erreicht erst mit ca. 2 Jahren die Erwachsenennorm. Davor besteht ein obligater Natriumverlust, der bis zu 2 % der filtrierten Menge beträgt. Aus diesem Grund sollte die Gabe hypotoner Infusionsflüssigkeit vermieden werden, da die Ausscheidung hypotonen Urins nur sehr eingeschränkt möglich ist.

❓ **271 Beim Säugling:**

a. ist die Stoffwechselrate höher als beim Erwachsenen

b. liegt der O_2-Bedarf bei etwa 3 ml/kgKG

c. liegt die CO_2-Produktion bei etwa 3 ml/kgKG

d. ist das Tidalvolumen [ml/kgKG] so groß wie beim Erwachsenen

e. wird das Herzzeitvolumen primär durch Erhöhung der Ejektionsfraktion gesteigert

✅ **Antworten**

a. **Richtig.** Die Stoffwechselrate in Ruhe ist etwa doppelt so groß wie bei einem Erwachsenen.

b. **Falsch.** Der O_2-Bedarf ist doppelt so groß wie der des Erwachsenen: 6 ml/kgKG.

c. **Falsch.** Auch die CO_2 Produktion ist doppelt so groß wie die des Erwachsenen: etwa 5 ml/kgKG.

d. **Richtig.** Das Tidalvolumen ist mit etwa 8–10 ml/kgKG in allen Altersklassen gleich. Das alveoläre Minutenvolumen ist allerdings doppelt so
hoch wie das des Erwachsenen und wird durch eine höhere Atemfrequenz erreicht.

e. **Falsch.** Das Herzzeitvolumen des Säuglings ist in erster Linie von der
Herzfrequenz abhängig, da das Schlagvolumen nur begrenzt gesteigert
werden kann. Dies liegt an der geringeren Compliance der Ventrikel und
der geringeren Kontraktilität gegenüber der Ventrikelcompliance und
-kontraktilität des Erwachsenenherzens.

**? 272 Ein 4-jähriger Junge steht zur Revisionsoperation wegen
Nachblutung nach Tonsillektomie (TE) an. Welche Aussagen sind
richtig?**

a. Die Einleitung mit volatilen Anästhetika ist kontraindiziert.

b. Succinylcholin ist aufgrund des jugendlichen Alters (erhöhte Inzidenz
der MH im Kindesalter) kontraindiziert.

c. Es muss mit dem Vorliegen einer erheblichen Hypovolämie gerechnet
werden.

d. Die Intubation kann erschwert sein.

e. Die Extubation sollte nur im Wachzustand nach Rückkehr der Schutzreflexe erfolgen.

✓ Antworten

a. **Richtig.** Das Kind hat unweigerlich Blut geschluckt und ist daher potenziell aspirationsgefährdet. Es muss eine »rapid sequence induction« mit
Krikoiddruck und Blitzintubation erfolgen.

b. **Falsch.** Succinylcholin ist auch beim Kind das Mittel der Wahl bei der
»rapid sequence induction«.

c. **Richtig.** Die Blutverluste bei Tonsillennachblutung sind häufig hämodynamisch wirksam und machen die Volumensubstitution vor
Einleitung der Narkose notwendig.

d. **Richtig.** Blut und Koagel im Pharynx erschweren oft die Sicht auf die
Stimmritze. Ein großlumiger Absaugschlauch (am besten chirurgischer
Sauger) muss sofort verfügbar sein.

e. **Richtig.** Auch nach Beendigung der Operation besteht eine erhöhte
Inzidenz des Erbrechens und damit einer Aspirationsgefahr. Die Extubation darf erst nach Wiederkehr der Schutzreflexe erfolgen.

273 Folgende Aussagen zur Kinderanästhesie sind zutreffend:

a. Fentanyl wird in einer Dosierung von 10–20 µg/kgKG i.v. zur Einleitung gegeben.

b. Piritramid ist für die postoperative Schmerztherapie bei Kindern geeignet.

c. Acetylsalicylsäure ist für die postoperative Schmerztherapie bei Kindern geeignet.

d. Atropin wird in einer Dosierung von 0,01 mg/kgKG i.v. vor Einleitung gegeben.

e. Thiopental wird in einer Dosierung von 8 mg/kgKG i.v. zur Einleitung bei Säuglingen gegeben.

Antworten

a. **Richtig.** Alle Dosierungsangaben entsprechen Angaben in der aktuellen Literatur. Diese Dosierung wird verwendet, wenn Midazolam (Dormicum®) als Hypnotikum verabreicht wird. Verwendet man Propofol, reichen Dosierungen von 1–5 µg/KGkg aus.

b. **Richtig.** Paracetamol, Piritramid, Metamizol und Pethidin sind akzeptierte Medikamente zur postoperativen Schmerztherapie bei Kindern.

c. **Falsch.** Acetylsalicysäure ist wegen eines möglichen Reye-Syndroms (akute Hepatopathie mit Enzephalopathie) kontraindiziert.

d. **Richtig.** Siehe Antwort a.

e. **Richtig.** Siehe Antwort a.

274 Beim Säugling:

a. erfolgt das Anfluten volatiler Anästhetika schneller als beim Erwachsenen.

b. erfolgt das Abfluten volatiler Anästhetika schneller als beim Erwachsenen.

c. führt die Gabe von ca. 3 ml Erythrozytenkonzentrat pro kgKG zu einem Hb-Anstieg von etwa 1 g/dl

d. sollte bei Verdacht auf signifikanten Volumenverlust 10–20 ml/kgKG Humanalbumin 5 %ig infundiert werden.

e. ist die Schleimhaut der Luftwege empfindlicher als die des Erwachsenen.

Antworten

a. **Richtig.** Obwohl das Tidalvolumen in ml/kgKG in allen Altersklassen gleich ist, hat der Säugling im Vergleich zum Erwachsenen aufgrund der 2-mal so hohen Atemfrequenz das doppelte relative Atemminutenvolumen; das Anfluten volatiler Anästhetika ist daher beschleunigt.

b. **Richtig.** Das höhere relative Atemminutenvolumen sorgt für ein rasches Abatmen volatiler Anästhetika.

c. **Richtig.** Dies ist eine allgemein akzeptierte Faustregel. Bei Kindern sollten die folgenden Hämatokritwerte nicht unterschritten werden:
   1. Neugeborene: HKT >40
   2. 3 Monate alter Säugling HKT >25
   3. 1–6 Jahre alte Kinder HKT >20

d. **Richtig.** Ein erniedrigter arterieller Mitteldruck korreliert bei Kindern sehr gut mit einem signifikanten Volumenverlust, in dieser Situation sollte ein Volumensubstitutionsversuch in der angegebenen Weise durchgeführt werden, bis das Defizit genauer abgeschätzt werden kann.

e. **Richtig.** Forcierte Intubationsversuche und/oder übergroße Beatmungstuben können schnell zu starker Ödembildung mit konsekutiver Atemnot führen.

? **275 Bei einer Pierre-Robin-Sequenz (PRS) sind beobachten:**
   a. Mikrognathie
   b. Choanalatresie
   c. Gaumenspalte
   d. Lungendysplasie
   e. pulmonalarterielle Hypertonie

✓ **Antworten**

a. **Richtig.** Kleiner Unterkiefer (Mikrogenie), fliehendes Kinn (mandibuläre Retrognathie), in den Rachen verlagerte Zunge (Glossoptose) und eine Gaumenspalte sind die Kennzeichen der Pierre-Robin-Sequenz. Hierdurch kann es zu ausgeprägten Saug- und Trinkproblemen und zum Zurückfallen der Zunge im Schlaf mit teilweise oder vollständig verschlossenen Atemwegen kommen (obstruktives Schlafapnoesyndrom).

b. **Falsch.** Siehe Antwort a.

c. **Richtig.** Siehe Antwort a.

d. **Richtig.** Gehört nicht zur PRS.

e. **Falsch.** Gehört nicht zur PRS.

5.5   Geburtshilfe

? 276 Folgende Aussagen beschreiben die Kreislaufsituation des Fetus korrekt:

a. Es besteht ein niedriger pulmonal-vaskulärer Widerstand.

b. Es besteht ein hoher peripher-vaskulärer Widerstand.

c. Blut fließt als Rechts-links-Shunt durch das Foramen ovale.

d. Blut fließt als Links-rechts-Shunt durch den Ductus arteriosus Botalli.

e. Blut fließt von der Plazenta über die beiden Umbilikalvenen durch den Ductus venosus in die V. cava inferior.

✓ Antworten

a. **Falsch.** Während der fetalen Phase besteht ein hoher pulmonal-vaskulärer Widerstand. Erst mit der Geburt sinkt der pulmonal-vaskuläre Widerstand, was zu einem erhöhten Blutfluss in der Lunge führt.

b. **Falsch.** Erst mit der Geburt und dem Sistieren des Blutflusses durch die Plazenta kommt es zu einem Anstieg des peripher-vaskulären Widerstands. Während der Fetalperiode besteht ein niedriger peripher-vaskulärer Widerstand.

c. **Richtig.** Mit der Geburt ändern sich die Druckverhältnisse im Vorhof, sodass sich das Foramen ovale funktionell verschließt. Vor der Geburt besteht ein höherer Druck im rechten Vorhof bedingt durch den hohen pulmonal-vaskulären Widerstand und niedrigen peripher-vaskulären Widerstand. Nach der Geburt kehren sich diese Verhältnisse um.

d. **Falsch.** Es besteht ein Rechts-links-Shunt durch den Ductus arteriosus, der eine Kurzschlussverbindung zwischen Pulmonalarterie und Aorta darstellt. Erst mit der Geburt wird daraus ein temporärer Links-rechts-Shunt. Der Ductus arteriosus kontrahiert sich aufgrund des nun hohen pO_2 und ist damit zunächst funktionell verschlossen, bevor er in den ersten Lebenstagen obliteriert.

e. **Falsch.** Es gibt nur eine Umbilikalvene, aber 2 Umbilikalarterien.

? 277 Folgende Veränderungen finden während der Schwangerschaft statt:

a. Abnahme des Atemzugvolumens

b. Abnahme des pulmonal vaskulären Widerstands

c. Abnahme des Plasmavolumens

d. Zunahme der Erythrozytenmasse

e. Abnahme des Hämatokrit

✅ **Antworten**

a. **Falsch.** Das Atemzugvolumen nimmt während der Schwangerschaft um 28 % zu. Das Atemminutenvolumen steigt aufgrund der Zunahme des Tidalvolumens und der Zunahme der Atemfrequenz um 20–50 %.

b. **Richtig.** Während der Schwangerschaft fallen der pulmonal-vaskuläre und der peripher-vaskuläre Widerstand ab. Das HZV steigt durch eine Zunahme des Schlagvolumens und eine Zunahme der Herzfrequenz um 50 %.

c. **Falsch.** Das Plasmavolumen steigt um 50 %.

d. **Richtig.** Die Erythrozytenmasse steigt um rund 20 %.

e. **Richtig.** Da das Plasmavolumen um 50 % und die Erythrozytenmasse (Erythropoetin, Progesteron u. a.) nur um 20 % ansteigt, fällt der Hämatokrit um ca. 15 % auf 35 %. Ein Ausbleiben des Hämatokritabfalls spricht für eine intravasale Volumendepletion.

❓ **278 Welche der folgenden Aussagen zur Anästhesie bei Schwangeren sind richtig?**

a. Volatile Anästhetika haben keine klinisch relevante uterusrelaxierende Wirkung.

b. Die uterusrelaxierende Wirkung von Lidocain ist geringer als die von Bupivacain.

c. Fällt bei einer Schwangeren der Blutdruck unter Spinalanästhesie ab, sollte ein α-Rezeptoragonist verabreicht werden.

d. Lachgas hat bei Konzentrationen >40 Vol.-% uterusrelaxierende Eigenschaften.

e. Zur effektiven Prophylaxe des Mendelsohn-Syndroms wird ein Magensaft-pH-Wert >3,5 und ein Magensaftvolumen <0,5 ml/kgKG angestrebt.

✅ **Antworten**

a. **Falsch.** Die uterusrelaxierende Wirkung der volatilen Anästhetika beginnt schon ab 0,5 MAC und steigt konzentrationsabhängig an. Ab etwa 0,9 MAC wird die uteruskonstringierende Wirkung von Oxitocin fast vollständig unterdrückt, und ab einer MAC >1,0 besteht die Gefahr der atonischen Uterusnachblutung.

b. **Falsch.** Im Rahmen der Anwendung von Lokalanästhetika (LA) zur geburtshilflichen Periduralanästhesie entstehen immer auch messbare Plasmaspiegel (Resorption aus dem Periduralraum) der entsprechend angewandten LA. Dabei ist die uterusrelaxierende Wirkung von Bupivacain deutlich geringer als die von Lidocain.

c. **Falsch.** Die Gabe eines α-Agonisten hebt zwar den maternalen arteriellen Blutdruck zuverlässig an, führt aber gleichzeitig zu einer Minderdurchblutung der uteroplazentaren Einheit durch Konstriktion der uterinen Gefäße. Aus diesem Grund wird die Gabe eines gemischten α- und β-Agonisten (Vasodilatation) wie z. B. Ephedrin empfohlen, um die Perfusionsminderung des Uterus so gering wie möglich zu halten.

d. **Falsch.** Bis 50 Vol.-% hat Lachgas keine uterusrelaxierenden Eigenschaften.

e. **Falsch.** Um die Gefährdung durch Aspiration soweit wie möglich zu vermindern, wird ein Magensaft-pH-Wert >2,5 und ein Magensaftvolumen <0,3 ml/kgKG angestrebt, da die aspirationsassoziierte Mortalität bei einem pH-Wert <2,5 und einem Volumen von >25 ml deutlich erhöht ist. Die effektivste Maßnahme in diesem Zusammenhang ist die Gabe von Natriumzitrat (sofort wirksam) und in zweiter Linie die Gabe eines H_2-Rezeptorantagonisten wie Ranitidin oder eines Prokinetikums wie Metoclopramid. Bei Noteingriffen sind beide Substanzen allerdings relativ wertlos, da ihr Wirkungsmaximum erst nach ca. 1–3 h eintritt.

? 279 Welche der folgenden Aussagen zur Entstehung und zur Ausschaltung der Wehenschmerzen sind richtig:

a. Der Schmerz in der Eröffnungsphase der Geburt korreliert am besten mit der Stärke der Uteruskontraktionen.

b. In der Eröffnungsphase der Geburt erfolgt die Schmerzleitung über Nervenfasern, die zwischen L2 und S4 in den Spinalkanal eintreten.

c. Die Blockade des N. pudendus ist ein zuverlässiges Verfahren zur Schmerzausschaltung unter der Geburt.

d. Der Parazervikalblock ist ein risikoarmes Verfahren zur Schmerzausschaltung während der Eröffnungsphase der Geburt.

e. Die notwendige Anästhesieausbreitung für eine Sectio caesarea in Periduralanästhesie muss Th12 erreichen.

✅ Antworten

a. **Falsch.** Während der Eröffnungsphase werden Schmerzsensationen durch die progressive Erweiterung des Muttermundes, durch die Kontraktionen des Uterus und durch den Zug am Ligamentum rotundum verursacht. Die Schmerzintensität korreliert dabei (fast linear) mit der Muttermundweite, während die Korrelation mit den Uteruskontraktionen und dem Zug am Ligamentum rotundum nur sehr gering ist.

b. **Falsch.** In der Eröffnungsphase sind die Dermatome Th10–L1 betroffen. In der Austreibungsphase sind es die Dermatome L2–S4.

c. **Falsch.** Ein (bilateraler) Pudendusblock wird typischerweise durch den Geburtshelfer kurz vor der Austreibung gesetzt. Die Schmerzausschaltung ist in der Regel nur für die spontane, vaginale Geburt ausreichend, und die Versagerquote liegt selbst beim Erfahrenen bei etwa 40 %!

d. **Falsch.** Der Parazervikalblock führt in bis zu 40 % der Fälle zu einer fetalen Bradykardie. Die Bradykardie tritt etwa 10 min nach Applikation des Lokalanästhetikums auf. Sie wird wahrscheinlich durch lokalanästhetisch bedingte Drosselung der Uterusdurchblutung und durch direkte Wirkung des Lokalanästhetikums auf das fetale Myokard verursacht.

e. **Falsch.** Zur adäquaten Schmerzausschaltung muss das Dermatom TH6 erreicht werden; also 17 (7+5+5) Segmente!

❓ 280 Die folgenden Zeichen sind Hinweise auf das Vorliegen von »fetal distress« in der Kardiotokographie:

a. fetale Herzfrequenz zwischen 120 und 160/min

b. fetale Herzfrequenzvariabilität von 3–6/min

c. frühe Dezelerationen (Typ I)

d. späte Dezelerationen (Typ II)

e. variable Dezelerationen (Typ III)

✅ Antworten

a. **Falsch.** Der reife Fetus hat eine Herzfrequenz zwischen 120 und 160/min. Eine erhöhte Herzfrequenz kann u. a. ein Hinweis auf eine milde fetale Hypoxie sein. Mögliche Ursachen sind auch maternales Fieber oder die Verabreichung von Pharmaka wie Atropin. Eine erniedrigte Herzfrequenz ist demgegenüber ein Zeichen fetaler Hypoxie.

b. **Falsch.** Eine Variabilität der Herzfrequenz (»beat to beat«) von 3–6/min – gemessen mit Skalpelektroden – gilt als unbedenklich. Ein persistierendes Fehlen der Variabilität der Herzfrequenz gilt als wichtiges Zeichen der fetalen Hypoxie.

c. **Falsch.** Unter frühen Dezelerationen versteht man den Abfall der fetalen Herzfrequenz (um ca. 10–40/min) kurz vor oder etwa zeitgleich mit einer Uteruskontraktion. Durch die Uteruskontraktion wird der Kopf des Fetus komprimiert, was einen vagalen Reflex mit Herzfrequenzabfall auslöst und i. allg. als physiologisch gilt.

d. **Richtig.** Unter späten Dezelerationen versteht man den Abfall der fetalen Herzfrequenz nach einer Uteruskontraktion. Sie gelten als Zeichen eines »fetal distress.«

e. **Richtig.** Variable Dezelerationen sind fetale Herzfrequenzabfälle ohne erkennbaren Zusammenhang mit uterinen Kontraktionen. Sie variieren auch im Hinblick auf Stärke und Zeitdauer. Sie gelten als ein typisches Zeichen der Nabelschnurkompression, insbesondere, wenn sie länger als 60 s anhalten oder wenn sie für länger als 30 min wiederkehren.

② 281 Welche Aussagen sind richtig?

a. Die Nabelschnur enthält eine Arterie und zwei Venen.

b. Über den Ductus venosus wird etwa 30 % das umbilikalvenösen Blutes an der Leber vorbeigeführt.

c. Etwa 50 % des Blutes der fetalen Pulmonalarterie wird über den Ductus arteriosus in die fetale Aorta geleitet.

d. Ein funktionell offenes Foramen ovale findet sich bei ca. 5 % der Erwachsenen.

e. Der Ductus venosus verschließt sich innerhalb von 4 Wochen nach der Geburt.

✓ Antworten

a. **Falsch.** Die Nabelschnur enthält zwei Arterien und eine Vene; die Vene transportiert nährstoffreiches, oxigeniertes Blut zum Fetus, während die paarigen Arterien desoxigeniertes Blut zur Plazenta führen.

b. **Falsch.** 50–60 % des umbilikalvenösen Bluts umgehen die Leber über den Ductus venosus.

c. **Falsch.** Aufgrund des hohen pulmonalvaskulären Widerstands (kollabierte, flüssigkeitsgefüllte Lunge), wird über 90 % des pulmonalarteriellen Bluts des Fetus über den Ductus arteriosus in die Aorta geführt.

d. **Falsch.** Über das Foramen ovale tritt während der Fetalzeit Blut vom rechten in den linken Vorhof. Das Foramen ovale verschließt sich unmittelbar nach der Geburt, kann aber bis ins Erwachsenenalter (funktionell) offen bleiben (Inzidenz: ca. 20 %!).

e. **Falsch.** Der Ductus venosus verschließt sich innerhalb einer Woche nach Geburt.

② 282 Im Rahmen eines HELLP-Syndroms:
   a. liegt eine Thrombozytopenie vor.
   b. liegt eine arterielle Hypertonie vor.
   c. liegt eine Transaminasenerhöhung vor.
   d. kommt es häufig zum akuten Nierenversagen.
   e. kommt es häufig zu Intubationsschwierigkeiten.

✓ Antworten
   a. **Richtig.** Das Akronym HELLP steht für »hemolysis, elevated liver enzymes, low platelets« = Hämolyse, erhöhte Leberenzyme, und Thrombozytopenie ist <100 000/µl.
   b. **Falsch.** Eine arterielle Hypertonie liegt – anders als bei der Präeklampsie/Eklampsie – nicht regelhaft vor. Das HELLP-Syndrom wird teilweise als eine Sonderform der Präeklampsie/Eklampsie angesehen, da bis zu 20 % der Patientinnen mit Präeklampsie/Eklampsie ein HELLP-Syndrom entwickeln.
   c. **Richtig.** Der Transaminasenanstieg ist hoch und korreliert mit dem Ausmaß der Leberfunktionsstörung. Es kommt häufig zu spontanen intrahepatischen Blutungen, die mit ausgeprägten Oberbauchbeschwerden einhergehen. Eine schwere intrahepatische Blutung kann zur Leberruptur führen.
   d. **Richtig.** Es liegt eine ausgeprägte Hämolyse vor, die mit einem Haptoglobinabfall und einem Anstieg des freien Hämoglobins verbunden ist. Freies Hämoglobin hat eine nephrotoxische Wirkung.
   e. **Richtig.** Es entwickelt sich häufig ein ausgeprägtes Ödem der oberen Luftwege mit Larynxbeteiligung, welche die Einstellung der Glottis erschweren kann.

② 283 Im Rahmen einer elektiven Sectio caesarea:
   a. sollte die Spinalanästhesie oder Periduralanästhesie gegenüber der Allgemeinanästhesie bevorzugt werden.
   b. ist die zur Spinalanästhesie benötigte Menge des Lokalanästhetikums vom Gewicht der Patientin abhängig.

c. ist die Inzidenz einer signifikanten maternalen Hypotension bei der Spinalanästhesie erhöht.

d. verbessert die zusätzliche intrathekale Opioidgabe bei Spinalanästhesie die Analgesiequalität.

e. ist die Inzidenz atonischer Uterusnachblutungen nach Spinalanästhesie erhöht.

✅ **Antworten**

a. **Richtig.** Da die Gefahren und Komplikationen der Allgemeinanästhesie bei Schwangeren (Intubationsprobleme, Hypoxie, Aspiration) durch eine Regionalanästhesie umgangen werden (bei komplikationslosem Verlauf), sollte bei Elektiveingriffen ein Regionalanästhesieverfahren gewählt werden.

b. **Falsch.** Die benötigte Menge Lokalanästhetikum hängt nicht von dem Körpergewicht der Patientin ab (s. Frage 209b).

c. **Richtig.** Trotz prophylaktischer Gabe von 1 l kristalloider Lösung vor Spinalanästhesie muss bei ca. 30 % aller Patientinnen mit einem behandlungsbedürftigen Blutdruckabfall gerechnet werden. Als unterer Grenzwert gilt in diesem Zusammenhang ein systolischer Blutdruck von 100 mmHg oder ein Abfall um 30 % des Ausgangswerts. Es sollte eine weitere Volumengabe und/oder der Einsatz der (indirekten) Vasopressoren Ephedrin oder Theodrenalin erfolgen.

d. **Richtig.** Die Applikation von intrathekalen Opioiden verbessert die Analgesiequalität hinsichtlich viszeraler Schmerzen bei der Spinalanästhesie.

e. **Falsch.** Die Inzidenz atonischer uteriner Nachblutungen unterscheidet sich bei Spinal-/Periduralanästhesie im Vergleich zur Allgemeinanästhesie nicht.

❓ **284 Das aortokavale Kompressionssyndrom der Spätschwangerschaft:**

a. tritt bei 30 % der Schwangeren in Rückenlage auf.

b. führt zu einer Erniedrigung der Vorlast.

c. führt zu maternaler Nausea, Schwindel und Hypotension.

d. führt zu uteroplazentarer Insuffizienz mit Beeinträchtigung des Fetus.

e. wird durch Unterlegen eines Keils unter die linke Gesäßhälfte verhindert.

✅ Antworten

a. **Falsch.** Es tritt bei etwa 10 % der Schwangeren in Rückenlage auf.

b. **Richtig.** Durch die Kompression der V. cava kommt es zu einer erheblichen Verminderung der Vorlast mit Abfall des Herzzeitvolumens. Bei der Mutter treten in der Folge zerebrale Symptome sowie eine Hypotension auf. Die Hypotension führt zu einer uteroplazentaren Insuffizienz mit Beeinträchtigung des Fetus.

c. **Richtig.** Siehe Antwort b.

d. **Richtig.** Siehe Antwort b.

e. **Falsch.** Der Keil wird unter die rechte Gesäßhälfte gelegt.

❓ 285 Typische kardiovaskuläre Veränderungen bei Schwangerschaftsgestose sind:

a. intravasale Hypervolämie

b. erhöhte kardiale Kontraktilität

c. erhöhte Vorlast

d. Mangeldurchblutung vitaler Organe

e. erhöhte Nachlast

✅ Antworten

a. **Falsch.** Bei der Schwangerschaftsgestose ist das intravasale Volumen (trotz generalisierter Ödeme) erniedrigt; dies reduziert die Vorlast des rechten Herzens. Hinzu kommt eine Myokarddepression und ein verminderter systemischer Gefäßwiderstand (Nachlast). Die Kombination all dieser Faktoren führt zur Minderperfusion vitaler Organe.

b. **Falsch.** Siehe Antwort a.

c. **Falsch.** Siehe Antwort a.

d. **Richtig.** Siehe Antwort a.

e. **Falsch.** Siehe Antwort a.

❓ 286 Zu den Zeichen der Präeklampsie gehören:

a. Proteinurie

b. arterielle Hypertonie

c. generalisierte Ödeme

d. Hyperglykämie

e. Anämie

✅ **Antworten**

a. **Richtig.** Die Präeklampsie ist ein Syndrom, das in der Regel nach der 20. Schwangerschaftswoche auftritt. Zur Diagnose gehören die 3 folgenden Befunde (EPH): generalisierte Ödeme, Proteinurie >2 g/Tag und RR >140/90. Anämie und Hyperglykämie gehören nicht dazu.

b. **Richtig.** Siehe Antwort a.

c. **Richtig.** Siehe Antwort a.

d. **Falsch.** Siehe Antwort a.

e. **Falsch.** Siehe Antwort a.

❓ **287 Die Plazentagängigkeit eines Anästhetikums wird umso geringer, je höher dessen:**

a. Konzentration

b. Eiweißbindung

c. Molekulargewicht

d. Ionisierungsgrad

e. Fettlöslichkeit

✅ **Antworten**

a. **Falsch.** Je höher die Konzentration einer Substanz ist, desto höher ist dessen Diffusionsrate über die Plazentaschranke.

b. **Richtig.** Je stärker die Eiweißbindung, desto geringer ist die Diffusionsrate über die Plazentaschranke.

c. **Richtig.** Je höher das Molekulargewicht, desto geringer die Diffusionsrate über die Plazentaschranke.

d. **Richtig.** Je größer der Ionisierungsgrad, desto geringer die Diffusionsrate über die Plazentaschranke.

e. **Falsch.** Die Plazentagängigkeit erhöht sich mit der Lipophilie der Substanz.

5.6   Geriatrie

❓ **288 Folgende Aussagen treffen auf die Alterungsprozesse bei geratrischen Patienten zu:**

a. Mit zunehmendem Alter steigt der systolische arterielle Druck an.

b. Mit zunehmendem Alter nimmt der diastolische arterielle Druck zu.

c. Die Herzfrequenz in Ruhe ist im Alter erhöht.

d. Beim alten Menschen ist ein Rechtsschenkelblock häufig ohne klinische Relevanz.

e. Die linksventrikuläre Nachlast ist im Alter in der Regel erhöht.

✅ Antworten

a. **Richtig.** Der systolische und mittlere arterielle Druck ist im Alter erhöht, wahrscheinlich aufgrund der Abnahme der Windkesselfunktion der großen Schlagadern.

b. **Falsch.** Der diastolische Druck ist nicht regelhaft erhöht.

c. **Falsch.** Die Ruheherzfrequenz des alten Menschen ist erniedrigt; dies hat u. a. mit degenerativen Veränderungen des kardialen Reizleitungssystems zu tun. Die Inzidenz von Leitungsblockierungen und supraventrikulären und ventrikulären Extrasystolen ist erhöht.

d. **Falsch.** Beim jungen Menschen finden sich mitunter Rechtsschenkelblöcke (RSB) ohne (fassbare) organische Herzerkrankung. Beim alten Menschen ist ein RSB jedoch meist Ausdruck einer koronaren Herzerkrankung.

e. **Richtig.** Der periphere Gefäßwiderstand steigt im Alter regelhaft an, und die Nachlast ist somit erhöht.

❓ 289 Welche Aussagen zur respiratorischen Funktion im Senium (Lebensalter >65 Jahre) treffen zu?

a. Die Ventilationssteigerung als Antwort auf einen Anstieg des p_aCO_2 ist verringert.

b. Die Ventilationssteigerung bei Abfall des p_aCO_2 ist erhöht.

c. Das Residualvolumen der Lunge nimmt ab.

d. Die statische Gesamtcompliance nimmt zu.

e. Die alveoloarterielle Sauerstoffdifferenz ($AaDO_2$) nimmt ab.

✅ Antworten

a. **Richtig.** Die Steigerung der Ventilation bei Anstieg des p_aCO_2 bzw. bei Abfall des p_aO_2 ist beim alten Menschen abgeschwächt. Die Gefahr einer Hypoxie oder Hyperkapnie ist damit perioperativ erhöht.

b. **Falsch.** Siehe Antwort a.

c. **Falsch.** Im Alter nimmt aufgrund von emphysematischen Veränderungen der Lunge das Residualvolumen zu.

d. **Falsch.** Die Gesamtcompliance nimmt aufgrund des Verlustes von elastischen Lungenfasern in der Regel ab.

e. **Falsch.** Im Alter steigt der Anteil perfundierter, nichtventilierter Lungenareale an; es kommt zur Erhöhung der pulmonalen Shuntfraktion und
somit zu einem Anstieg der AaDO$_2$.

**❓ 290 Folgende Aussagen zur Anästhesie bei geriatrischen Patienten
treffen zu:**

a. Der renale Blutfluss ist vermindert.
b. Die Wirkung von ADH ist verstärkt.
c. Die Halbwertszeit lipophiler Substanzen nimmt ab.
d. hydrophile Medikamente haben eine verstärkte Wirkung.
e. Das Blutvolumen ist erhöht.

✔ Antworten

a. **Richtig.** Im Senium ist die glomeruläre Filtrationsrate deutlich reduziert.
Obwohl die Muskelmasse ebenfalls deutlich reduziert ist, fällt der
Serumkreatininspiegel nicht ab, da Kreatinin vermindert filtriert wird.
Beim alten Menschen ist also schon ein leicht erhöhter Serumkreatinin-
spiegel ein Hinweis auf einen deutlichen Verlust der Nierenfunktion.

b. **Falsch.** Die Konzentrationssteigerung durch ADH ist im Alter vermindert; die Neigung zur Dehydration verstärkt.

c. **Falsch.** Im Alter ist der Fettgehalt des Körpers größer. Fettlösliche
Pharmaka finden einen relativ größeren Verteilungsraum vor, und ihre
Halbwertszeit ist dadurch verlängert.

d. **Richtig.** Beim jungen Menschen liegt der Gesamtwassergehalt des
Körpers bei etwa 60 % des KG; beim alten Menschen bei ca. 50 %.
Wasserlösliche Medikamente haben demnach einen relativ kleineren
Verteilungsraum, und die damit einhergehende Konzentrations-
erhöhung der Substanz führt zur Wirkungsverstärkung.

e. **Falsch.** Das Blutvolumen ist u. a. aufgrund des Nierenfunktionsverlustes
in der Regel reduziert. Medikamente, die primär über die Niere ausgeschieden werden, können daher in ihrer Wirkung erheblich verlängert
sein.

5.7 Maligne Hyperthermie

? 291 Dantrolen:

a. ist ein Muskelrelaxans.

b. enthält in der gebrauchsfertigen Lösung Mannit.

c. kann zu einer Hyperkaliämie führen.

d. kann oral verabreicht werden.

e. führt zu einer Kontraktilitätsminderung des Herzmuskels.

✓ Antworten

a. **Richtig.** Dantrolen wirkt an der quergestreiften Skelettmuskulatur als Muskelrelaxanz, indem es die Freisetzung von Kalzium aus dem sarkoplasmatischen Retikulum mindert und gleichzeitig deren Wiederaufnahme fördert. Die neuromuskuläre Übertragung wird nicht beeinflusst. Die häufigste Nebenwirkung bei der Anwendung von Dantrolen ist eine Potenzierung von nichtdepolarisierenden Muskelrelaxanzien und die Notwendigkeit einer verlängerten Nachbeatmung aufgrund einer muskulären Ateminsuffizienz.

b. **Richtig.** Mannit wird der gebrauchsfertigen Lösung zugegeben, um eine osmotische Diurese herbeizuführen. Die Lösung ist orangefarben und hat einen pH-Wert von 9,7, sodass eventuelle Paravasate zu Gewebenekrosen führen können.

c. **Richtig.** Besonders in Kombination mit Verapamil, aber auch ohne diese Medikamenteninteraktion, kann eine Hyperkaliämie unter der Anwendung von Dantrolen auftreten.

d. **Richtig.** Therapeutische Wirkspiegel können mit der 4-maligen Verabreichung von 5 mg/kgKG Dantrolen pro Tag per os erreicht werden. Soll eine MH-Prophylaxe durchgeführt werden, können 2,5 mg/kgKG als einmalige i.v.-Dosis 30 min vor Narkosebeginn gegeben werden. Als therapeutische Richtdosis gilt die repetitive i.v.-Gabe von 2 mg/kgKG i.v., bis die klinischen Symptome verschwinden.

e. **Falsch.** Eine negativ intotrope Wirkung ist aufgrund der Hemmung der Kalziumfreisetzung aus dem sarkoplasmatischen Retikulum zwar theoretisch denkbar, spielt aber in der Praxis keine Rolle. Es wird auch keine Vasodilatation ausgelöst oder die uterine Kontraktion vermindert.

❓ 292 Die maligne Hyperthermie (MH):

a. äußert sich meistens innerhalb der ersten Minuten nach Induktion der Anästhesie, wenn Succinylcholin verwendet wurde.

b. ist diagnostiziert, wenn ein Masseterspasmus bei der Einleitung vorhanden war.

c. zeigt sich als Tachykardie, Hypertonus, Temperaturanstieg um 1–2 °C pro 5 min, Hypercarbämie und metabolische Azidose.

d. beruht auf einem Defekt des T-Kalziumkanals.

e. ist häufig bei Patienten mit einem »central core disease« vorhanden.

✅ Antworten

a. **Richtig.** Die MH kann sich aber auch erst am Ende der Narkose manifestieren oder gar noch später, wenn der Patient schon auf Normalstation verlegt wurde. Risikopatienten sollten daher aureichend lange postoperativ überwacht werden.

b. **Falsch.** Ein Masseterspasmus ist zu rund 50 % mit einer MH vergesellschaftet, kann aber auch isoliert ohne Vorhandensein einer MH auftreten. Der isolierte Masseterspasmus kann auf einer Episode einer myotonen Muskelkrankheit beruhen, auf einer zu kurzen Wartezeit des Wirkungseintritts von Succinylcholin oder auf dessen Unterdosierung. Schließlich kann auch eine Fehlfunktion der Articulatio temporomandibularis für eine Fehlinterpretation Anlass geben.

c. **Richtig.** Dies sind die klassischen Symptome einer MH. Zusätzlich sind im Verlauf Arrythmien, Rhabdomyolysen mit CK-Erhöhungen über 20 000 E/l, Hyperkaliämien, Myoglobinurien und renales Nierenversagen zu beobachten.

d. **Falsch.** Der Defekt betrifft den sog. Ryanodinrezeptor. Es sind mehrere Punktmutationen für diesen Rezeptor beschrieben, der die Kalziumionenströme des sarkoplasmatischen Retikulums reguliert. Eine weitere Störung betrifft den Dihydroperidinrezeptor.

e. **Richtig.** Das »central core disease« ist eine mitochondriale Myopathie, die auf eine MH hinweist. Daneben ist eine Vielzahl von Myopathien beschrieben worden, die mit einer MH vergesellschaftet sind. Eine spezifische Myopathie als ein morphologisches Korrelat der MH gibt es nicht. Praktisch sind alle Myopathien so zu behandeln, als ob sie ein erhöhtes Risiko der MH bedingen.

? **293** Für die Narkose bei Patienten mit einer bekannten maligne Hyperthermie (MH) sind folgende Anästhetika und Medikamente als sicher einzustufen:

a. Sevofluran
b. Succinylcholin
c. Amidlokalanästhetika
d. Pancuronium
e. Lachgas

✓ **Antworten**

a. **Falsch.** Alle halogenierten Inhalationsanästhetika sind als Triggersubstanzen für eine MH bekannt.
b. **Falsch.** Alle depolarisierenden Muskelrelaxanzien sind Trigger für eine MH und daher zu vermeiden.
c. **Richtig.** Sowohl Amid- als auch Esterlokalanästhetika gelten bei einer MH als sicher.
d. **Richtig.** Alle nichtdepolarisierenden Muskelrelaxanzien sind bezüglich einer MH als sicher einzustufen.
e. **Richtig.** Lachgas und wahrscheinlich auch Xenon ist bei einer MH erlaubt. Sämtliche Injektionsanästhetika, Cholinesterasehemmer und Katecholamine sind sicher.

? **294** Dantrolen:

a. muss an jedem Anästhesiearbeitsplatz vorgehalten werden.
b. wirkt im Bereich der neuromuskulären Endplatte.
c. hat einen pH-Wert von 7,4 in der gebrauchsfertigen Lösung.
d. kann bei prolongiertem Einsatz hepatotoxisch wirken.
e. muss bei bekannter Disposition zur Prophylaxe in einer Dosierung von 2,5 mg/kgKG i.v. verabreicht werden.

✓ **Antworten**

a. **Richtig.** Dantrolen ist ein hochwirksames Mittel zur Unterbrechung des massiv erhöhten Skelettmuskeltonus bei MH. Aufgrund eines einschlägigen (deutschen) Gerichtsurteils muss es an jedem Anästhesiearbeitsplatz in Deutschland vorgehalten werden.
b. **Falsch.** Dantrolen reduziert die Kalziumfreisetzung aus dem sarkoplasmatischen Retikulum der Muskelzelle und fördert gleichzeitig dessen Wiederaufnahme.

c. **Falsch.** Der pH-Wert liegt bei 9,7 und kann somit bei Extravasaten zu Gewebenekrosen führen.

d. **Richtig.** Bei chronischer Anwendung von Dantrolen (über 60 Tage) bei spastischen Zuständen sind toxische Leberschäden in 0,5 % der Fälle beschrieben worden. In der Kurzzeitbehandlung ist nicht mit einer Hepatotoxizität zu rechnen.

e. **Falsch.** Bei Patienten mit bekannter Disposition zur MH muss eine triggerfreie Narkoseführung erfolgen, die Prophylaxe mit Dantrolen hingegen kann wahlweise durchgeführt werden. Für die Prophylaxe spricht deren erwiesene Effektivität. Soll eine MH-Prophylaxe durchgeführt werden, können 2,5 mg/kgKG als einmalige i.v.-Dosis 30 min vor Narkosebeginn gegeben werden. Seitens des Herstellers wird die maximale Dosis mit 10 mg/kgKG/Tag angegeben. Zur Therapie einer manifesten MH-Krise muss in Einzelfällen diese Dosis deutlich überschritten werden (bis zu 40 mg/kgKG/Tag). Als therapeutische Richtdosis gilt die repetitive i.v.-Gabe von 2 mg/kgKG/10 min i.v., bis die klinischen Symptome verschwinden.

? 295 Die folgenden Aussagen zur malignen Hyperthermie (MH) sind richtig:

a. Ein akuter Temperaturanstieg (auf >40 °C) ist ein Frühzeichen der MH.

b. Eine Kieferklemme (Masseterspasmus) nach Succinylcholingabe ist beweisend für das Vorliegen einer MH.

c. Eine akute Niereninsuffizienz ist eine häufige Komplikation bei manifester MH.

d. Die Gabe von Dantrolen sollte nur bei Auftreten der generalisierten Muskelrigidität im Rahmen einer MH-Episode erfolgen.

e. Eine metabolische Alkalose tritt regelhaft im Rahmen einer MH-Krise auf.

✓ Antworten

a. **Falsch.** Ein abrupter, akuter Temperaturanstieg auf den angegebenen Wert ist kein Frühzeichen, sondern ein Spätzeichen der MH. Obwohl die Mehrheit der Patienten eine erhöhte Temperatur aufweist, kann der Temperaturanstieg sehr verzögert auftreten und wird in vielen Fällen 39 °C nicht überschreiten. Die aktive physikalische Kühlung hat sich als Sekundärmaßnahme bei der Behandlung der MH bewährt. Als Frühzeichen der MH gelten vielmehr die akut einsetzende, unklare Tachykardie, -arrhythmie, massive Hyperkapnie und Zyanose.

b. **Falsch.** Ein Masseterspasmus nach Gabe von Succinylcholin ist nicht beweisend für das Vorliegen einer MH. Es sollte aber wie bei Verdacht auf MH verfahren werden, d. h. die Narkose sollte, wenn unvermeidbar, nur als triggerfreie Narkose fortgeführt werden. Abortivformen der MH mit nur diskreter Symptomatik (Masseterspasmus s. Antwort 292b, unklares postoperatives Fieber) sind nach Literaturangaben häufig. Die MH ist eine autosomal-dominante Erbkrankheit mit variabler Penetranz und Expressivität. Muskelerkrankungen wie z. B. die Muskeldystrophie vom Typ Duchenne oder die kongenitale Thompson-Myotonie sind mit dem Auftreten einer MH assoziiert.

c. **Richtig.** Aufgrund der extremen Steigerung des Skelettmuskelstoffwechsels durch einen erhöhten Kalziumturnover kommt es zur Rhabdomyolyse mit Hyperkäliämie, Myoglobinämie und -urie und akutem Nierenversagen (nephrotoxische Wirkung des freien Myoglobins).

d. **Falsch.** Dantrolen ist ein hochwirksames Medikament zur Unterbrechung des extrem gesteigerten Skelettmuskelstoffwechsels; ein verspäteter Therapiebeginn verschlechtert die Prognose des Patienten, daher ist die Gabe von Dantrolen schon bei eindeutigem klinischem Verdacht indiziert.

e. **Falsch.** Es tritt eine metabolische Laktatazidose auf. Im Vollbild der MH müssen F_IO_2 und Atemminutenvolumen stark erhöht werden. Der enorm gesteigerte Stoffwechsel der Skelettmuskulatur erfordert die Gabe von reinem Sauerstoff mit hohem Frischgasflow und eine Vervielfachung des Atemminutenvolumens, um das entstehende Kohlendioxid zu eliminieren.

5.8 Porphyrie

? 296 Welche der folgenden Medikamente und Anästhetika gelten bei einem Patienten mit akuter intermittierender Porphyrie als sicher?

a. Atropin
b. Isofluran
c. Neostigmin
d. Lidocain
e. Acetylsalicylsäure

✅ **Antworten**

a. **Richtig.** Atropin gilt als »sichere« Substanz.
b. **Richtig.** Isofluran gilt als »sichere« Substanz. Als »unsicher« wurde keines der gebräuchlichen volatilen Anästhetika klassifiziert. Lachgas kann ebenfalls problemfrei angewandt werden.
c. **Richtig.** Unter den Muskelrelaxanzien gilt nur Pancuronium als »unsicher«. Acetylcholinesterasehemmer können ebenfalls problemfrei angewandt werden.
d. **Falsch.** Lidocain gilt als »unsichere« Substanz. Die Anwendung von Bupivacain, Prilocain und Procain soll demgegenüber problemfrei möglich sein.
e. **Richtig.** Fast alle nichtsteroidalen, peripheren Analgetika gelten als »sicher«. Diclofenac gilt als »unsicher«.
Bei der Memorisierung der »sicheren Substanzen« muss man berücksichtigen, das sich die Empfehlungen im angloamerikanischen und im deutschen Schrifttum z. T. erheblich unterscheiden. International unumstritten ist lediglich die Vermeidung aller Barbiturate. Auch die im deutschen Schrifttum publizierte Empfehlung, grundsätzlich Substanzen zu bevorzugen, die (im Wesentlichen) nur glukoronidiert und (fast) nicht hydroxyliert oder oxidiert werden, ist nicht unumstritten. In praxi bleibt bei der Anwendung von Substanzen bei Porphyriepatienten daher nur, die aktuellen Empfehlungen (z. B. Rote Liste) zu sichten. Viele »Standardmedikamente« in der Intensivmedizin wie Furosemid und Sulfonamide gelten als »unsicher«!

❓ **297 Welche der folgenden Medikamente und Anästhetika gelten bei Patienten mit akuter intermittierender Porphyrie als sicher?**

a. Fentanyl
b. Succinylcholin
c. Lachgas
d. Prilocain
e. DHB

✅ **Antworten**

a. **Richtig.** Mit Ausnahme von Pethidin und Pentazocin gelten Morphin sowie alle anderen Opioide als sicher.
b. **Richtig.** Mit Ausnahme von Pancuronium, welches als »unsicher« gilt, können alle üblichen Muskelrelaxanzien (depolarisierend sowie nichtdepolarisierend) zur Anwendung kommen.

c. **Richtig.** Als ausdrücklich »unsicher« wurde keines der volatilen Anästhetika klassifiziert. Auch Lachgas gilt sowohl im angloamerikanischen als auch im deutschen Schrifttum als sicher. Halothan und Enfluran gelten zumindest in Deutschland als »umstritten«.

d. **Richtig.** Unter den Lokalanästhetika gelten (in Deutschland) Mepivacain und Lidocain als »unsicher«.

e. **Richtig.** Unter den Antiemetika gilt DHB als »sicher«, während Metoclopramid als »unsicher« klassifiziert wurde.

❓ 298 Folgende Aussagen zum Themenkreis Porphyrie treffen zu:

a. Schübe der akuten intermittierenden Porphyrie können durch Hungern, Infektionen und hormonelle Umstellungen (z. B. Schwangerschaft) ausgelöst werden.

b. Im akuten Schub kann es zum Auftreten einer Psychose kommen.

c. Im akuten Schub kann es zu Schluckstörungen und Aspiration kommen.

d. Eine hypotone Hyperhydratation kann sich entwickeln.

e. Im Schub kann eine intensivmedizinische Betreuung erforderlich sein.

✅ Antworten

a. **Richtig.** Es handelt sich um »klassische« Auslöser eines Porphyrieschubes. Die Symptome der Porphyrie beruhen auf einer Akkumulation der Porphyrinpräkursoren δ-Aminolävulinsäure und Porphobilinogen, die beide sowohl neurostimulierend als auch neurotoxisch wirken. Dabei ist das zentrale, periphere und autonome Nervensystem betroffen. Aufgrund der Vielzahl der auftretenden nervalen Dysfunktionen ist die Letalität eines akuten Porphyrieschubes bis zu 30 %.

b. **Richtig.** Die Schädigung kortikaler Strukturen äußert sich oft als organische Psychose.

c. **Richtig.** Schluckstörungen und Aspiration sind Ausdruck der häufigen Beteiligung der bulbären Hirnnerven.

d. **Richtig.** Auch hypothalamische Strukturen sind mitunter geschädigt, sodass die Ausschüttung von ADH inadäquat ist. Dies kann sich sowohl in einer erhöhten Retention freien Wassers (ADH-Ausschüttung erhöht) als auch in einem Verlust freien Wassers (ADH-Ausschüttung erniedrigt) äußern.

e. **Richtig.** Im akuten Schub kann eine Tachykardie sowie ein instabiler Kreislauf (Mitbeteiligung und Schädigung des vegetativen Nervensystems) eine intensivmedizinische Betreuung erforderlich machen. Die

Therapie eines akuten Schubes beinhaltet die Gabe von Glukoselösungen (Feedbackhemmung der δ-Aminolävulinsäure) und evtl. die
Verabreichung von Häm-Arginat.

❓ 299 Die folgenden Aussagen zum Themenkreis Porphyrie treffen zu:

a. Die akute intermittierende Porphyrie ist durch eine Überproduktion von
   Porphyrinpräkursoren charakterisiert.
b. Porphyrine wie Aminolävulinsäure und Porphobilinogen werden zur
   Synthese von Hämoglobin und von Zytochrom P 450 benötigt.
c. Bei der akuten intermittierenden Porphyrie ist primär nur das zentrale
   Nervensystem betroffen.
d. Bei der akuten intermittierenden Porphyrie handelt es sich um eine
   erworbene Erkrankung; z. B. als Folge eines chronischen Alkoholmiss-
   brauchs.
e. Stärkste abdominelle Schmerzen sind im akuten Porphyrieschub
   typisch.

✅ Antworten

a. **Richtig.** Bei der akuten intermittierenden Porphyrie ist die Aktivität der
   Aminolävulinsäuresynthetase erheblich gesteigert, während die
   Aktivität der Uroporphyrinogensynthetase herabgesetzt ist. Es kommt
   zu einer gesteigerten Produktion von Aminolävulinsäure aus Glyzin und
   Acetat. Aufgrund der gleichzeitig herabgesetzten Aktivität der Uroporphyrinogensynthetase kann die Aminolävulinsäure nicht zu Uropor-
   phyrinogen umgebaut werden. Es kommt im Gewebe zur Akkumulation
   von Aminolävulinsäure und Porphobilinogen (der Vorstufe von Uro-
   porphyrinogen), welche beide hochgradig neurotoxisch sind und im
   Urin ausgeschieden werden.
b. **Richtig.** Sowohl die Aminolävulinsäure als auch Porphobilinogen sind
   Vorstufen von Hämoglobin und von Zytochrom P 450.
c. **Falsch.** Sowohl das zentrale als auch das periphere Nervensystem sind
   primär betroffen.
d. **Falsch.** Die akute intermittierende Porphyrie ist eine autosomal-
   dominante Erbkrankheit.
e. **Richtig.** Die abdominellen Schmerzen sind Ausdruck der Beteiligung
   des vegetativen Nervensystems und auf Darmkoliken zurückzuführen.

5.9 Schock

 300 Folgende Aussagen bezüglich allergischer Reaktionen treffen zu:

a. Eine allergische Reaktion tritt in einer Häufigkeit von rund 1:10 000 Narkosen auf.

b. Rund 90 % aller allergischen Reaktionen treten innerhalb 3 min nach i.v.-Gabe auf.

c. Eine anaphylaktische Reaktion ist eine Typ-I-Reaktion nach der Einteilung der allergischen Reaktionen durch Gell und Coombs.

d. Arterenol ist das Katecholamin der 1. Wahl, um eine arterielle Hypotonie zu behandeln.

e. Anaphylaktische und anaphylaktoide Reaktionen bedürfen einer unterschiedlichen Therapie.

Antworten

a. **Richtig.** Die Angaben über die Häufigkeit von allergischen Reaktionen während Narkosen variieren zwischen 1:5 000 und 1:28 000 Narkosen.

b. **Richtig.** Manchmal ist eine arterielle Hypotonie die einzige Manifestation eines allergischen Geschehens. Ist der Beginn einer profunden arteriellen Hypotonie nicht mit der vorherigen Gabe eines Medikamentes (auch z. B. Antibiotikainstillationen durch den Operateur) verbunden, sollte man unbedingt an eine Latexallergie als die zweithäufigste Ursache allergischer Reaktionen denken (Barash, S. 1435).

c. **Richtig.** Die Einteilung der allergischen Reaktionen nach Gell u. Coombs beschreibt 4 Typen. Die Typ-I-Reaktion ist die anaphylaktische Sofortreaktion unter IgE-Vermittlung. Zur Typ-I-Reaktion gehören extrinsisches Asthma, allergische Rhinitis und die Anaphylaxie. Die Typ-II-Reaktion (IgG- und IgM-Antikörper) führt zu einer zytotoxischen Reaktion. Zu diesem Typ gehören die ABo-inkompatiblen Transfusionsreaktionen, die medikamenteninduzierte hämolytische Anämie und die heparininduzierte Thrombozytopenie. Der Typ III beschreibt Immunkomplexreaktionen. Hierzu gehören die Serumkrankheit und die Immunkomplexnephritis. Der Typ IV beschreibt die T-Zell-vermittelte Reaktion, wie sie bei Transplantatabstoßung, «graft versus host», Kontaktdermatitis und der Tuberkulinimmunität auftritt.

d. **Falsch.** Adrenalin ist das Katecholamin der 1. Wahl. Es erhöht den peripheren Widerstand und vermindert über seine β-mimetische Wirkung die Mastzelldegranulation und die Bronchokonstriktion. Arterenol ist das Katecholamin der 2. Wahl. Eine Volumenexpansion muss gleichzeitig erfolgen, da bis zu 40 % des intravaskulären Volumens im Rahmen einer allergischen Reaktion in das Interstitium verschoben werden können.

e. **Falsch.** Anaphylaktische Reaktion bedeutet eine Vermittlung der allergischen Reaktion durch Antikörper, während bei einer anaphylaktoiden Reaktion keine Antikörper beteiligt sind (direkte Komplementaktivierung oder unspezifische Histaminliberation). Klinisch können diese unterschiedlichen pathophysiologischen Vorgänge nicht unterschieden werden und müssen der gleichen Therapie zugeführt werden.

? 301 Für den Volumenmangelschock sind folgende Befunde typisch:

a. erniedrigter zentraler Venendruck (ZVD).
b. erniedrigter pulmonalkapillärer Verschlussdruck (PCWP).
c. erniedrigter diastolischer Pulmonalarteriendruck (PAD).
d. erhöhte O_2-Ausschöpfung.
e. reduzierte gemischtvenöse Sättigung ($S\bar{v}O_2$).

✓ Antworten

a. **Richtig.** Beim Volumenmangelschock sinkt die Füllung des venösen Kapazitätssystems ab; der Rückstrom zum rechten Herzen ist vermindert, und der ZVD fällt.
b. **Richtig.** Das rechte Herz bietet dem linken Ventrikel nur noch ein deutlich reduziertes HZV an, in der Folge sinkt auch der PCWP als Maß der Vorlast des linken Ventrikels ab.
c. **Richtig.** Sowohl der systolische als auch der diastolische pulmonalarterielle Druck sinken ab (Spiegelbild des systemischen Kreislaufs).
d. **Richtig.** Zur Deckung des O_2-Bedarfs der Zellen bei Hypoperfusion wird Sauerstoff verstärkt ausgeschöpft, und die arteriovenöse O_2-Gehaltsdifferenz steigt.
e. **Richtig.** Die erhöhte O_2-Extraktion in der Peripherie spiegelt sich in einem Abfall der gemischtvenösen Sättigung.

? 302 Folgende Befunde sind typisch für eine akute Lungenembolie:

a. erhöhter ZVD
b. erhöhter pulmonalkapillärer Verschlussdruck (PCWP)
c. gestaute Jugularvenen

d. Dyspnoe
e. Tachykardie

✅ **Antworten**

a. **Richtig.** Die akute Nachlaststeigerung des rechten Ventrikels führt zu einem Abfall des rechtsventrikulären Schlagvolumens und bedingt ein Rückwärtsversagen des Herzens mit Anstieg des ZVD.
b. **Falsch.** Die Vorlast des linken Ventrikels ist erniedrigt, was sich in niedrigen Werten des PCWP ausdrückt.
c. **Richtig.** Klinisch macht sich das Rückwärtsversagen in gestauten Jugularvenen bemerkbar.
d. **Richtig.** Bei massiver Lungenembolie tritt eine akute Dyspnoe auf. Der p_aO_2 sinkt, da Blut in weniger gut ventilierte Lungenbereiche umgeleitet wird; zusätzlich ist die Totraumventilation erhöht.
e. **Richtig.** Eine Tachykardie dient der Kompensation eines erniedrigten HZV.

❓ **303 Folgende Befunde sind mit einem Verdacht auf das Vorliegen einer SIRS/Sepsis vereinbar:**

a. Leukozytose
b. Erhöhung der im Blut zirkulierenden Fibrinspaltprodukte
c. Anstieg der PMN-Elastase
d. Hypophosphatämie
e. Abfall des AT III

✅ **Antworten**

a. **Richtig.** Der Leukozytenanstieg reflektiert die durch SIRS/Sepsis induzierte Aktivierung der körpereigenen Abwehr; eine Leukozytose kann bei Immunsuppression oder malignem Grundleiden aber auch fehlen. Nach den Kriterien des ACCP/SCCM dient der Befund einer Erhöhung der Leukozytenzahl auf >12 000/µl oder eine Erniedrigung <4 000/µl als Sepsiskriterium.
b. **Richtig.** Im Rahmen der SIRS/Sepsis kommt es oft zu einer generalisierten Aktivierung des fibrinolytischen Systems. Dies äußert sich in einem gesteigerten Abbau von Fibrin und Fibrinogen und einem Anstieg von Fibrin(ogen)spaltprodukten (FSP).
c. **Richtig.** Die aktivierten Leukozyten geben vermehrt proteolytische Enzyme wie Elastase ab, welche im Serum nachgewiesen werden kann.

d. **Richtig.** Im Rahmen einer SIRS/Sepsis nehmen die Zellen aufgrund des gesteigerten Stoffwechsels vermehrt Phosphat auf, was sich in einer Hypophosphatämie (<0,8 mmol/l) äußern kann. Auch ein Phosphatabfall um mehr als 30 % des Ausgangswertes innerhalb von 24 h ist ein Marker einer SIRS/Sepsis.

e. **Richtig.** Im Rahmen der SIRS/Sepis kommt es zu einer generalisierten Aktivierung der Gerinnung, die sich in einem AT III-Abfall (<70 %) äußert. Obwohl die Sensitivität und die Spezifität der in dieser Frage behandelten Marker gering ist, ergibt sich ihr Wert aus der Zusammenschau mit dem klinischen Bild des Patienten.

? 304 Folgende Aussagen zu allergischen/anaphylaktoiden Reaktionen treffen zu:

a. Bei Patienten mit multiplen Allergien ist die präoperative Gabe von H_1-Blockern ausreichend und sinnvoll.

b. Durch eine adäquate Prophylaxe bei prädisponierten Personen lässt sich eine anaphylaktische oder anaphylaktoide Reaktion sicher verhindern.

c. Adrenalin ist bei ausgeprägter Tachykardie während einer anaphylaktischen Episode kontraindiziert.

d. Die adäquate Volumensubstitution in der Anaphylaxie ist von entscheidender Bedeutung.

e. Unter Allgemeinanästhesie ist eine schwere Hypotension nicht selten das einzige Zeichen einer anaphylaktoiden Reaktion.

✓ Antworten

a. **Falsch.** In Deutschland wird die gleichzeitige Blockade von H_1- und H_2-Rezeptoren empfohlen, da die histaminvermittelte Ödemneigung und Gefäßerweiterung (= Blutdruckabfall) über H_1- und H_2-Rezeptoren vermittelt sein soll.

b. **Falsch.** Die Prophylaxe mit H_1- und H_2-Blockern sowie Kortison kann die Anaphylaxie nicht sicher verhindern; sie kann aber deren Ausmaß reduzieren.

c. **Falsch.** Auch bei manifester Tachykardie ist Adrenalin das Mittel der 1. Wahl in der Behandlung der Anaphylaxie.

d. **Richtig.** Bei jeder anaphylaktischen/anaphylaktoiden Reaktion besteht ein ausgeprägter relativer Volumenmangel. In Deutschland wird dabei der Gabe von Kolloiden der Vorzug gegenüber der Gabe von Kristalloiden gegeben, da Kolloide (zunächst) im Intravasalraum verbleiben.

e. **Richtig.** Eine schwere Hypotension ohne kutane oder bronchiale Symptome ist nicht selten und kann die einzige Manifestation während Allgemeinanästhesie sein.

5.10 Schmerztherapie

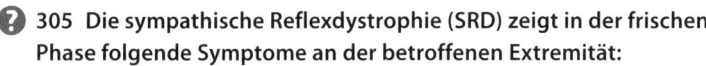 **305 Die sympathische Reflexdystrophie (SRD) zeigt in der frischen Phase folgende Symptome an der betroffenen Extremität:**

a. Schwellung
b. erniedrigte Hauttemperatur
c. höhere Hautfeuchtigkeit
d. Einschränkung der Beweglichkeit und Kraft
e. Hyper- oder Hypalgesie

Antworten

a. **Richtig.** Die SRD (Sudeck-Syndrom) besteht in einer trophischen Störung der Extremität nach einer Läsion von Nervenfasern und äußert sich durch Schwellung der Haut, vermehrtes Schwitzen und eine Einschränkung der Motilität und der Kraft. Es treten sowohl Hyperalgesie und -ästhesie als auch Hypalgesie und -ästhesie auf. Neuerdings wird die SRD als komplexes regionales Schmerzsyndrom bezeichnet (CRPS). Bei CRPS Typ I, das dem SRD entspricht, liegt eine Schädigung der Weichteile oder des Knochens ohne definierte Nervenläsion vor, während beim Typ II (Synonym Kausalgie) eine definierte Läsion eines Nerven vorliegt.
b. **Falsch.** Siehe Antwort a.
c. **Richtig.** Siehe Antwort a.
d. **Richtig.** Siehe Antwort a.
e. **Richtig.** Siehe Antwort a.

306 Der M. Sudeck (sympathische Reflexdystrophie, SRD):

a. ist häufig mit einem vorangegangenen Extremitätentrauma assoziiert.
b. geht mit einem stechenden, gut lokalisierbaren Schmerz einher.
c. heilt in der Regel spontan.
d. wird bei Persistenz durch eine chirurgische Sympathektomie zuverlässig gelindert.
e. spricht gut auf die Gabe von Steroiden an.

✅ **Antworten**

a. **Richtig.** Dem SRD geht häufig eine Extremitätenfraktur voraus. Trotz adäquater Frakturheilung entwickeln sich im weiteren Verlauf ein Schmerzsyndrom und trophische Veränderungen der betroffenen Extremität. Es kommt zu einer Hyperhidrose, Ödembildung und bleichem und/oder zyanotischem Hautkolorit. Das Haar- und Nagelwachstum wird gestört. Im Röntgenbild finden sich Zeichen einer Osteoporose. Als Ursache gilt eine pathologische sympathische Reflexantwort aufgrund einer traumatischen Störung vegetativer Nervenfasern der Extremität.

b. **Falsch.** Der Schmerz ist konstant und brennend. Nichtschmerzhafte Stimuli werden als schmerzhaft empfunden (Allodynie). Die Schmerzempfindung ist gesteigert (Hyperpathie).

c. **Falsch.** Die Spontanheilung ist grundsätzlich möglich, ist allerdings im Vergleich zur Chronifizierung (>80 %) deutlich seltener.

d. **Falsch.** Bei initial gutem Erfolg, kommt es in über 30 % der Fälle zu einem Rezidiv. Dies hat zur Zurückhaltung bei der Durchführung der chirurgischen Sympathektomie geführt.

e. **Falsch.** Die Gabe von Steroiden und nichtsteroidalen Antirheumatika (NSAR) ist i. allg. nur von begrenztem Nutzen. Allenfalls kommt es zu einer Linderung des häufig bestehenden Ödems der Extremität.

Die effektivste Behandlung besteht in der frühzeitigen Mobilisation und Kräftigung der betroffenen Extremität durch gezielte Physiotherapie unter Einsatz einer begleitenden Sympatholyse (z. B. durch kontinuierliche Plexus-brachialis-Katheter-Anästhesie).

Intensivmedizin

? 307 Das akute Nierenversagen (ANV):

a. tritt perioperativ am häufigsten nach kardiovaskulären Operationen auf.

b. hat eine bessere Prognose, wenn durch medikamentöse Therapie das anurische in ein oligurisches ANV überführt werden kann.

c. hat eine Mortalität von 50 %.

d. kann durch eine aggressive Volumentherapie nicht im Outcome verbessert werden.

e. wird perioperativ am häufigsten durch eine renale Minderperfusion hervorgerufen.

✓ Antworten

a. **Richtig.** Die Hypovolämie im Rahmen von kardiovaskulären Operationen ist der häufigste Risikofaktor für ein ANV. Daneben spielen die massiven hämodynamischen Veränderungen und Gewebetraumatisierungen eine Rolle.

b. **Falsch.** Die Prognose wird dadurch leider nicht verändert. Die Therapie wird aber durch ein oligurisches NV erleichtert, da keine apparativen Verfahren für den Flüssigkeitsentzug benötigt werden.

c. **Richtig.** Ein perioperatives ANV hat eine Mortalität von 50–70 %.

d. **Falsch.** Die einzige gesicherte Maßnahme zur Verbesserung des Outcome bei ANV ist die aggressive Volumenzufuhr.

e. **Richtig.** Die renale Minderperfusion führt ursächlich zur Tubulusnekrose. Daher ist die Therapie auf eine Verbesserung der renalen Perfusion auszurichten, wobei zunächst einer ausreichend aggressiven Volumentherapie Priorität vor einer evtl. notwendigen Katecholamintherapie zu geben ist.

? 308 Die kompensatorischen Vorgänge für eine renale Anämie bei Patienten mit einer terminalen Niereninsuffizienz umfassen:

a. eine Rechtsverschiebung der O_2-Bindungskurve.

b. eine Abnahme des O_2-Verbrauchs.

c. eine Zunahme des 2,3-DPG-Gehalts der Erythrozyten.

d.   eine Zunahme der Durchblutung der Gewebe durch eine Abnahme der Viskosität des Blutes.

e.   eine Zunahme des Herzzeitvolumens.

✅ **Antworten**

a.   **Richtig.** Durch eine Zunahme des 2,3-DPG-Gehalts der Erythrozyten und durch eine metabolische Azidose kommt es zu einer Rechts-verschiebung der O_2-Bindungskurve. Somit wird der Sauerstoff in der Peripherie leichter an das Gewebe abgegeben.

b.   **Falsch.** Der O_2-Verbrauch bleibt während einer terminalen Niereninsuf-fizienz unverändert. Er ist eng mit der metabolischen Basalrate verknüpft, die sich während einer terminalen Niereninsuffizienz nicht ändert.

c.   **Richtig.** Dies ist einer der wesentlichen Anpassungsvorgänge an eine Anämie.

d.   **Richtig.** Eine Abnahme des Hämatokrit im Rahmen der renalen Anämie bedeutet eine Abnahme der Viskosität des Blutes, was den Blutfluss wiederum erhöht.

e.   **Richtig.** Um die O_2-Transportkapazität des Blutes aufrecht zu erhalten, muss das HZV gesteigert werden, vornehmlich durch eine Zunahme der Herzfrequenz.

❓ **309 Welche Befunde treffen auf eine primäre Hypothyreose trifft:**

a.   TSH erhöht

b.   Hypercholesterinämie

c. T_3 erniedrigt

d. T_4 erniedrigt

e.   proteingebundenes Jod erhöht

✅ **Antworten**

a.   **Richtig.** Eine primäre Hypothyreose hat ihre Ursache in der Schilddrüse selbst, z. B. bei Zustand nach Strumektomie oder Radiojodtherapie, ebenso durch Thyreostatikabehandlung, extremen Selen- bzw. Jod-mangel und durch eine Hashimoto-Thyreoiditis. Bei den seltenen sekundären Hypothyreosen fehlt TSH. Bei der tertiären Hypothyreose, besteht entweder ein Mangel an TRH oder eine Unterbrechung des Portalgefäßsystems zwischen Hypothalamus und Hypophyse (Pickardt-Syndrom).

b. **Falsch.** Eine Hypothyreose ist unabhängig von einer Hypercholesterinämie.

c. **Richtig.** Aufgrund der fehlenden Bildung von T_3 und T_4, z. B. aufgrund eines Jodmangels, kommt es zu einem Absinken dieser Hormone.

d. **Richtig.** Auch T_4 ist erniedrigt.

e. **Falsch.** Als proteingebundenes Jod bezeichnet man das Jod, das an T_3 und T_4 gebunden vorliegt. Bei der Hypothyreose ist also auch das proteingebundene Jod erniedrigt.

? **310 Zur spezifischen Behandlung der thyreotoxischen Krise gehören:**

a. Propranolol
b. Plasmapherese
c. Kortikosteroidgabe
d. Volumentherapie
e. Jodidgabe

✓ Antworten

a. **Richtig.** β-Blocker dienen der Therapie der Tachykardie.

b. **Richtig.** Da T_3/T_4 an Thyroid-bindendes Globulin geknüpft ist, kann versucht werden, durch Plasmapherese die Schilddrüsenhormone zu eliminieren. Die Wirksamkeit ist allerdings nicht sicher gegeben und eine chirurgische Thyroidektomie nach intensivmedizinischer Stabilisierung die Therapie der Wahl.

c. **Falsch.** Gehört nicht zur spezifischen Therapie. Eine Glukokortikoidgabe kann bei sekundärer Nebenniereninsuffizienz notwendig werden.

d. **Richtig.** Ein thyreotoxische Krise ist auch durch Volumenmangel bei gastrointestinaler Symptomatik (Durchfälle) gekennzeichnet.

e. **Richtig.** Die direkte Jodidgabe, z. B. 500 mg, hemmt die Sekretion von T_3/T_4 (Wolff-Chaikoff-Effekt) durch Autoregulation. Diesen Effekt, der nur wenige Tage anhält, machte man sich früher zur Behandlung einer Hyperthyreose vor Schilddrüsenoperationen zunutze (»Plummern«, nach Henry Stanley Plummer). Häufiger wird Kaliumperchlorat mit der gleichen Wirkung verabreicht (möglich ist auch Lithium). Oberstes Therapieziel ist die Stabilisierung des Patienten und die sofortige Senkung des erhöhten Schilddrüsenhormonspiegels, d. h. das Erreichen eines euthyreoten Zustands. Hierzu werden Thyreostatika hochdosiert eingesetzt: sofortige Blockade der Hormonproduktion (Thiamazol 40–80 mg i.v. alle 8 h), Kaliumperchlorat (1 200–2 000 mg/Tag) zur Hemmung der Hormonsekretion, β-Blocker zur Herzfrequenzsenkung, evtl. Digitalis bei Tachyarrhythmia absoluta, NSAR und physikalische Maßnahmen zur Fiebersenkung, Sedativa zur Ruhigstellung (Propofol, Benzodiazepine) und evtl. Glukokortikoide bei Nebenniereninsuffizienz bei ausgeprägter Schocksymptomatik.

❓ 311 Beatmung mit positivem endexspiratorischem Druck (PEEP) kann zur:

a. Erniedrigung der rechtsatrialen Vorlast führen.
b. Verminderung des venösen Abflusses aus Leber und Niere führen.
c. Erhöhung des intrakraniellen Drucks beitragen.
d. Überdehnung von Lungenarealen führen.
e. Erniedrigung des Herzzeitvolumens (HZV) beitragen.

✅ Antworten

a. **Richtig.** Bei Beatmung mit PEEP steigt der intrathorakale Mitteldruck an, es kommt zu einer Behinderung des Bluteinstroms in den rechten Vorhof und somit zu einer rechtsatrialen Vorlasterniedrigung.
b. **Richtig.** Durch den erhöhten intrathorakalen Mitteldruck ist der venöse Blutfluss aus der Leber und der Niere vermindert (Leber- und Nieren-stauung!); dies kann zu Funktionsstörungen dieser Organe beitragen.
c. **Richtig.** Der Abfluss aus den großen zerebralen Venen ist besonders bei hohen PEEP-Werten (>10 cm Wassersäule) behindert und kann zu einer Erhöhung des intrakraniellen Drucks beitragen.
d. **Richtig.** Exzessive PEEP-Werte können zu einer Überdehnung der alveolokapillären Membran und einer Kompression der Lungenkapil-laren führen. Die Folge sind eine Zunahme der Totraumventilation (= Ventilation nicht perfundierter Lungenbezirke) und eine Widerstands-erhöhung im Lungenkreislauf mit erhöhter rechtsventrikulärer Nachlast.
e. **Richtig.** Durch die Verminderung der rechtsatrialen Vorlast kann es zu einer Erniedrigung des Volumenangebots an den linken Ventrikel und somit zu einer Erniedrigung des HZV kommen.

❓ 312 Positiver endexspiratorischer Druck (PEEP):

a. verbessert die Oxigenierung durch die Rekrutierung kollabierter Lungenbezirke.
b. kann zu Überblähung der Lunge (»air-trapping«) führen.
c. kann irreversible schädigende Lungengewebeveränderungen induzieren.

d. erhöht die pulmonalvaskuläre Resistance.

e. kann zu einer Erhöhung der Totraumventilation beitragen.

✅ **Antworten**

a. **Richtig.** Dies ist ein zentraler Effekt des PEEP, vormals kollabierte Alveolen werden wiedereröffnet und -belüftet, das Ventilations-Perfusions-Verhältnis wird normalisiert, und die Shuntfraktion nimmt ab. Trotz dieser Vorteile einer Beatmung mit PEEP stellt die Anwendung eines hohen PEEP-Niveaus über längere Zeit eine unphysiologische, invasive Beatmungsform dar, welche mit erheblichen Nachteilen und Gefahren verbunden ist.

b. **Richtig.** Die Überblähung einzelner Lungenareale ist eine inhärente Gefahr jeder Beatmung mit unphysiologisch hohen PEEP-Werten; u. U. kommt es zur Zerreißung einer Alveole und zur Ausbildung eines Spannungspneumothorax.

c. **Richtig.** Der erhöhte Alveolardruck selbst, aber auch das Entstehen von intraalveolären Scherkräften (»shear stress«), kann zu vermehrter Nekrose von Pneumozyten, zum Abfall der Surfactantbildung und zur Ausbildung von hyalinen Membranen beitragen. Unter Umständen sind diese Veränderungen irreversibel.

d. **Richtig.** Der erhöhte intraalveoläre (= intrapulmonale) Druck überträgt sich auch auf die Lungenstrombahn und erhöht durch die Kompression der Lungengefäße die Nachlast des rechten Herzens.

e. **Richtig.** Bei hohen PEEP-Werten (>15 mmHg) kann es zur Überdehnung der Alveolen und zur kompletten Verlegung der zuführenden Kapillaren kommen und somit zu einer effektiven Erhöhung der Totraumventilation (= Ventilation ohne Durchblutung; »wasted ventilation«).

❓ **313 Die gemischtvenöse Sättigung (S$\bar{v}$O$_2$) kann erniedrigt sein:**

a. bei Hypoperfusion

b. bei Hypovolämie

c. bei Anämie

d. bei Hypoxämie

e. bei Hypermetabolismus

✅ **Antworten**

a. **Richtig.** Bei erniedrigter Perfusion erhöhen die betroffenen Gewebe kompensatorisch den Grad der O$_2$-Ausschöpfung; dies führt zu einem Abfall der S$\bar{v}$O$_2$.

b. **Richtig.** Fällt das Herzzeitvolumen ab, z. B. aufgrund einer Hypovolämie, kommt es kompensatorisch zur erhöhten O_2-Ausschöpfung und einer Erniedrigung der $S\bar{v}O_2$.

c. **Richtig.** Bei extremer Anämie wird die O_2-Extraktion kompensatorisch erhöht, die $S\bar{v}O_2$ fällt ab.

d. **Richtig.** Wenn das arterielle Blut nur ungenügend mit Sauerstoff beladen ist (Oxigenierungsstörung), führt schon die normale O_2-Extraktion von ca. 25 % in Ruhe zu einer erniedrigten $S\bar{v}O_2$.

e. **Richtig.** Bei Hypermetabolismus, z. B. der malignen Hyperthermie, ist der Stoffwechsel extrem gesteigert und der O_2-Bedarf entsprechend erhöht. Wird dieser erhöhte Bedarf nicht gedeckt, kommt es zu einer erhöhten O_2-Extraktion: die arteriovenöse O_2-Differenz ist erhöht und die $S\bar{v}O_2$ erniedrigt.

❓ 314 Bei Vorliegen einer Verbrennung von 40 % der Körperoberfläche:

a. ist die Intubation mit Succinylcholin am Unfallort kontraindiziert.

b. muss mit einer erhöhten Empfindlichkeit auf nichtdepolarisierende Muskelrelaxanzien gerechnet werden.

c. beträgt der Flüssigkeitsbedarf in der Akutphase bei einem Erwachsenen ca. 14 l/24 h.

d. entwickelt sich häufig eine Hypokoagulabilität.

e. sollte bei Verbrennungen von Gesicht und Halsregion die fiberoptische Wachintubation bevorzugt zur Anwendung kommen.

✅ Antworten

a. **Falsch.** Die Gabe von Succinylcholin zur Erleichterung der Intubation ist am Unfalltag nicht kontraindiziert. Allerdings entwickelt sich im Rahmen einer Verbrennungskrankheit innerhalb von Tagen eine Überempfindlichkeit gegenüber Succinylcholin. Wird nun Succinylcholin gegeben, kommt es zu einer massiven Freisetzung von Kalium mit der Gefahr des konsekutiven Herz-Kreislauf-Stillstands. Obwohl der genaue Zeitraum der Succinylcholinüberempfindlichkeit unbekannt ist, gilt allgemein, dass Succinylcholin bei der Verbrennungskrankheit ab dem 10. Tag nach dem Unfall bis zum vollständigen Abheilen der Verbrennungen kontraindiziert ist.

b. **Falsch.** Aus unklaren Gründen müssen bei der Verbrennungskrankheit nichtdepolarisierende Muskelrelaxanzien in der Regel deutlich höher dosiert werden, um eine suffiziente Blockade zu erzielen. Ein Nervenstimulator sollte daher benutzt werden.

c. **Richtig.** Jede schwere Verbrennung führt in den ersten Tagen zu massiven Flüssigkeitsverlusten, die aggresiv ersetzt werden müssen, um schwere Störungen des Herz-Kreislauf-Systems zu vermeiden. Eine Abschätzung des Bedarfs an kristalloider Flüssigkeit ist bei Kenntnis der verbrannten Körperoberfläche (% KOF) mit der Parkland-Formel möglich, wonach 4 ml/kgKG/% KOF in 24 h benötigt werden. Dies entspricht einer Infusionsmenge von etwa 11–16 l/Tag beim Erwachsenen (70–100 kgKG).

d. **Falsch.** Aus unklaren Gründen entwickelt sich in der Akutphase der Verbrennungskrankheit eine Hyperkoagulabilität, die sich in einer Thrombozytose und einer erhöhten Aktivität der Gerinnungsfaktoren V und VII äußert.

e. **Richtig.** Bei Verbrennungen des Gesichts und des Halses ist die primäre fiberoptische Wachintubation sicherer als die konventionelle Intubation, da in diesen Fällen häufig ein ausgeprägtes enorales Ödem besteht.

? 315 Für die schwere Sepsis sind folgende Befunde typisch:

a. ein erhöhtes Herzzeitvolumen (HZV).
b. ein erniedrigter peripherer Gefäßwiderstand (TPR).
c. eine arterielle Hypotension (RR syst. <90).
d. eine erhöhte Sauerstoffaufnahme (VO_2).
e. ein erhöhter Serumlaktatspiegel.

✓ Antworten

a. **Richtig.** In der Sepsis liegt in der Regel ein HZV von über 8 l/min vor (Normalwert: 5–8 l/min).

b. **Richtig.** Der periphere Gefäßwiderstand ist deutlich erniedrigt.

c. **Richtig.** Der Hypotonus ist die Folge des Abfalls der TPR, der nicht durch den Anstieg des HZV ausgeglichen werden kann (MAP = HZV × TPR). Die gestörte Makrozirkulation erfordert schon früh den Einsatz von Vasopressoren, um einen adäquaten Perfusionsdruck aufrechtzuerhalten.

d. **Falsch.** Die O_2-Aufnahme in der Sepsis ist entweder normal oder aber reduziert. Die Ursache für die verminderte O_2-Aufnahme ist unbekannt.

e. **Richtig.** Die Serumlaktatwerte sind als Ausdruck einer nicht adäquaten Oxigenierung und zellulären Hypoxie erhöht (>5 mmol/l).

? 316 Für den kardiogenen Schock bei Linksherzversagen sind folgende Befunde typisch:

a. erniedrigtes Herzzeitvolumen (HZV)
b. Tachykardie
c. erhöhter peripherer Gefäßwiderstand (TPR)
d. erhöhter pulmonalkapillärer Druck (PCWP)
e. erhöhte arteriovenöse Sauerstoffgehaltsdifferenz (AVC-O_2)

✓ Antworten

a. **Richtig.** Das Schlagvolumen (SV) ist aufgrund des Myokardschadens reduziert.
b. **Richtig.** Reaktiv wird die Herzfrequenz erhöht, um bei vermindertem SV das HZV aufrechtzuerhalten.
c. **Richtig.** Um bei einem reduzierten Schlagvolumen einen adäquaten Perfusionsdruck aufrechtzuerhalten, kommt es zu einer sympatho-adrenergen Reaktion mit peripherer Widerstandserhöhung.
d. **Richtig.** Der linke Ventrikel ist nicht in der Lage, das Blut aus dem Lungenkreislauf »wegzupumpen«; es kommt zu einem Rückstau in die Lungenvenen und damit zu einer Erhöhung des PCWP.
e. **Richtig.** Aufgrund des reduzierten Herzzeitvolumens wird das arterielle Blut stärker ausgeschöpft, die gemischtvenöse Sättigung ($S\bar{v}O_2$) fällt ab, und die O_2-Gehaltsdifferenz (AVC-O_2) steigt an. Daraus resultiert eine erhöhte O_2-Extraktionsrate.

? 317 Folgende Befunde sind mit der Diagnose Lungenödem aufgrund eines Linksherzversagens vereinbar:

a. erhöhter pulmonalkapillärer Verschlussdruck (PCWP)
b. erniedrigtes Herzzeitvolumen (HZV)
c. eine erniedrigte S_aO_2
d. ein erhöhter ZVD
e. auskultatorisch grobblasige, feuchte Rasselgeräusche über der Lunge

✓ Antworten

a. **Richtig.** Beim Linksherzversagen staut das Blut in die Lunge zurück; der PCWP ist deutlich erhöht (Rückwärtsversagen).
b. **Richtig.** Beim Linksherzversagen kommt es zu einem Abfall des HZV (Vorwärtsversagen).

c. **Richtig.** Aufgrund des erhöhten hydrostatischen Kapillardrucks kommt es zu einer Flüssigkeitsexsudation in die Alveolen und zu einem erschwerten Gasaustausch. Als Folge kommt es neben der Gasaustauschstörung auch zu einer Zunahme des Shuntvolumens (die Perfusion der flüssigkeitsgefüllten Alveolen bleibt erhalten), und die S_aO_2 fällt ab.

d. **Richtig.** Beim isolierten Linksherzversagen ist der ZVD häufig normal. Kommt es im Verlauf auch zu einer Rechtsherzinsuffizienz (Globalinsuffizienz), ist auch der ZVD erhöht.

e. **Richtig.** Dies ist der typische Auskultationsbefund beim Lungenödem.

? **318 Durch ständigen Magensaftverlust über eine Magenverweilsonde kommt es zu folgenden laborchemischen Veränderungen:**

a. Bikarbonatüberschuss

b. respiratorische Alkalose

c. Hypokaliämie

d. Erniedrigung des ionisierten Kalziums

e. negativer »base excess« (BE)

✓ **Antworten**

a. **Richtig.** Durch den Verlust von Salzsäure mit dem Magensaft kommt es im Blut zu einem Bikarbonatüberschuss und der Entwicklung einer metabolischen Alkalose mit einem positiven BE.

b. **Falsch.** Es besteht eine metabolische Alkalose. Diese wird respiratorisch durch Hypoventilation (Anstieg des pCO_2) kompensiert.

c. **Richtig.** Eine Alkalose geht mit einer Hypokaliämie einher, da der Organismus bestrebt ist, durch Verschiebung von intrazellulären Wasserstoffionen nach extrazellulär den pH-Wert zu normalisieren. Im Austausch für die abgegebenen Wasserstoffionen muss Kalium von extrazellulär nach intrazellulär geschleust werden. Es kommt also zur Hypokaliämie.

d. **Richtig.** Bei Alkalose wird ionisiertes Kalzium verstärkt an Albumin gebunden.

e. **Falsch.** Der »base excess« (BE) ist positiv. Für die metabolische Azidose ist ein negativer BE kennzeichnend.

? **319 Bei der Transfusion von AB0-inkompatiblem Blut kommt es zu:**

a. Hämoglobinurie

b. extravasaler Hämolyse

c. massiven Rückenschmerzen (beim wachen Patienten)

d. Anurie

e. Blutdruckanstieg

✓ Antworten

a. **Richtig.** Bei AB0-Inkompatibilität kommt es zu einer intravasalen Hämolyse mit Freisetzung von freiem Hämoglobin, das nephrotoxisch wirkt. Häufig entwickelt sich ein akutes Nierenversagen.

b. **Falsch.** Die extravasale Hämolyse ist für die deutlich weniger bedrohlichen, verzögerten Unverträglichkeitsreaktionen (Unverträglichkeitsreaktionen der Blutuntergruppen) typisch.

c. **Richtig.** Massive Rückenschmerzen beim wachen Patienten sind ein »klassisches« Symptom einer AB0-Inkompatibilität.

d. **Richtig.** Durch die intravasale Hämolyse kommt es zur akuten Tubulusnekrose durch freies Hämoglobin.

e. **Falsch.** Die intravasale Hämolyse geht mit einer Schocksymptomatik (Hypotension und Tachykardie) einher.

❓ 320 Welche der folgenden Aussagen zur Lungenembolie (LE) sind richtig?

a. Bei Patienten mit akuter LE ist das häufigste klinische Zeichen eine Tachypnoe.

b. Bei Patienten mit akuter LE kommt es häufig zum Lungeninfarkt.

c. Bei Patienten mit akuter LE kommt es zu einer Zunahme der Totraumventilation.

d. Die häufigsten EKG-Befunde bei akuter LE sind Zeichen der Rechtsherzbelastung.

e. Bei Verdacht auf akute LE hat die Perfusionsszintigraphie die höchste Aussagekraft.

✓ Antworten

a. **Richtig.** Über 90 % der Patienten mit angiografisch nachgewiesener massiver oder submassiver akuter Lungenembolie haben eine Tachypnoe (Respiration >20/min). Etwa 85 % klagen über einen unklaren Thoraxschmerz und Kurzatmigkeit (Dyspnoe). Demgegenüber kommen Husten, Hämoptyse, Zyanose, Synkope und eine Herzfrequenz >100/min nur bei weniger als der Hälfte der Patienten vor.

b. **Falsch.** Ein Lungeninfarkt ist auch bei massiver LE eine seltene Komplikation, da die O_2-Versorgung des Lungengewebes über den Pulmonalkreislauf, den Bronchialkreislauf und auch direkt über den alveolären pO_2 erfolgt. Lungeninfarkte kommen häufiger bei Patienten mit Linksherzinsuffizienz und bei Patienten mit chronisch obstruktiver Ventilationsstörung vor.

c. **Richtig.** Durch die thromboembolische Verlegung der Pulmonalarterie wird die alveoläre Perfusion unterbrochen bei gleichzeitig fortbestehender Ventilation. Dies führt zu einem Abfall des abgeatmeten CO_2 und zu einem Anstieg des arteriellen p_aCO_2. Beim beatmeten Patienten auf der Intensivstation oder während eines chirurgischen Eingriffs kann deshalb eine akute Abnahme des endexspiratorischen pCO_2 (p_ECO_2) und eine Differenz p_aCO_2–p_ECO_2 >5 mmHg auf eine akute Lungenembolie hinweisen.

d. **Falsch.** Das häufigste EKG-Zeichen bei Lungenembolie ist die Sinustachykardie (HF >100/min). Sie kommt in ca. 40 % der Fälle vor. Zeichen der Rechtsherzbelastung (kompletter Rechtsschenkelblock, ein P-Pulmonale sowie ein S_1Q_3-Typ) haben eine Häufigkeit <10 %. Der Wert des EKG liegt somit eher im Ausschluss anderer Erkrankungen wie z. B. eines Myokardinfarkts.

e. **Falsch.** Die Pulmonalisangiographie ist der »golden standard« in der Diagnostik der LE (Sensitivität und Spezifität >90 %). Es lassen sich u. a. Lungengefäße mit einem Durchmesser <0,5 mm beurteilen. Thromboembolische Verschlüsse der Lungenstrombahn können noch nach 7 Tagen nachgewiesen werden. Unter den anderen Untersuchungsmethoden liegt das Spiral-CT (Sensitivität ca. 90 %; Spezifität ca. 80 %) noch deutlich vor der Perfusionsszintigraphie und der Echokardiographie.

321 Welche der folgenden Aussagen zur Lungenembolie (LE) sind richtig?

a. Die Mortalität der nicht erkannten, nicht behandelten akuten LE ist etwa doppelt so hoch wie die der diagnostizierten und behandelten LE.

b. Beim zuvor Gesunden sind schon Verlegungen der Lungenstrombahn von etwa 25 % mit einer Zunahme des mittleren pulmonalarteriellen Drucks verbunden.

c. Die Schwere der akuten LE wird anhand der Dauer und Ausprägung der Tachypnoe, Dyspnoe, des Thoraxschmerzes und der Veränderung des arteriellen Blutdrucks ermittelt.

d. Die thrombolytische Therapie der akuten LE reduziert Morbidität und Mortalität in allen Stadien der LE.

e.   Bei hämodynamisch relevanter LE hat sich die Gabe von Phospho-
diesterase-III-Hemmern als effektiv erwiesen.

✓ Antworten

a.   **Falsch**. Die Mortalität der unbehandelten Lungenembolie ist 4- bis
6-fach höher als die der behandelten LE. Vergleiche klinischer und
pathologisch-anatomischer Daten haben gezeigt, dass die Inzidenz
falsch-positiver und falsch-negativer Diagnosen bei etwa 50 % liegt. Die
LE ist eine Krankheit, bei der das größte Problem die rechtzeitige,
richtige Diagnose ist.

b.   **Falsch**. Beim Gesunden führen erst Lungenstrombahnverlegungen von
>50 % zu einem Anstieg (>30 mmHg) des mittleren pulmonalarteriellen
Drucks.

c.   **Richtig**. Eine passagere Dyspnoe mit Thoraxschmerzen ohne Beeinträchtigung des systolischen arteriellen Drucks (SAP) wird als Grad I
klassifiziert, Grad II liegt vor, wenn persistierende Schmerzen und
Dyspnoe mit einem geringen Abfall des SAP verbunden sind. Der
ausgeprägte bzw. schwere Abfall des systolischen Drucks (<90 mmHg)
wird als Grad III bzw. IV klassifiziert.

d.   **Falsch**. Der Einsatz von Thrombolytika führt bei Lungenembolie Grad IV
zu einer signifikanten Verbesserung von Hämodynamik und Gasaustausch und zu einer reduzierten Mortalität. Für Grad III werden Nutzen
und Risiken der Thrombolyse kontrovers diskutiert und sind weiterhin
Gegenstand klinischer Studien. In den Stadien I und II wird keine Lyse
durchgeführt.

e.   **Falsch**. Phosphodiesterase-III-Hemmer wie Amrinon, Enoximon oder
Milrinon werden aufgrund ihrer pharmakodynamischen Eigenschaften
auch Inodilatatoren genannt. Aufgrund der Nachlastsenkung des
rechten Herzens über eine pulmonale Vasodilatation und der gleichzeitigen Anhebung der Kontraktilität (positiv inotrope Wirkung)
könnten diese Substanzen bei einer LE nützlich sein. Problematisch ist
deren vasodilatierende Wirkung, die eine systemische Hypotonie mit
Abfall der Koronarperfusion bewirken kann. Somit überrascht es nicht,
dass der Nutzen dieser Substanzen in der Behandlung der LE noch nicht
gesichert ist.

? 322 Folgende Aussagen zur heparininduzierten Thrombozytopenie (HIT) treffen zu:

a. Bei der HIT I kommt es zur Bildung von IgG-Antikörpern gegen Heparin.

b. Nach Diagnose der HIT I sollte Heparin sofort abgesetzt werden.

c. Die Inzidenz der HIT I ist etwa 2-mal so hoch wie die der HIT II.

d. Bei der HIT II kommt es zu venösen und arteriellen Thrombosen.

e. Bei Patienten mit HIT II darf niedermolekulares Heparin angewendet werden.

✓ Antworten

a. **Falsch.** Bei der HIT I kommt es nicht zur Aktivierung des Immunsystems, die milde Thrombozytopenie wird durch eine heparininduzierte Plättchenaggregation hervorgerufen (Thrombozyten <100 000/µl).

b. **Falsch.** Bei der HIT I kommt es nach der Gabe von Heparin zu einem leichten Abfall der Thrombozyten. Eine Aktivierung des Immunsystems liegt nicht vor. Thrombosen treten bei der HIT I nicht auf. Eine Therapie der HIT I ist nicht notwendig, und Heparin kann weiter gegeben werden.

c. **Richtig.** Inzidenz von HIT I ca. 5–10 %; von HIT II ca. 1–3 %.

d. **Richtig.** Bei der HIT II kommt es ca. 4–14 Tage nach Heparinerstexposition zur Bildung von IgG-Antikörpern gegen Heparin-Plättchenfaktor-4-Komplexe, die sich an Thrombozyten anheften und die Thrombozyten aktivieren. Es entstehen arterielle und venöse Thromben (»white clot syndrome«), und die Thrombozyten fallen dabei dramatisch ab: in der Regel auf <50 000/µl oder auf <50 % des Ausgangswerts. Heparin muss sofort abgesetzt werden.

e. **Falsch.** Bei HIT II darf grundsätzlich kein Heparin mehr zur Anwendung kommen: Dies gilt auch für niedermolekulares Heparin. Es muss entweder ein Heparinoid oder, bei Kreuzreaktivität, Hirudin eingesetzt werden.

? 323 Im Rahmen der totalen parenteralen Ernährung (TPE):

a. dürfen hochprozentige Lipidemulsionen über periphere Venen verabreicht werden.

b. sollte der enteralen (Sonden-)Ernährung immer der Vorzug vor der TPE gegeben werden.

c. stellen Lipide wertvolle Energielieferanten dar.

d. sollten auch Aminosäuren zur Deckung des Energiebedarfs eingesetzt werden.

e. kommt es häufig zu einer Hyperphosphatämie.

✓ Antworten

a. **Richtig.** Auch hochprozentige Lipidemulsionen sind plasmaisoton und führen deshalb nicht zu einer Venenreizung. Glukoselösungen über 5 % sind hyperton gegenüber dem Plasma und sollten deshalb über einen zentralen Venenzugang und nicht peripher i.v. appliziert werden.

b. **Richtig.** Die enterale Ernährung mittels Sondenkost (Magen-, Duodenal-, Jejunalsonde, PEG) ist die physiologische Variante der Nährstoffzufuhr und erhält die Darmmukosabarriere besser als eine TPE. Daher ist dieser immer der Vorzug zu geben, wenn keine Kontraindikationen bestehen (Darmoperation) und dies ohne gravierende Nebenwirkungen (Aspirationsgefahr bei fehlender antegrader Propulsion) durchführbar ist.

c. **Richtig.** Lipide sind als Energieträger besonders gut geeignet, weil sie eine hohe kalorische Dichte haben und insulinunabhängig verstoffwechselt werden (postoperative Hyperglykämieneigung bei alleiniger Glukoseinfusion). Besonders bei Patienten, bei denen eine minimale Flüssigkeitszufuhr Teil des Volumentherapiekonzeptes ist, sind Lipidemulsionen gut geeignet, eine große Kalorienzahl bei geringer Volumenbelastung zuzuführen. In neuerer Zeit wird den immunomodulatorischen Eigenschaften der Ω_3-Fettsäuren Beachtung geschenkt.

d. **Falsch.** Bei der Berechnung der zugeführten Kalorienzahl bleiben die Aminosäuren in manchen Therapiekonzepten als Kalorienträger unberücksichtigt, weil sie physiologisch in erster Linie dem Baustoffwechsel und nicht der Deckung des Energiebedarfs dienen. Ein schwer erreichbares Ziel der TPE sollte es sein, eine negative Stickstoffbilanz zu verhindern. Hierzu muss die im Postaggressionsstoffwechsel unvermeidliche Proteinkatabolie durch eine ausreichende Zufuhr an Nichtstickstoffkalorien möglichst minimiert werden.

e. **Falsch.** Unter den Bedingungen der TPE wird häufig eine Hypophosphatämie beobachtet, weil im Stadium der positiven Stickstoffbilanz (Anabolie) Kalium und Phosphat nach intrazellulär aufgenommen werden. Im Rahmen einer Katabolie mit akutem Nierenversagen (Phosphatakkumulation) kommt es dagegen zu einer Hyperphosphatämie.

❓ 324 Welche Aussagen zum Postaggressionssyndrom sind richtig?

a. Während der Akutphase (»ebb phase«) des Postaggressionssyndroms sollte eine Zufuhr von Glukose nach Maßgabe des Utilisationsvermögens erfolgen.

b. Während der Übergangsphase (»flow phase«) des Postaggressions-syndroms befinden sich Insulin und antiinsulinäre Faktoren im Gleich-gewicht.

c. In der Reparationsphase des Postaggressionssyndroms sollte eine positive Energie- und Stickstoffbilanz angestrebt werden.

d. In der frühen Phase des Postaggressionssyndroms besteht häufig eine Hyperkaliämie.

e. Während des Postaggressionssyndroms ist die Gerinnungsfähigkeit des Blutes erniedrigt.

✅ Antworten

a. **Falsch.** In den ersten Minuten bis Stunden nach einer »Aggression« (= Trauma, Operation, Schock, Sepsis) ist die Insulinwirkung fast vollständig supprimiert bei gleichzeitiger Dominanz der antiinsulinären Faktoren, z. B. der Glukagonwirkung. Die Folge ist eine Steigerung von Glykogenolyse und Glukoneogenese, was zu erhöhten Blutzucker-werten führt. Somit verbietet sich in dieser Phase die exogene Zufuhr von Glukose.

b. **Falsch.** Auch in der »flow phase« in den ersten Tagen nach einer Aggres-sion überwiegen noch die antiinsulinären Faktoren. In dieser Phase kann mit dem Aufbau einer totalen parenteralen Ernährung (TPE) begonnen werden. Es besteht weiterhin eine Hyperglykämieneigung. Frühere Konzepte der hochkalorischen Ernährung unter Zugabe hoher Insulinmengen sind zu Gunsten bedarfsadaptierter Ernährungsregime mit niedrigen Insulinmengen verlassen worden.

c. **Richtig.** In der Reparationsphase des Postaggressionssyndroms in den ersten Wochen nach Aggression besteht eine anabole Stoffwechsellage mit einer Dominanz der Insulinwirkung und einer Normalisierung der antiinsulinären Faktoren. In dieser Phase ist eine hochkalorische Ernährungstherapie mit positiver Stickstoffbilanz möglich und sinnvoll.

d. **Falsch.** Im Rahmen des Postaggressionssyndroms kommt es zu einem Hyperaldosteronismus mit erhöhter Natriumrückresorption bei gleichzeitiger Kaliumexkretion. Darüberhinaus fördern die im Post-aggressionsstoffwechsel erhöhten Katecholaminspiegel die Kaliumauf-nahme in die Zelle; es kommt also zu einer Hypokaliämie.

e. **Falsch.** Im Gegenteil, der Patient ist durch eine erhöhte Thrombose-neigung gefährdet.

? **325 Im Vergleich zum sog. »blue bloater« ist beim »pink puffer«:**

a. ein Rechtsherzversagen weniger häufig.

b. der Atemwegswiderstand in der Regel normal oder nur leicht erhöht.

c. die Elastizität des Lungengewebes stärker herabgesetzt.

d. der Luftgehalt der Lunge im Thoraxröntgenbild stärker erhöht.

e. der arterielle p_aO_2 unter Raumluftatmung niedrig normal bis normal.

✓ Antworten

a. **Richtig.** Beim »pink puffer« liegt eine irreversible Vergrößerung der Lunge mit Verlust der Alveolarsepten vor. Der Thorax ist fassförmig deformiert. Trotz dieser morphologischen Veränderungen liegt nur eine leichte pulmonale Hypertonie vor, die Inzidenz des Rechtsherzversagens ist deshalb deutlich niedriger als beim »blue bloater«, bei dem eine ausgeprägte pulmonale Hypertonie vorliegt.

b. **Richtig.** Beim »pink puffer« ist der Atemwegswiderstand nur leicht erhöht, während beim »blue bloater« der massive Anstieg des Atemwegswiderstands das klinische Bild entscheidend prägt.

c. **Richtig.** Aufgrund des Verlusts elastischer Fasern bleibt die Lunge überdehnt; beim »blue bloater« hingegen ist der Elastizitätsverlust deutlich geringer ausgeprägt.

d. **Richtig.** Beim »pink puffer« findet sich im Thoraxröntgenbild eine luftgefüllte, überblähte Lunge, während beim »blue bloater« eine peribronchitische Zeichnungsvermehrung und ein vergrößertes rechtes Herz imponieren.

e. **Richtig.** Der »pink puffer« hat ein rosiges Aussehen; sein p_aO_2 ist niedrig normal bei einer mäßigen Hypokapnie. Beim »blue bloater« findet sich ein zyanotisches Hautkolorit aufgrund des erniedrigten p_aO_2, der p_aCO_2 ist im Sinne einer respiratorischen Globalinsuffizienz ebenfalls erhöht.

? **326 Bei einer Kohlenmonoxidvergiftung ist:**

a. der p_aO_2 erniedrigt.

b. liegt initial eine Hyperventilation vor.

c. kommt es zur Linksverschiebung der O_2-Bindungskurve.

d. misst die Pulsoximetrie die S_aO_2 richtig.

e. ist die hyperbare O_2-Therapie die Therapie der 1. Wahl.

✅ Antworten

a. **Falsch.** Bei einer CO-Vergiftung ist der p_aO_2 nicht erniedrigt, die S_aO_2 aber pathologisch vermindert. Schon bei einer Konzentration von nur 0,1 Vol.-% CO in der Umgebungsluft liegen 50 % CO-Hämoglobin vor. Dies liegt an der Tatsache, dass CO im Vergleich zu O_2 eine 200-fach höhere Affinität für Hämoglobin hat und somit den O_2-Transport stark beeinträchtigt.

b. **Falsch.** Im Rahmen einer CO-Vergiftung liegt initial eine Normoventilation vor, da die peripheren Chemorezeptoren (pCHR) im Glomus caroticum und im Aortenbogen nur auf einen Abfall des p_aO_2, nicht aber auf einen S_aO_2-Abfall reagieren. Der p_aO_2 ist aber bei der CO-Vergiftung normal, und die pathologisch erniedrigte O_2-Sättigung löst keinen Reflex aus. Erst später, wenn die mangelnde O_2-Versorgung zu einer Laktatazidose aufgrund anaerober Glykolyse führt, werden die pCHR durch den erniedrigten pH-Wert erregt, und eine Hyperventilation setzt ein.

c. **Richtig.** Dies ist ein typischer Effekt der CO-Vergiftung. Unter dem Einfluss von CO wird die O_2-Bindungskurve nach links verschoben, was dazu führt, dass Sauerstoff in der Peripherie nur erschwert an die Zellen abgegeben wird.

d. **Falsch.** CO-Hämoglobin und O_2-Hämoglobin absorbieren Licht gleicher Wellenlänge, Standardpulsoximeter können also CO-Hämoglobin nicht von O_2-Hämoglobin »unterscheiden« und zeigen falsch-hohe Werte der O_2-Sättigung an. Diese kann nur durch die Blutgasanalyse richtig erfasst werden.

e. **Falsch.** Die Therapie der 1. Wahl ist die Applikation reinen Sauerstoffs. Zur Veranschaulichung: Bringt man einen Patienten nach CO-Vergiftung in eine CO-freie Umgebung, beträgt die Eliminationshalbwertszeit ca. 320 min. Wird dagegen reiner Sauerstoff appliziert, verkürzt sich die Eliminationshalbwertszeit auf 80 min. Die Carboxihämoglobin-Eliminationshalbwertszeit kann bei Anwendung von 3-barem Sauerstoff in einer Überdruckkammer auf 23 min gesenkt werden.

❓ 327 Um eine Aussage über den Säure-Basen-Haushalt (SBH) eines Patienten treffen zu können, werden mindestens die folgenden 2 Messwerte benötigt:

a. p_aCO_2 und p_aO_2
b. p_aCO_2 und pH-Wert
c. Serumbikarbonatspiegel und pH-Wert

d. pH-Wert und p_aO_2
e. pH-Wert und S_aO_2

✓ Antworten

a. **Falsch.** Der pH-Wert wird durch die Henderson-Hasselbalch-Gleichung (HHG) bestimmt. Sind 2 der 3 Größen (pH-Wert, p_aCO_2 und HCO_3) der HHG bekannt, kann die 3. Größe errechnet werden. Der p_aO_2 ist nicht in der HHG enthalten.
b. **Richtig.** Bei Vorliegen von p_aCO_2 und pH-Wert kann das Serumbikarbonat errechnet werden. Dies wird von Blutgasanalysatoren bei jeder Blutgasanalyse automatisch bewerkstelligt und nur p_aCO_2 und pH gemessen.
c. **Richtig.** Es liegen 2 der relevanten Größen vor, somit kann die 3. Größe (p_aCO_2) errechnet werden.
d. **Falsch.** Nach der HHG besteht zwischen pH-Wert und p_aO_2 keine direkte Beziehung.
e. **Falsch.** Nach der HHG besteht zwischen pH-Wert und S_aO_2 keine direkte Beziehung.

❓ 328 Welche Aussagen zum Säure-Basen-Haushalt (SBH) sind richtig?

a. Bei einem Patienten kann gleichzeitig eine metabolische Azidose und eine metabolische Alkalose vorliegen.
b. Bei einem pH-Wert von 7,4, einem p_aCO_2 von 21 mmHg und einem Serumbikarbonat von 13 mmol/l liegt eine Kombination aus respiratorischer Alkalose und metabolischer Azidose vor.
c. Bei einer akuten Hypoventilation steigt schon vor einer renalen Kompensation das Serumbikarbonat an.
d. Bei einer Störung des SBH verläuft die kompensatorische Gegenregulation gleichsinnig mit der primären Störung, d. h. eine Verminderung einer Komponente führt zu einer Verminderung der kompensatorischen Komponente.
e. Der Erhalt einer Normovolämie hat Priorität vor der Erhaltung eines normalen pH-Werts.

✓ Antworten

a. **Richtig.** Ein schwerkranker Patient auf einer Intensivstation kann aufgrund eines kardialen Schocks eine Laktatazidose bedingt durch eine generalisierte Minderperfusion haben; wird gleichzeitig kontinuierlich Magensaft über eine Sonde abgeleitet, entsteht zusätzlich eine metabolische Alkalose.

b. **Falsch.** Die angegebene Störung ist zwar denkbar, es kann sich aber auch um eine metabolisch kompensierte chronische respiratorische Alkalose handeln.

c. **Richtig.** Eine akute Hypoventilation führt zu einem Anstieg des p_aCO_2. Dies führt zu einer erhöhten Bildung von Kohlensäure, die in Wasserstoff- und Bikarbonationen dissoziiert. Somit steigt der Bikarbonatspiegel schon vor der (verzögert) eintretenden renalen Bikarbonatretention an.

d. **Richtig.** Die respiratorische Kompensation einer metabolischen Azidose (Bikarbonatabfall) führt zu einem p_aCO_2-Abfall (Hyperventilation); die Kompensation einer respiratorischen Azidose (p_aCO_2-Anstieg) besteht in einem Bikarbonatanstieg (renale Bikarbonatretention). Analoges gilt für die Kompensation der metabolischen und der respiratorischen Alkalose.

e. **Richtig.** Bei einem Volumenmangel kommt es über die Wirkung von Aldosteron zu einer Steigerung der Natriumrückresorption und damit zu einer vermehrten Wasserrückresorption zur Herstellung der Euvolämie. Gleichzeitig wird aber vermehrt Kalium und Wasserstoff sezerniert, was zu einer Veränderung des SBH (metabolische Alkalose) führen kann. Man sollte eine Hypovolämie zunächst, wenn möglich, mit einer entsprechenden Infusionstherapie ausgleichen, bevor man eine Azidose puffert, da die Hypovolämie der Azidose ursächlich vorausgeht und diese unterhält.

② 329 Risiken der Beatmung mit reinem Sauerstoff sind:

a. Retinopathie (retrolentale Fibroplasie)

b. Atemantriebsminderung

c. Resorptionsatelektasen

d. Verstärkung eines Pneumothorax

e. entzündliche Veränderungen der alveolokapillären Membran

✔ Antworten

a. **Richtig.** Langfristige Beatmung mit einer F_IO_2 >60 % erzeugt besonders bei Frühgeborenen eine proliferative Reaktion der Linsenkapsel, die zur Erblindung führen kann.

b. **Richtig.** Patienten mit ausgeprägter COPD regulieren ihre Atmung primär über den p_aO_2 und nicht mehr über den chronisch erhöhten

p_aCO_2. Die Gabe von Sauerstoff bei diesen Patienten kann dann den hypoxischen Atemantrieb so weit senken und eine drastische Abnahme des Atemminutenvolumens bedingen, dass der Patient einer CO_2-Narkose unterliegt und beatmungspflichtig wird.

c. **Richtig.** Resorptionsatelektasen sind unter Beatmung mit O_2-Konzentrationen >60 % deutlich häufiger. Der Mechanismus wird in der Stickstoffauswaschung vermutet. Wird Stickstoff durch Sauerstoff ersetzt, kann dieser nicht mehr wie unter Raumluftatmung in den Alveolen zurückbleiben und diese offenhalten: Die Gefahr des Alveolenkollaps steigt.

d. **Falsch.** Bei Inhalation reinen Sauerstoffs kommt es nicht zur Vergrößerung eines Pneumothorax.

e. **Richtig.** Besonders die vorgeschädigte alveolokapilläre Membran kann mit einer Entzündungsreaktion auf die Gabe von O_2-Konzentrationen von >60 % reagieren.

? 330 Die folgenden Maßnahmen sind zur Behandlung einer metabolischen Alkalose geeignet:

a. Gabe von NaCl, KCl, und HCl
b. Gabe eines H_2-Blockers
c. Gabe eines Karboanhydrasehemmers
d. Gabe eines Aldosteronantagonisten
e. Dialyse und/oder Hämofiltration

✓ Antworten

a. **Richtig.** Dies sind die klassischen Ansätze bei metabolischer Alkalose. Die Gabe des Anions Chlorid ermöglicht bzw. erleichtert der Niere die Ausscheidung des überschüssigen Anions Bikarbonat. Die Gabe von Protonen in Form von Salzsäure führt direkt zu einer Säuerung. Die Gabe von Kalium schließlich wirkt der alkalosebedingten Hypokaliämie entgegen.

b. **Richtig.** Die Reduktion der Magensaftproduktion führt zu einer Protoneneinsparung.

c. **Richtig.** Neben einem diuretischen Effekt wird die Bikarbonatrückresorption im proximalen Nierentubulus reduziert.

d. **Richtig.** Die Hemmung von Aldosteron vermindert die Natriumrückresorption im distalen Nierentubulus und erniedrigt den Verlust von Kalium und Protonen im Urin.

e. **Falsch.** Diese wird eingesetzt, wenn die Nierenfunktion bei schwerer metabolischer Alkalose ausgefallen ist.

? 331 Die folgenden Faktoren können zur Entwicklung einer metabolischen Alkalose führen bzw. beitragen:

a. Behandlung mit Diuretika
b. Hypokaliämie
c. Hypochlorämie
d. Erbrechen
e. Behandlung mit Kortisonpräparaten

✔ Antworten

a. **Richtig.** Da Diuretika unter anderem zu einer Salurese und damit zu Kaliumverlust führen, geben die Körperzellen kompensatorisch intrazelluläres Kalium nach extrazellulär ab, müssen aber gleichzeitig extrazelluläre Protonen zur Wahrung der Elektroneutralität ins Zellinnere aufnehmen (intrazelluläre Azidose).

b. **Richtig.** Siehe Antwort a.

c. **Richtig.** Der Verlust des Chloridanions erschwert die Ausscheidung des Bikarbonatanions.

d. **Richtig.** Durch den Magensaftverlust gehen Protonen verloren.

e. **Richtig.** Die mineralokortikoide Wirkung führt zu einem renalen Verlust von Protonen und Kalium.

Wegweisende Studien in der Anästhesie

Klinische Studien

- **Die Einführung des APGAR-Scores**

(n=1025 Patienten, Vorstellung eines neuen Evaluierungsscores für Neugeborene)

Apgar V (1953) A proposal for a new method of evaluation of the newborn infant. Anesth Analg 32: 260–7

In 1953, Virginia Apgar, M.D. published her proposal for a new method of evaluation of the newborn infant. The avowed purpose of this paper was to establish a simple and clear classification of newborn infants which can be used to compare the results of obstetric practices, types of maternal pain relief and the results of resuscitation. Having considered several objective signs pertaining to the condition of the infant at birth she selected five that could be evaluated and taught to the delivery room personnel without difficulty. These signs were heart rate, respiratory effort, reflex irritability, muscle tone and color. Sixty seconds after the complete birth of the baby a rating of zero, one or two was given to each sign, depending on whether it was absent or present. Virginia Apgar reviewed anesthesia records of 1025 infants born alive at Columbia Presbyterian Medical Center during the period of this report. All had been rated by her method. Infants in poor condition scored 0–2, infants in fair condition scored 3–7, while scores 8–10 were achieved by infants in good condition. The most favorable score 1 min after birth was obtained by infants delivered vaginally with the occiput the presenting part (average 8.4). Newborns delivered by version and breech extraction had the lowest score (average 6.3). Infants delivered by cesarean section were more vigorous (average score 8.0) when spinal was the method of anesthesia versus an average score of 5.0 when general anesthesia was used. Correlating the 60 s score with neonatal mortality, Virginia found that mature infants receiving 0,1 or 2 scores had a neonatal death rate of 14 %; those scoring 3, 4, 5, 6 or 7 had a death rate of 1.1 %; and those in the 8–10 score group had a death rate of 0.13 %. She concluded that the prognosis of an infant is excellent if he receives one of the upper three scores, and poor if one of the lowest three scores. (Anesthesiology 2005;102(4):855–7)

Fazit

Der 1953 von Virginia Apgar eingeführte APGAR Score erlaubt die einfache Zuordnung reifer Neugeborener zu Prognosegruppen mit einer Mortalität von 14 % (APGAR 0, 1, 2), 1,1 % (APGAR 3, 4, 5, 6, 7) und 0,13 % (APGAR 8, 9, 10).

- **Kann die Spinalanästhesie ohne neurologische Folgeschäden durchgeführt werden?**

(n=10 089 Spinalanästhesien, Langzeit-Follow-up-Studie)

Dripps RD, Vandam LD (1954) Long-term follow-up of patients who received 10,098 spinal anesthetics: Failure to discover major neurological sequelae. JAMA 156: 1486–91

The goal of this study was to determine the incidence and severity of neurologic complications after spinal anesthesia and to examine the factors contributing to these complications. Early and late effects of 10,098 spinal anesthetics were analyzed in 8,460 patients treated at the Hospital of the University of Pennsylvania between 1948 and 1951. The comparison groups were comprised of 1,000 patients undergoing similar procedures under general anesthesia and 75 patients who received spinal anesthesia after general anesthesia. Follow-up data on 8,987 spinal anesthetics were obtained 6 months after surgery via mailed questionnaire or by physical examination. Patients of both sexes, ranging in age from 10 to 89 yr, were included. Exclusion criteria for spinal anesthesia were reports of a previous unsatisfactory spinal anesthetic, neurologic disease, backache, frequent headaches, difficulty with the legs, or infections of the back. Lumbar puncture was performed with needles ranging from 16- to 24-gauge. Spinal anesthetic preparations used included tetracaine, procaine, dibucaine, piridocaine, and pyrrolocaine with or without epinephrine and dextrose. Patients were examined postoperatively to discover neurologic disease. Follow-up questions determined whether patients would choose a spinal anesthetic again, if they experienced any untoward effects, and their current condition. When possible, additional information was obtained from patients with suspicious symptoms. Only one case of incapacitating neurologic disease was observed in the 6-month follow-up examinations after the spinal anesthetic. The patient had an asymptomatic meningioma of the spinal cord. No patients developed cauda equina syndrome, transverse myelitis, or meningeal or epidural sepsis. The primary minor neurologic sequela was headache (9 % in male patients and 15 % in female patients). Transient minor sequelae included backache, pain and numbness in the extremity, and an occasional weakness in the leg. Neurologic complications are uncommon after spinal anesthesia with careful patient selection, meticulous technique, and use of safe concentrations of spinal anesthetic mixtures. (Anesthesiology 2004;100(1):176–7)

Fazit
Neurologische Folgeschäden nach Spinalanästhesie sind bei umsichtiger Patientenauswahl, sorgfältiger Durchführung und sicherer Dosierung extrem selten.

- **Diffusionshypoxämie durch Raumluft am Ende einer Sauerstoff-Lachgas-Narkose**
(n=8 Patienten, prospektive Studie)

Fink BR (1955) Diffusion anoxia. Anesthesiology 16: 511–14

In 1955, Dr. Bernard Raymond Fink published his findings that described the mechanism by which hypoxemia occurred when nitrous oxide–oxygen anesthesia was discontinued and room air breathing commenced. Using an ear oximeter and brachial artery blood gases, he measured oxygen saturation in eight healthy patients who had received 75 % nitrous oxide–25 % oxygen for gynecologic surgery. He showed that oxygen saturation decreased from 5 % to 10 % and often reached a value below 90 % when the patient began room air breathing after the nitrous oxide–oxygen was discontinued. The effect was seen over a 10-min period. He concluded that «anoxia arises because the outward diffusion of nitrous oxide lowers the alveolar partial pressure of oxygen.» This phenomenon can become a causative factor of cardiac arrest in patients with impaired pulmonary or cardiac reserves. (Anesthesiology 2007;106[1]:186–8)

Fazit
Wird am Ende einer mit einem Lachgas-Sauerstoff-Gemisch durchgeführten Narkose mit Raumluft beatmet, kann der Einstrom von Lachgas aus dem Blut in die Alveolen zu einer arteriellen Hypoxämie führen. Dies kann durch Applikation von 100 % Sauerstoff verhindert werden.

- **Mund-zu-Mund-Beatmung als künstliche Atemspende**
(n=185 Anwender an 25 Probanden)

Safar P (1958) Ventilatory efficacy of mouth-to-mouth artificial respiration: airway obstruction during manual and mouth-to-mouth artificial respiration. JAMA 167: 335–41

Background For respiratory resuscitation without devices, the author hypothesized that providing upper airway patency requires lifting the base of the tongue off the posterior pharyngeal wall and that artificial ventilation with intermittent positive pressure using exhaled air, i.e., direct mouth-to-mouth ventilation (MMV), is more effective than back or chest pressure with or without arm lift. MMV leaves the operator's hands free for backward tilt of the head, forward displacement of the mandible, or both.

Methods The author studied 25 sedated, nonintubated adult human volunteers under neuromuscular blockade with succinylcholine for 1–3 h each. One hundred sixtyseven untrained lay persons performed various direct MMV methods after one demonstration. Eighteen trained ambulance rescuers performed back or chest pressure arm-lift methods. Ventilation volumes were recorded during MMV from a calibrated pneumograph and during the manual methods from a taped face mask on a spirometer. Arterial oxygen saturation was monitored by an ear oximeter, and end-tidal carbon dioxide was measured by an infrared analyzer.

Results With the head in the mid position or flexed, airway obstruction occurred in all volunteers, equally in the supine or prone position. With the head tilted backward and the mouth held open, one half to two thirds of the volunteers had an open airway; the remaining volunteers required additional forward displacement of the mandible or a pharyngeal tube. Ninety percent of the lay persons performed MMV effectively. Moderate hyperventilation by the operator achieved normoxemia and normocapnia in the volunteer and moderate hypocapnia in the operator. Apnea-induced moderate hypoxemia was reversed with 5–9 MMVs. In the majority of volunteers, the manual methods caused no ventilation (mostly because of neck flexion), and in others, it caused progressive airway obstruction. In some volunteers, there was valve-like nasopharyngeal obstruction.

Conclusions In coma without a tracheal tube, direct MMV is effective because of the ability of the rescuer to support the head and jaw for upper airway patency and because of controllable high inflation pressures and volumes, whereas manual methods frequently fail to ventilate, mainly because of upper airway obstruction. The author recommends that backward tilt of the head plus exhaled air inflation methods be taught for general use in adults and children. (Anesthesiology 2001;95(3):789–91)

Fazit

Im Rahmen dieser Studie wurde erstmals die Reklination des Kopfes und die Mund-zu-Mund-Beatmung zur Reanimation von Erwachsenen und Kindern empfohlen. Dies löste die bis dahin übliche Beatmungsmethode der Thoraxkompression mit Armhebungen ab.

- **Anästhesiologische Todesfälle in einer Familie**
  (n=10, Fallserie)

Denborough MA, Forster JFA, Lovell RRH, Maplestone PA, Villiers JD (1962) Anesthetic deaths in a family. Br J Anaesth 34: 395–6

A local family is described in which there have been ten deaths attributable to general anesthesia. The pattern of inheritance of the abnormality is compatible with that due to an incompletely penetrant dominant gene or genes. Spinal anesthesia produced no ill effects when used in the one member of the family who survived a reaction following a general anesthetic.

Fazit

Hier wurde der erste überlebte Fall einer durch Halothan induzierten malignen Hyperthermie beschrieben. Dieser Fall und die humangenetische Beratung und darauffolgende Forschung führte zu der heutigen Kenntnis des zugrunde liegenden genetischen Defekts im Ryanodin-Rezeptor.

- **Die Einführung des MAC-Konzepts für inhalative Anästhetika**

Eger EI II, Saidman LJ, Brandstater B (1965) Minimum alveolar anesthetic concentration: A standard of anesthetic potency. Anesthesiology 26: 756–63

The minimum alveolar concentration of anesthetic (MAC) necessary to prevent movement in response to a painful stimulus was relatively constant in dogs anesthetized with halothane. MAC varied over a two-fold range with the intensity of the stimulus, but appeared to reach an upper limit beyond which a further increase in intensity did not increase MAC. For the same stimulus MAC was constant from dog to dog. MAC was unaffected by duration of anesthesia, unaltered by hypocarbia or hypercarbia, by phenylephrine-induced hypertension or by mild hypoxia (PaO_2 30 to 60 mm. of mercury). Hemorrhagic hypotension or marked acute metabolic acidosis reduced MAC by 10 to 20 per cent. Severe hypoxia (PaO_2 less than 30 mm of mercury) reduced MAC by 25 to 50 per cent. MAC appears to be a useful standard by which all inhalation anesthetics may be compared. (Anesthesiology 2002;96(1):238–9)

Fazit

Die Minimale Alveoläre Konzentration (MAC) als »Einheit« zur Angabe der Potenz inhalativer Anästhetika hat sich durchgesetzt.

- **Quantitativer Nachweis des Metabolismus von Halothan zu Trifluoracetsäure**

Rehder K, Forbes J, Alter H, Hessler O, Stier A (1967) Halothane biotransformation in man: A quantitative study. Anesthesiology 28: 711–5

The metabolic breakdown of halothane was quantitatively determined in two patients. Trifluoroacetic acid and bromide were found as metabolites in the urine. Both metabolites have a protracted excretion rate. Since the biological half-life of trifluoroacetic acid is unknown, one can calculate only the least amount of halothane that had been metabolized on the basis of the excreted trifluoroacetic acid: 12 % in both patients. On the basis of the excreted urinary bromide, 20 % and 17 %, respectively, of the halothane taken up by the body was calculated to be metabolized, if one assumes a biological half-life of 12 days for bromide. (Anesthesiology 2003;99(5):1220-1)

Fazit

Hier gelang der Nachweis der Metabolisierung von Halothan zu TFA, das als Immunogen die schwere Halothan-induzierte Hepatitis bei Wiederholungsnarkosen auslöst.

- **Hochdosis-Morphingabe für kardiochirurgische Eingriffe bei Patienten mit Aortenklappenerkrankung**
(n=15 Patienten, prospektive und randomisierte Studie)

Lowenstein E, Hallowell P, Levine F, Daggett WM, Austen WG, Laver MB (1969) Cardiovascular response to large doses of intravenous morphine in man. N Engl J Med 281: 1389–93

Large doses of intravenous morphine (0.5 to 3.0 mg per kilogram of body weight) were used alone or in combination with inhalation anesthetic agents for anesthesia in over 1100 patients undergoing open-heart surgery. Morphine, 1 mg per kilogram, was administered intravenously to seven subjects with aortic-valve disease and eight without major heart or lung disease. The cardiac subjects had higher control pulse rates and lower control stroke indexes than the normal subjects. In the cardiac but not in the normal stroke subjects, significant increases in cardiac index, stroke index, central venous pressure, and pulmonary-artery pressure, and a significant decrease in systemic vascular resistance, were observed after morphine was administered, suggesting that large doses of morphine may be used with safety in patients with minimal circulatory reserve. (Anesthesiology 2004;100(4):1013-5)

Fazit

Die Applikation von 1 mg/kg Morphin führte bei Patienten mit Aortenklappen-erkrankungen im Gegensatz zu gesunden Patienten zu einem erhöhten Cardiac Output und einem erniedrigten systemischen vaskulären Widerstand. Dieser Befund bereitete den Weg für opioidbasierte Narkoseregimes auch bei kardial vorerkrankten Patienten.

▪ Die Einführung des Rechtsherzkatheters in die klinische Praxis

Swan JHC, Ganz W, Forrester J, Marcus H, Diamond G, Chonette D (1970) Catheterization of the heart in man with use of a flowdirected balloon-tipped catheter. N Engl J Med 283: 447–51

Pressures in the right side of the heart and pulmonary capillary wedge can be obtained by cardiac catheterization without the aid of fluoroscopy. A No. 5 French double-lumen catheter with a balloon just proximal to the tip is inserted into the right atrium under pressure monitoring. The balloon is then inflated with 0.8 ml of air. The balloon is carried by blood flow through the right side of the heart into the smaller radicles of the pulmonary artery. In this position when the balloon is inflated wedge pressure is obtained. The average time for passage of the catheter from the right atrium to the pulmonary artery was 35 s in the first 100 passages. The frequency of premature beats was minimal, and no other arrhythmias occurred. (Anesthesiology 2005;103(4):890–3)

Fazit

Auch wenn die Frage nach der Senkung der Mortalität durch die Verwendung des Pulmonalarterienkatheters bis heute nicht endgültig geklärt ist, stellt seine

klinische Einführung einen bedeutenden Meilenstein in der Diagnostik hämodynamischer Parameter dar.

■ **Methoxyfluran und der Zusammenhang mit Nierenversagen**
(n=12 Patienten)

Mazze RI, Trudell JR, Cousins MJ (1971) Methoxyflurane metabolism and renal dysfunction:
Clinical correlation in man. Anesthesiology 35: 247–52

Serum inorganic fluoride concentration and urinary inorganic fluoride excretion were found to be markedly elevated in ten patients previously shown to have
methoxyflurane induced renal dysfunction. Five patients with clinically evident
renal dysfunction had a mean peak serum inorganic fluoride level (190 ± 21 μM)
significantly higher ($P<0.02$) than that of thosewith abnormalities in laboratory
tests only (106 ± 17 μM). Similarly, patients withclinically evident renal dysfunction had a mean peak oxalic acid excretion (286 ± 39 mg/24 h) significantly
greater ($P<0.05$) than that of those with laboratory abnormalities only
(130 ± 51 mg/24 h). That patients anesthetized with halothane had insignificant
changes in serum inorganic fluoride concentration and oxalic acid excretion
indicates that these substances are products of methoxyflurane metabolism. A
proposed metabolic pathway to support this hypothesis is presented, as well
as evidence to suggest that inorganic fluoride is the substance responsible for
methoxyflurane renal dysfunction. (Anesthesiology 2006;105(4):843–6)

Fazit
Nach Bekanntwerden der Hepatotoxizität von Halothan wurden große Hoffnungen
auf den Nachfolger Methoxyfluran gesetzt. Die Autoren zeigten, dass Methoxyfluran große Mengen Fluorid freisetzt, das für das beobachtete Nierenversagen
verantwortlich ist. Methoxyfluran konnte sich aufgrund seiner Nephrotoxizität
nicht durchsetzen und wurde vom Markt genommen.

■ **Thiopental wirkt bei einer kardiopulmonalen Reanimation nicht neuroprotektiv**
(n=7 Hunde, prospektive und randomisierte Studie)

Michenfelder JD (1974) The interdependency of cerebral functional and metabolic effects
following massive doses of thiopental in the dog. Anestehsiology 41: 231–6

The cerebral metabolic effects of a massive dose of thiopental (177 mg/kg) were investigated in seven dogs. The systemic circulation was supported with an extracorporeal circuit. At an infusion rate of 2 mg/kg/min, cerebral oxygen consumption (CMRO2) decreased progressively until cerebral electrical silence was produced. This occurred after a mean dose of 72 mg/kg, which caused a mean decrease in CMRO2 to 58 % of the control value (measured at 1.5 % halothane inspired). Thereafter, despite continued at 4 mg/kg/min, CMRO2 did not decrease further. The oxygen-glucose index never changed during the infusion period and, at the termination of the infusion, brain assays for ATP, phosphocreatine, lactate, and pyruvate revealed normal concentrations. It is concluded that there was no alteration in normal cerebral metabolic pathways, that cerebral metabolic effects of thiopental are secondary to functional effects that thiopental would provide no cerebral protection during hypoxia sufficient to abolish cerebral function, and that thiopental does not uncouple oxidative phosphorylation in vivo. (Anesthesiology 2002;97(4):1005–6)

Fazit

Thiopental führt zu einer Unterdrückung der funktionalen neuronalen Aktivität, was eine Verminderung der metabolischen neuronalen Aktivität zur Folge hat. Da die funktionale neuronale Aktivität nach Herz-Kreislauf-Stillstand primär minimal ist, kann Thiopental zu keiner weiteren metabolischen Suppression der neuronalen Aktivität führen und damit nicht neuroprotektiv wirken.

- **Einfluss der Anästhesie und Muskelrelaxierung auf die Beweglichkeit des Zwerchfells beim Menschen**
  (n=3, offene Cross-over-Studie)

Froese AB, Bryan AC (1974) Effects of Anesthesia and Paralysis on Diaphragmatic Mechanics in Man. Anesthesiology 41: 242–55

Using a radiologic technique, the position and pattern of movement of the diaphragm have been evaluated in three adult volunteers, both awake and anesthetized, during spontaneous ventilation and with muscle paralysis and mechanical ventilation. Studies were made with the subjects in supine and left lateral decubitus positions with tidal and large-volume breaths. Positive end-expiratory pressure (PEEP) was added in studies of two subjects. During spontaneous ventilation awake or anesthetized, because of re gional mechanical advantages, the dependent part of the diaphragm had the greatest displacement despite the higher intraabdominal pressure in this region. Paralysis, awake or anesthetized, caused a cephalad shift of the end-expiratory position of the diaphragm that was disproportionately large in dependent regions. It also reversed the pattern of diaphragmatic displacement. The passive diaphragm was displaced preferentially in nondependent zones where abdominal pressure is least. Consequently, PEEP could not restore the diaphragm to its awake functional residual capacity position, and large breaths also could not duplicate the pattern of displacement achieved spontaneously.

Fazit

Grundlegende Studie, die zeigte, dass das Zwerchfell bei lateraler Position in der abhängigen Hälfte gegenüber der Spontanatmung eine deutlich verminderte Beweglichkeit aufweist, der auch mit PEEP nicht durchgreifend entgegengewirkt warden kann.

- **Nachweis der Analgesie durch subarachnoidale Opioidapplikation**

Yaksh TL, Rudy TA (1976) Analgesia Mediated By a Direct Spinal Action of Narcotics. Science 192: 1357–8

Narcotic analgetics administered directly into the spinal subarachnoid space of the rat via a chronically inserted catheter produce a potent analgesia that can be antagonized by naloxone. The narcotics, acting only at the spinal level, changed cord function to block not only the spinal reflexes but also the operant response to painful stimuli. (Anesthesiology 2003;99(1):224–5)

- **Fazit**

Die Autoren konnten zeigten, dass die Verabreichung von Morphin in den Subarachnoidalraum zu einer potenten Analgesie führt, die durch Naloxon komplett reversibel ist und die keinen Einfluss auf Motoneurone ausübt.

- **Eignet sich die epidurale Applikation von Opioiden zur postoperativen Schmerztherapie?**

(n=66 Patienten)

Bromage PR, Camporesi E, Chestnut D (1980) Epidural narcotics for postoperative analgesia. Anesth Analg 59: 473–80

Epidural narcotic analgesia was assessed in 66 patients after surgery under epidural and light general anesthesia. Changes of forced expiratory volume in 1 s (FEV1) were measured after upper abdominal or thoracic surgery in 41 patients, and comparisons were made with results in an additional 17 upper abdominal surgery patients who received general anesthesia and muscle relaxants followed by intravenous morphine for postoperative pain relief. Methadone, 1.0 mg, hydromorphone, 1.0 mg, or morphine sulfate, 5 mg, was administered epidurally and increments were repeated as necessary until satisfactory analgesia was reported, with the following results (mean±SD): intravenous morphine: latency 3 to 10 min, duration 3.1±1.6 h; epidural methadone: latency 17.2±4 min, duration 5.6±2.7 h; epidural hydromorphone: latency 22.5±6 min, duration 9.8±5.5 h; epidural morphine: latency 36±6 min, duration 16.4±7 h. Duration of action was slightly longer after lower abdominal surgery. Addition of epinephrine 1/200,000 to the epidural narcotic solutions did not prolong duration. Narcotic requirements for satisfactory analgesia were approximately the same by the intravenous route as by the epidural route and equivalent to 8.5 to 9 mg of morphine. FEV1 was reduced to 36.8±13.2 % of preoperative control values after general anesthesia and muscle relaxants and to 46±12 % of control after epidural and general anesthesia. Intravenous morphine improved FEV1 to 45.3±12 % of control, whereas epidural narcotics and local anesthetics produced a greater increase of FEV1 in the following amounts: epidural local anesthetic to 68.7±9.1 % of control and epidural narcotics to 67.1±14.7 % of control. Epidural narcotics did not cause sympathetic depression or bladder dysfunction, and analgesia was segmental. We conclude that epidural narcotics in adequate dosage are an effective means for production of prolonged and segmental postoperative analgesia. (Anesthesiology 2005;102(1):221–3)

Fazit

Durch die epidurale Applikation von Opioiden ist eine effektive, lang andauernde postoperative Analgesie möglich.

■ **Die Einführung des »Train-of-Four« zum Monitoring einer neuromuskulären Blockade**

Ali HH, Savarese JJ, Lebowitz PW, Ramsey FM (1981) Twitch, Tetanus and Train-of-Four as Indices of Recovery from Nondepolarizing Neuromuscular Blockade. Anesthesiology 54: 294–7

This study was undertaken to compare the sensitivities of the train-of-four response (2 Hz for 2 s), the single twitch (0.15 Hz), and the tetanic response (50 Hz for 5 s) as indices of residual nondepolarizing block. Spontaneous or induced recovery of evoked thumb adduction in response to ulnar nerve stimulation was studied. One hundred and seven adult surgical patients were divided according to the relaxant used, into six groups. We found that when the single twitch recovered to control height, the train-of-four ratio was well below 1.0. This ratio was significantly lower during spontaneous recovery than following neostigmine antagonism of the block (P<0.01). The titanic response was fully sustained when the train-of-four ratio was above 0.7. When the ratio was less than 0.7, variable degrees of fade of tetanus were evident. Analysis of variance indicated similar train-of-four ratios among the six groups at complete recovery of the single twitch irrespective of the relaxant technique used (P<0.1). It is concluded that a train-of-four ratio of 0.7 or higher reliably indicates the recovery of the single twitch to control height and a sustained response to tetanic stimulation at 50 Hz for 5 s. The clinical significance of this study is as follows: the train-of-four response provides the same indication of clinical recovery from nondepolarizing block as obtained from tetanic stimulation at a physiological frequency; and reliance on the recovery of the single twitch to control height as a criterion of spontaneous return to normal clinical neuromuscular function may be misleading. (Anesthesiology 2003;98(5):1278–80)

Fazit

Der »Train-of-Four« wurde zum Standardverfahren des objektiven Monitorings der Wirkung von Muskelrelaxantien.

- **Nachweis des Wirkorts von Allgemeinanästhetika an spezifischen Rezeptoren**

Franks NP, Lieb WR (1984)Do General Anaesthetics Act by Competitive Binding to Specific Receptors? Nature 310: 599–601

Most proteins are insensitive to the presence of general anaesthetics at concentrations which induce anaesthesia, while some are inhibited by some agents but not others. Here we show that, over a 100,000-fold range of potencies, the activity of a pure soluble protein (firefly luciferase) can be inhibited by 50 % at anaesthetic concentrations which are essentially identical to those which anaesthetize animals. This identity holds for inhalational agents (such as halothane, methoxyflurane and chloroform), aliphatic and aromatic alcohols, ketones, ethers and alkanes. This finding is all the more striking in view of the fact that the inhibition is shown to be competitive in nature, with anaesthetic molecules competing with the substrate (luciferin) molecules for binding to the protein. We show that the anaesthetic-binding site can accommodate only one large, but more than one small, anaesthetic molecule. The obvious mechanism suggested by our results is that general anaesthetics, despite their chemical and structural diversity, act by competing with endogenous ligands for binding to specific receptors. (Anesthesiology 2004;101(1):235–7)

Fazit

Anästhetika bewirken in einem zellmembranfreien Extrakt eine Aktivierung der Glühwürmchen-Luciferase. Die Aktivierung ist umso stärker, je stärker die anästhetische Potenz des Anästhetikums ist. Die Autoren schlossen daraus auf eine direkte Interaktion von Anästhetika mit Proteinen, was das bis dahin gültige Dogma der ausschließlichen Wirkung von Anästhetika an der Lipidmembran der Zelle erschütterte.

■ **Führt eine perioperative Myokardischämie zu postoperativen Myokardinfarkten?**

(n=1023 Patienten, prospektive und randomisierte Studie)

Slogoff S, Keats AS (1985) Does perioperative myocardial ischemia lead to postoperative myocardial infarction? Anesthesiology 62: 107–14

To determine if a relationship exists between Perioperative myocardial ischemia (ST segment depression greater than or equal to 0.1 mV) and postoperative myocardial infarction (PMI), nonparticipating observers recorded all electrocardiographic, hemodynamic, and other events between arrival of patients in the operating room and onset of cardiopulmonary bypass during 1,023 elective coronary artery bypass operations (CABG). The roles of preoperative patient characteristics, quality of the operation limited by disease as rated by the surgeon and duration of ischemic cardiac arrest as risk factors for PMI also were quantified. Electrocardiographic ischemia occurred in 36.9 % of all patients, with almost half the episodes occurring before induction of anesthesia. PMI was almost three times as frequent in patients with ischemia (6.9 % vs. 2.5 %) and was independent of when ischemia occurred. Ischemia was related significantly to tachycardia but not hypertension nor hypotension and was frequent in the absence of any hemodynamic abnormalities. The anesthesiologist whose patients had the highest rate of tachycardia and ischemia had the highest rate of PMI. Although neither single nor multiple preoperative patient characteristics related to PMI, suboptimal quality of operation and prolonged ischemic cardiac arrest increased the likelihood of PMI independent of the occurrence of myocardial ischemia. The authors conclude that perioperative myocardial ischemia is common in patients undergoing CABG, occurs randomly as well as in response to hemodynamic abnormalities, and is one of three independent risk factors the authors identified as related to PMI. PMI is unrelated to preoperative patient characteristics such as ejection fraction and left main coronary artery disease, and its frequency will relate primarily to perioperative management rather than patient selection. (Anesthesiology 2006;105(1):214–6)

Fazit

Perioperative Myokardischämien korrelieren stark mit der Inzidenz postoperativer Myokardinfarkte. Die Autoren konnten herausarbeiten, dass die Vermeidung einer Tachykardie durch den Anästhesisten bei der Narkoseeinleitung und die Qualität des chirurgischen Eingriffs wichtige Determinanten zur Vermeidung postoperativer Myokardinfarkte nach Herz-Bypass-Operation sind.

- **Unerwarteter Herzstillstand während Spinalanästhesie: eine Analyse von Gerichtsfällen zur Frage der prädisponierenden Faktoren**
(n=14, retrospektive Untersuchung)

Caplan RA, Ward RJ, Posner K, Cheney FW (1988) Unexpected cardiac arrest during spinal anesthesia: A closed claims analysis of predisposing factors. Anesthesiology 68: 5–11

Fourteen cases of sudden cardiac arrest in healthy patients who received spinal anesthesia were discovered in a preliminary review of 900 closed insurance claims for major anesthetic mishaps. All patients were resuscitated from the intraoperative cardiac arrest, but six suffered such severe neurologic injury that they died in hospital. Of the eight survivors, only one patient exhibited sufficient neurologic recovery to allow independence in daily self-care. In view of the unexpected nature of these cardiac arrests – as well as the ultimate severity of injury – the cases were analyzed in detail to determine whether there were recurring patterns of anesthetic management that may have contributed to patient morbidity and mortality.

Two patterns were identified. The first was the intraoperative use of sufficient sedation to produce a comfortable- appearing, sleep-like state in which there was no spontaneous verbalization. Cyanosis frequently heralded the onset of cardiac arrest in patients exhibiting this degree of sedation, suggesting that unappreciated respiratory insufficiency may have played an important role.

The second pattern appeared to be an inadequate appreciation of the interaction between sympathetic blockade during high spinal anesthesia and the mechanisms of cardiopulmonary resuscitation. Prompt augmentation of central venous filling through the use of a potent alpha-agonist and positional change might have improved organ perfusion, shortened the duration of cardiac arrest, and lessened the degree of neurologic damage.

Fazit

Die erste Untersuchung des »Closed Claims Study Project« wies auf den Zusammenhang zwischen ansonsten gesunden Patienten und einem Herzstillstand während Spinalanästhesie hin, der mit Zyanose durch eine begleitende evtl. zu tiefe Sedierung assoziiert war. Bei der Reanimation wurde darauf hingewiesen, dass die Sympathikolyse hervorgerufen durch die Spinalanästhesie reversiert werden muss, durch Gabe potenter α-Agonisten, Volumenfüllung und Begünstigung des venösen Rückstroms durch Kopftieflage.

- **Einführung des Doppler-Ultraschall-Monitorings in der Neurochirugie und die Therapie der Luftembolie durch Einlage eines rechtsatrialen ZVK**

Albin MS, Carroll RG, Maroon JC (1978) Clinical Considerations Concerning Detection of Venous Air Embolism. Neurosurgery 3: 380–84

Venous air embolism during neurosurgical procedures (detected by Doppler ultrasound and aspiration via a right atrial catheter) was noted in 100 of 400 patients in the sitting position, 5 of 60 patients in the lateral position, 7 of 48 patients in the supine position, and 1 of 10 patients in the monitored prone position. We confirmed venous air embolism in many of these patients by using serial technetium-microaggregated albumin lung scans. Gravitational gradients from the venous portal of entrance to the right side of the heart were as small as 5.0 cm, with aspiration of 200 ml of air occurring. Doppler ultrasonic air bubble detection and aspiration through a previously inserted right atrial catheter are critical factors in the diagnosis and treatment of this condition.

Fazit

Bei sitzenden Positionen in der Neurochirurgie kommt es in ca. 25 % der Fälle zu einer venösen Luftembolie. Zur Detektion wird erfolgreich ein Doppler-Ultraschall-Gerät transthorakal verwendet. Die Therapie besteht in der Aspiration von Luft aus dem rechten Vorhof durch einen rechtsatrial eingebrachten zentralen Venenkatheter. Die Detektion der Luftembolie wird durch ein kontinuierliches TEE erleichtert.

- **Verminderung des Schadens durch Herzinfarkt durch Verbesserung des Verhältnisses von Sauerstoffangebot zu Sauerstoffverbrauch**

Maroko PR, Kjekshus JK, Sobel BE, Watanabe T, Covell JW, Ross J Jr., Braunwald E (1971) Factors Influencing Infarct Size following Experimental Coronary Artery Occlusion. Circulation 43: 67–82.

The purpose of this study was to determine whether hemodynamic and pharmacologic factors can influence the extent and severity of myocardial necrosis produced by coronary occlusion. In 48 dogs, 10 to 14 epicardial leads were recorded on the anterior surface of the left ventricle in the distribution and vicinity of the site of occlusion of a branch of the left anterior descending coronary artery. The average S-T segment elevation for each animal was determined at 5-min intervals after occlusion. This elevation was used as an index of the presence and severity of myocardial ischemic injury. Isoproterenol, ouabain, glucagon, bretylium, and tachycardia given prior to a repeated occlusion each increased the severity and extent of ischemic injury, while propranolol decreased it. Elevation of arterial pressure with methoxamine reduced the occlusion-induced S-T segment elevation, and lowering of the mean arterial pressure by hemorrhage had the opposite effect. In 19 additional experiments, propranolol, isoproterenol, and alterations in arterial pressure produced similar alterations in S-T segment elevation when these interventions were applied as long as 3 hr after ligation. Myocardial creatine phosphokinase (CPK) activity determined 24 hr after coronary artery ligation correlated well with S-T segment elevation at the same sites recorded 15 min after ligation. Moreover, isoproterenol increased and propranolol decreased the area of depression of myocardial CPK activity. We conclude that the hemodynamic status and neurohumoral background at the time of coronary occlusion and for at least 3 hr thereafter can alter the extent and severity of myocardial ischemic injury and myocardial necrosis.

Fazit

Die noch heute gültige Beziehung von Sauerstoffangebot und -verbrauch zur Verbesserung eines Herzinfarkts wurde hier beschrieben.

- **Nachweis der kardioprotektiven Wirkung von Isofluran durch anästhetische Präkonditionierung**

Kersten JR, Schmeling TJ, Pagel PS, Gross GJ, Warltier DC (1997) Isoflurane Mimics Ischemic Preconditioning via Activation of K_{ATP} Channels: Reduction of Myocardial Infarct Size with an Acute Memory Phase. Anesthesiology 87: 361–70

Background The hypotheses that isoflurane directly preconditions myocardium against infarction *via* activation of adenosine triphosphate–regulated potassium channels and that the protection afforded by isoflurane is associated with a short-term memory phase similar to that of ischemic preconditioning were tested.

Methods Barbiturate-anesthetized dogs (n = 71) underwent measurement of systemic hemodynamics. Myocardial infarct size was assessed by triphenyltetrazolium chloride staining. All dogs were subjected to a single prolonged (60-min) left anterior descending (LAD) coronary artery occlusion, followed by 3 h of reperfusion. Ischemic preconditioning was produced by four 5-min LAD coronary artery occlusions interspersed with 5-min periods of reperfusion before the prolonged LAD coronary artery occlusion and reperfusion. The actions of isoflurane to decrease infarct size were examined in dogs receiving one minimum alveolar concentration of isoflurane that was discontinued 5 min before prolonged LAD coronary artery occlusion. The interaction between isoflurane and ischemic preconditioning on infarct size was evaluated in dogs receiving isoflurane before and during preconditioning LAD coronary artery occlusions and reperfusions. To test whether the cardioprotection produced by isoflurane can mimic the short-term memory of ischemic preconditioning, isoflurane was discontinued 30 min before prolonged LAD coronary artery occlusion and reperfusion. The mechanism of isoflurane-induced cardioprotection was evaluated in two final groups of dogs pretreated with glyburide in the presence or absence of isoflurane.

Results Myocardial infarct size was 25.3 ± 2.9 % (mean ± SEM) of the area at risk during control conditions. Isoflurane and ischemic preconditioning produced significant ($P < 0.05$) and equivalent reductions in infarct size (ischemic preconditioning alone, 9.6 ± 2.0 %; isoflurane alone, 11.8 ± 2.7 %; isoflurane and ischemic preconditioning, 5.1 ± 1.9 %). Isoflurane-induced reduction of infarct size also persisted 30 min after discontinuation of the anesthetic (13.9 ± 1.5 %), independent of hemodynamic effects during LAD coronary artery occlusion. Glyburide alone had no effect on infarct size (28.3 ± 3.9 %), but it abolished the protective effects of isoflurane (27.1 ± 4.6 %).

Conclusions Isoflurane directly preconditions myocardium against infarction via activation of adenosine triphosphate–regulated potassium channels in the absence of hemodynamic effects and exhibits short-term memory of preconditioning in vivo.

Fazit

In dieser Studie konnte erstmals gezeigt werden, dass Isofluran kardioprotektive Eigenschaften hat, die unabhängig von hämodynamischen Veränderungen sind. Das Phänomen heißt Präkonditionierung und beschreibt die Tatsache, dass komplexe intrazelluläre Veränderungen in Kardiomyozyten induziert werden, die vor einem Zelluntergang schützen, wenn es zu einem Ischämie/Reperfusionsschaden kommt. Inzwischen weiß man, dass alle volatilen Anästhetika diese Eigenschaft haben und zur Organprotektion nicht nur des Herzens führen.

■ **Wirkmechanismus der Lokalanästhetika: Das positive geladene Kation ist die Wirkform, die die Entstehung eines Aktionspotenzials blockiert**

Ritchie JM, Greengard P (1961) On the Active Structure of Local Anesthetics. J Pharmacol Exp Ther 133: 241–5

The action of local anesthetics, containing a tertiary nitrogen, on mammalian nonmyelinated fibers of the rabbit's vagus nerve has been analyzed to determine whether the uncharged or the positively charged form of these compounds is responsible for their ability to block impulse conduction. The compounds studied were dibucaine, tetracaine, chlorpromazine, imipramine, and procaine. Impulse conduction was restored, in fibers in which it had been blocked by pretreatment with a local anesthetic, by increasing the pH of the perfusing solution from approximately 7.0 to 9.5; block was rapidly reestablished when the fibers were again perfused with the solution of pH approximately 7.0. From the way in which the size of the action potential varied with pH in nerve fibers pretreated with a local anesthetic, it has been concluded that the active form of the local anesthetic is the cation.

Fazit

Durch Variation des pH-Werts konnte gezeigt werden, dass die eigentliche Wirkform des Lokalanästhetikums das Kation ist.

- **Bestimmung der Testdosis zur Vermeidung einer intravenösen oder subarachnoidalen Gabe des Lokalanästhetikums vor Periduralananästhesie**

Moore DC, Batra MS (1981) The Components of an Effective Test Dose Prior to Epidural Block. Anesthesiology 55: 693–6

In 215 surgical patients, the components and monitoring of a single test dose before an epidural block were established. Test doses (3 ml) of bupivacaine, chloroprocaine, lidocaine, or mepivacaine in concentrations sufficient to cause spinal block, with or without 0.0015 mg epinephrine, were given separately via intravenous and epidural injection. No evidence of spinal block was observed with epidural injection of any anesthetic. With intravenous injection, no cardiovascular responses were observed in the absence of epinephrine. In the presence of epinephrine, heart rate rapidly increased from 79 ± 14 to 111 ± 15 beats/min. Within 2 min of its injection, the local anesthetic test dose containing epinephrine was sufficient to provide definitive clinical evidence that a needle's bevel rested intravascularly or in the cerebrospinal fluid for all four anesthetics.

Fazit

Die Ermittlung der richtigen Testdosis für den Ausschluss einer intrathekalen oder intravenösen Lage des Periduralkatheters wurde hier ermittelt. Es zeigte sich, dass 3 ml eines Lokalanästhetikums keine systemische toxische Wirkung entfaltet, wenn sie akzidentell intravenös verabreicht werden, und andererseits innerhalb kurzer Zeit zu einer erkennbaren Spinalanästhesie führen, wenn sie akzidentell intrathekal verabreicht werden. Wenn zusätzlich 1,5 µg Adrenalin hinzugefügt werden, kommt es bei intravenöser Anwendung zu einem erkennbaren Anstieg der Herzfrequenz bei normofrequenten Patienten.

- **Succinylcholin-induzierte Hyperkaliämie entsteht durch Inaktivität und Denervation**

Gronert GA, Theye RA (1975) Pathophysiology of Hyperkalemia Induced by Succinylcholine. Anesthesiology 43: 89–99

The mechanism of succinylcholine-induced hyperkalemia was studied in three lesions affecting canine gastrocnemius muscle. Dogs were treated for 1 month before study: 10 with normal activity, 5 with unilateral sciatic nerve section, active on 3 legs, 5 with unilateral cast immobilization of a hind limb and pelvis, active on 3 legs, and 7 inactive with T6 section of the spinal cord. Succinylcholine responses were determined during thiopental–halothane (mean expired halothane 1.0 ± 0.2 %) endotracheal anesthesia with arterial carbon dioxide tension of 38–42 mmHg, arterial oxygen tension of 100–120 mmHg, and muscle and body temperatures maintained at $37° \pm 0.2°C$. The investigators isolated and collected the venous drainage of gastrocnemius muscle and measured its total blood flow. Muscle potassium release and oxygen consumption were calculated as blood flow × (arterial content – venous content). Succinylcholine-induced gastrocnemius potassium release was greatest after both sciatic and cord section; oxygen consumption was increased in parallel. Disuse atrophy of one leg slightly increased both values but was insufficient to produce systemic hyperkalemia. Reuptake of potassium followed succinylcholine-induced release. Given before succinylcholine, modest doses of gallamine slightly modified the release of potassium, and total paralysis by gallamine blocked it.

Fazit

Nachweis, dass Succinylcholin an denervierten Muskeln eine Hyperkaliämie durch Depolarisation extrajunktionaler Acetylcholinrezeptoren bewirken kann. Die Hyperkaliämie kann vollständig durch komplette Muskelrelaxation mit nicht depolarisierenden Muskelrelaxanzien verhindert werden.

- **Exzitotoxizität bei Ischämie/Reperfusionsschaden des ZNS durch Glutamat**

Benveniste H, Drejer J, Schousboe A, Diemer NH (1984) Elevation of the extracellular concentrations of glutamate and aspartate in rat hippocampus during transient cerebral ischemia monitored by intracerebral microdialysis. J Neurochem 43: 1369–74

Rats were implanted with 0.3-mm-diameter dialysis tubing through the hippocampus and subsequently perfused with Ringer's solution at a flow rate of

2 ml/min. Samples of the perfusate representing the extracellular fluid were collected over 5-min periods and subsequently analyzed for contents of the amino acids glutamate, aspartate, glutamine, taurine, alanine, and serine. Samples were collected before, during, and after a 10-min period of transient complete cerebral ischemia. The extracellular contents of glutamate and aspartate were increased, respectively, eight- and threefold during the ischemic period; the taurine concentration also was increased 2.6-fold. During the same period the extracellular content of glutamine was significantly decreased (to 68 % of the control value), whereas the concentrations of alanine and serine did not change significantly during the ischemic period. The concentrations of γ-aminobutyric acid (GABA) were too low to be measured reliably. It is suggested that the large increase in the content of extracellular glutamate and aspartate in the hippocampus induced by the ischemia may be one of the causal factors in the damage to certain neurons observed after ischemia.

Fazit

Vorstellung des Konzepts der Exzitotoxizität des Gehirns bei Ischämie/Reperfusionschaden durch Glutamat und Aspartat, die als exzitatorische Neurotransmitter fungieren.

- **Die Beschreibung der Entdeckung und Entwicklung der »modernen« volatilen Anästhetika Enfluran, Isofluran, Sevofluran und Desfluran in den 1970er-Jahren**

Terrell RC, Speers L, Szur AJ, Treadwell J, Ucciardi TR (1971) General anesthetics: 1. Halogenated methyl ethyl ethers as anesthetic agents. J Med Chem 14: 517–9

Thirty-six halogenated methyl-ethyl-ethers have been synthesized for evaluation as volatile anesthetics. Eleven of the ethers were too unstable to test, and, of the remaining 25, 13 had promising anesthetic properties in mice and are suitable for study in larger animals. Those ethers having one H with at least 2 halogens other than F or 2 or more H with at least one Br or Cl were the best anesthetics.

Fazit

In dieser Veröffentlichung wurden die erst in den 1990er-Jahren klinisch eingeführten volatilen Anästhetika Desfluran und Sevofluran charakterisiert. Unklar bleibt, welche weiteren Substanzen als volatile Anästhetika bisher nicht klinisch eingeführt wurden.

- **Hypersensitivität nach Verletzungen entsteht durch Plastizität des Gehirns**

Woolf CJ (1983) Evidence for a Central Component of Post-injury Pain Hypersensitivity. Nature 306: 686–8

Noxious skin stimuli which are sufficiently intense to produce tissue injury, characteristically generate prolonged poststimulus sensory disturbances that include continuing pain, an increased sensitivity to noxious stimuli and pain following innocuous stimuli. This could result from either a reduction in the thresholds of skin nociceptors (sensitization) or an increase in the excitability of the central nervous system so that normal inputs now evoke exaggerated responses. Because sensitization of peripheral receptors occurs following injury, a peripheral mechanism is widely held to be responsible for postinjury hypersensitivity. To investigate this I have now developed an animal model where changes occur in the threshold and responsiveness of the flexor reflex following peripheral injury that are analogous to the sensory changes found in man. Electrophysiological analysis of the injury-induced increase in excitability of the flexion reflex shows that it in part arises from changes in the activity of the spinal cord. The long-term consequences of noxious stimuli result, therefore, from central as well as from peripheral changes.

Fazit

Nachweis, dass durch plastische Umbauvorgänge im adulten Gehirn nach einer Verletzung Hypersensitivitätsareale ausgebildet werden. Aus neuerer Zeit weiß man, dass auch kortikale Umbauvorgänge davon betroffen sind.

- **Nachweis eines sympathisch unterhaltenen Schmerzes durch Blockade mit Phentolamin i.v., einem α-adrenergen Rezeptorblocker**

Raja SN, Treede RD, Davis KD, Campbell JN (1991)Systemic α-adrenergic Blockade with Phentolamine: A Diagnostic Test für Sympathetically Maintained Pain. Anesthesiology 1991; 74:691-8.

The diagnosis of sympathetically maintained pain (SMP) is typically established by assessment of pain relief during local anesthetic blockade of the sympathetic ganglia that innervate the painful body part. To determine if systemic α-adrenergic blockade with phentolamine can be used to diagnose SMP, we compared the effects on pain of local anesthetic sympathetic ganglion blocks

(LASB) and phentolamine blocks (PhB) in 20 patients with chronic pain and hyperalgesia that were suspected to be sympathetically maintained. The blocks were done in random order on separate days. Patients rated the intensity of ongoing and stimulus-evoked pain every 5 min before, during, and after the LASB and PhB. Patients and the investigator assessing pain levels were blinded to the time of intravenous administration of phentolamine (total dose 25–35 mg). The pain relief achieved by LASB and PhB correlated closely ($r=0.84$), and there was no significant difference in the maximum pain relief achieved with the two blocks ($t=0.19$, $p>0.8$). Nine patients experienced a greater than 50 % relief of pain and hyperalgesia from both LASB and PhB and were considered to have a clinically significant component of SMP. We conclude that α-adrenergic blockade with intravenous phentolamine is a sensitive alternative test to identify patients with SMP.

Fazit

Der Nachweis, dass Schmerzen auch durch sympathische periphere Nervenfasern bzw. durch adrenerge Neurotransmission hervorgerufen werden können, wurde hier geführt: Bei 9 von 20 untersuchten Patienten konnten Schmerzen durch den α-adrenergen Rezeptorblocker Phentolamin um 50 % reduziert werden.

Literatur

Barash PG et al. (2005) Clinical anesthesia, 5th edn. Lippincott Raven, Philadelphia

Berne RM (ed.) (2008) Physiology, 6th edn. Mosby, St. Louis/MO

Burchardi H, Larsen R, Marx G, Muhl E, Schölmerich J (2011) Die Intensivmedizin, 11. Aufl. Heidelberg: Springer

Brunton LL et al (2011) Goodman and Gilman's »The pharmacological basis of therapeutics«, 12th edn. McGraw-Hill, New York

Hall JE (2010) Guyton and Hall Textbook of medical physiology, 12th ed. Saunders

Heck M, Fresenius M (2010) Repetitorium Anästhesiologie, 6. Aufl. Heidelberg: Springer

Larsen R (2010) Anästhesie, 9. Aufl. München: Urban & Fischer in Elsevier

List WF et al. (2003) Komplikationen in der Anästhesie, 4. Aufl. Heidelberg: Springer

Miller RD (ed.) (2009) Anesthesia, 6th edn. New York: Churchhill Livingstone

Petroianu G et al. (1996) Anästhesie in Frage und Antwort, Basic Sciences, 2. Aufl. Heidelberg: Springer

Petroianu G et al. (2000) Anästhesie in Frage und Antwort, Clinical Sciences. 3. Aufl. Heidelberg: Springer

Rossaint R, Werner C, Zwißler B (2008) Die Anästhesiologie, 2. Aufl. Heidelberg: Springer

Schmidt R et al. (2011) Physiologie des Menschen, 31. Aufl. Heidelberg: Springer

Stoelting RK (2005) Pharmacology and physiology in anesthetic practice, 4th edn. Philadelphia/PA: Lippincott Raven

Stichwortverzeichnis

W

X

Z

Printing: Ten Brink, Meppel, The Netherlands
Binding: Stürtz, Würzburg, Germany